汉竹·亲亲乐读系列

医生没说的
怀孕那些事儿

刘志茹/主编

汉　竹/编著

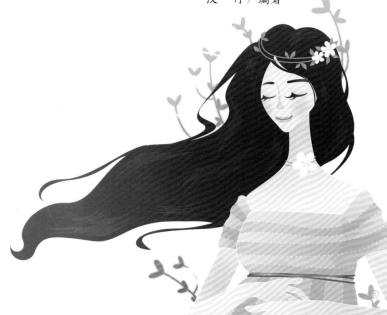

汉竹图书微博
http://weibo.com/hanzhutushu

读者热线
400-010-8811

江苏凤凰科学技术出版社 | 凤凰汉竹
全国百佳图书出版单位

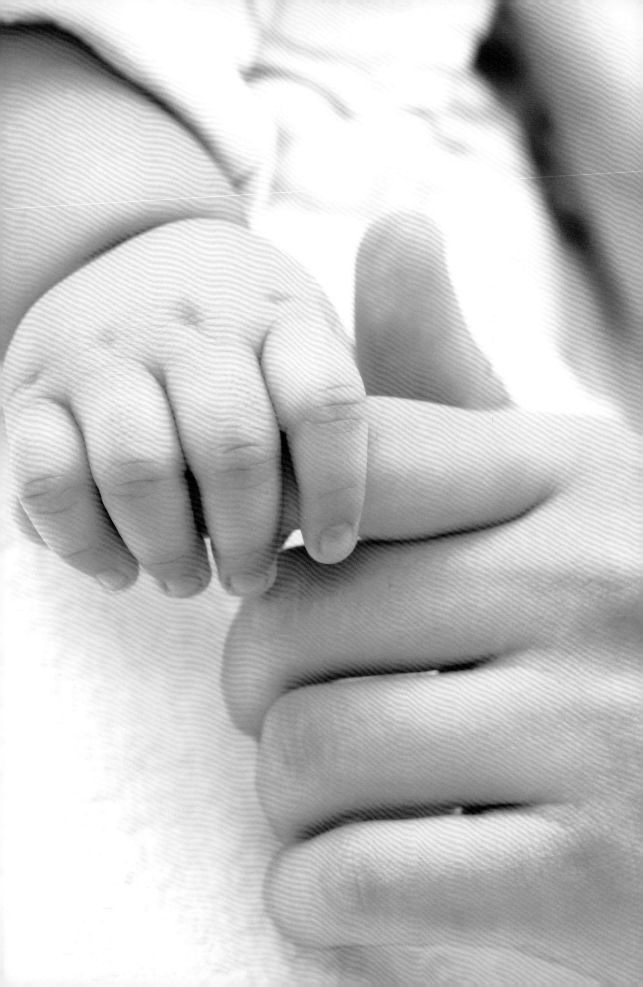

前言

"好几个月都没怀上，我是不是有不孕症啊？"

"老板要求员工上班都得化妆，孕妈妈也不例外，我该怎么办？"

"怎样一次就能通过糖筛、胎心监护这些检查呢？"

"都说孕期练过瑜伽的孕妈妈好生宝宝，具体该怎么做呢？"

……

别急，只要翻开这本书，这些问题就会迎刃而解。

女人最幸福的事情，莫过于孕育一个小生命，看到那个跟自己心心相印的小生命一点一点地在身体里长大，直至"瓜熟蒂落"，是每一位妈妈一生中最甜蜜、珍贵的体验。

欣喜之余，面对太多的这不能吃那不能做的孕期禁忌，面对每月去医院排队做检查的漫长等待，面对飙升到简直要失控的体重……孕妈妈不禁长叹一声"怀孕怎么就这么难"。不过，幸好有了这本书，让孕妈妈看到了无限希望，也知道了一些只有医生知道的事情，正因为如此，孕妈妈才会真正安心。

本书的特色在于"听听医生没说的事"这个贯穿全书的栏目，它不再是乏味、枯燥的说教，而是由产科专家结合自己的接诊经验，将孕妈妈不愿问、不敢问、不好意思问而又确实想知道的方方面面的孕期知识，用带有温度的文字娓娓道来，让孕妈妈不再惧怕，在心理上找到依靠。

为了让孕妈妈第一时间掌握科学的孕产信息，也为了让阅读切实成为一种享受，书里大量运用插画来解读孕妈妈该如何睡觉、洗澡、上下楼梯、做瑜伽和产前运动等细节问题，非常贴心。

一个柔软的小天使，已经轻轻落入你的生命。幸福的父母们，用你们满满的爱，准备迎接那个完美的小天使降临吧！

你的 40 周怀孕日历

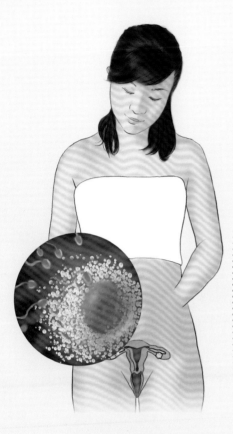

每次射精所产生的约 3 亿个精子中的第一名，才能与卵子结合。

胎宝宝的模样

成熟的卵子从卵泡中排出，同时，有一个最棒的精子也从大约 3 亿个精子中奋力拼出，与卵子结合，形成受精卵，新生命宣告诞生。

孕妈妈的感觉

进入本周末时，备孕女性的排卵期就会开始。发育成熟的卵子被释放出来，准备与精子结合，称之为排卵。一般在卵子排出后 15~18 小时受精效果最好。

本周注意事项

关注排卵期：进入第 2 周后期，根据基础体温或排卵试纸你会发现已经进入排卵期，现在就应该做好准备了，你可以与丈夫共同调整身体状态，在最佳时间完成你们的使命。

保证热量的供给：本周起至第 1 个月末，孕妈妈在饮食上要保证热量的充分供给，最好在每天供给正常成人需要的 2200 千卡的基础上，再加上 400 千卡，以供给性生活的消耗，同时为受孕积蓄能量。

加强运动：孕妈妈此时的一个重要任务就是通过运动增强自己的体质，创造一个健康的体内环境，为马上就要开始的妊娠奠定好的基础。工作累了，活动活动手腕、脚腕，动动脖子，伸伸腿，或者站起来走一走，这些都是很好的运动方式。

胎宝宝的模样

受精卵经过不断地细胞分裂，变成一个球形细胞团（这时的受精卵就叫囊胚），游进子宫腔，囊胚与子宫内膜接触并埋于子宫内膜里，这一过程称为"着床"。

孕妈妈的感觉

卵子和精子相遇了。精子头部进入卵子后，逐渐移向中心，最后它们的细胞核融合为一个，这时的卵子叫作受精卵，也就意味着你真正怀孕了。但孕妈妈仍然没有感觉到任何变化，子宫和乳房的大小、形态还和没怀孕时一样，孕妈妈甚至没有意识到自己已经怀孕了。

本周注意事项

衣食住行多加小心：不要穿过紧的衣服和高跟鞋，不要化妆，不要再风风火火，要让自己慢下来，生活也要有规律，尤其注意不要乱吃药，尽量远离辐射强的地方。

保持心情稳定、愉快：想要孕育一个小宝宝，只靠充足的营养还不够，更需要愉快的心情和稳定的情绪。孕妈妈身心健康了，宝宝才能健康又聪明！

胎宝宝的模样

这时的胚胎还没有人的模样，仅仅是孕妈妈子宫内膜中埋着的一粒绿豆大小的囊泡，囊泡分化成两部分，一部分附着在宫壁上成为原始的胎盘，另一部分发育成了胎儿。

孕妈妈的感觉

你可能还没有什么感觉，但胚胎已经悄悄地在你的子宫里"着床"了！现在你的子宫内膜受到卵巢分泌的激素影响，变得肥厚、松软，而且富有营养，血管轻轻扩张，养分充足，为胚胎植入做好了准备。

本周注意事项

不要过量补充叶酸：过量摄入叶酸会导致胎宝宝某些进行性、未知的神经损害的危险增加。研究显示，孕妈妈对叶酸的日摄入量可耐受上限为 1000 微克，每天摄入 800 微克的叶酸就够了。

有感冒症状要谨慎：部分孕妈妈会出现类似感冒的症状，一般过几天就会自动消失，切忌盲目用药。

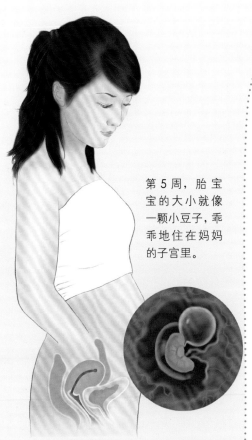

第5周，胎宝宝的大小就像一颗小豆子，乖乖地住在妈妈的子宫里。

胎宝宝的模样

此时的胎宝宝就像一颗小豆子，身长大概只有 0.4~1 厘米，眼睛、耳朵、鼻子、嘴巴的位置已经有了小窝窝，躯体里伸出了像小芽般的手臂和双腿，还有小手。

孕妈妈的感觉

由于雌激素和孕激素的刺激作用，孕妈妈的乳房会变得很敏感，如感觉胀痛、乳头触痛等，仔细观察，还会发现乳晕、乳头的颜色变深了。有些孕妈妈还会时常感觉疲劳、犯困，此时不要强迫自己去工作或运动，保证足够的休息最为重要。

本周注意事项

确定是否怀孕：进入第5周，你的"好朋友"还没光顾，现在你的心情是欣喜，还是紧张？现在在你的子宫内正发生着巨大的变化，一个小生命已经入住了。孕妈妈可以在家用早孕试纸进行检查，也可以去医院做一下尿检，确诊是否怀孕。

选择体积小、营养高的食物：在胎宝宝中枢神经系统生长发育的关键时期，孕妈妈补充叶酸、DHA 和各种维生素，能让胎宝宝更健康。孕妈妈要多吃新鲜绿色蔬菜、水果、动物内脏、豆类以及坚果。

有些孕妈妈可能会出现孕吐、胃灼烧等孕期反应，这都是正常现象，孕妈妈不要因此而烦恼或拒食。在胃口不佳的情况下，尽量选择体积小但营养成分高的食物。

胎宝宝的模样

此时的胎宝宝像一个小橄榄，尾巴消失了，眼睛、鼻孔、嘴唇、舌头等开始形成，小胳膊和腿也长长了许多。肝、肾、肺、肠道和内部性器官的形成已经接近尾声。胎宝宝的重要器官都开始在这个阶段形成。

孕妈妈的感觉

早晨醒来后你可能会感到难以名状的恶心，而且嘴里有一种说不清的难闻味道，有时像汽油或其他化学原料的味道，这是怀孕初期大多数孕妈妈都会遇到的情况。胎宝宝的成长消耗了孕妈妈体内的大量能量，因此还会时常感到饥饿。

本周注意事项

饮食以消食开胃为原则：孕妈妈饮食可以以牛奶、豆浆、蛋羹、米粥、软饭、面条为主，宜选用健胃和中、降逆止呕的食物调理。害怕孕吐的孕妈妈可以尝试一些凉拌菜，如凉拌土豆丝、拍黄瓜、素什锦等开胃的凉拌菜，并且可以利用柠檬汁、醋等帮助孕妈妈改善胃口。

胎宝宝的模样

此时胎宝宝的头部已经明显挺起，脑细胞的初级神经已经形成，小脑叶也渐有雏形。现在的胎宝宝已经开始四处游动了，腿和胳膊的骨头已经开始硬化并且变长，腕关节、膝关节、脚趾也开始形成了。

孕妈妈的感觉

你的腹部现在看上去仍很平坦，但子宫正经历着一系列的变化。怀孕前的子宫就像一个握紧的拳头，现在它不但增大了，而且变得很软。阴道壁及子宫颈因为充血而变软，呈紫蓝色。当你的子宫成长时，腹部可能会感到痉挛，有时会感到瞬间的疼痛。

本周注意事项

补充蛋白质和钙：本周孕妈妈应补充蛋白质、钙、铁、铜、维生素 C 等营养素，以满足胎宝宝大脑的快速发育和骨骼的硬化。这些营养素可从鱼、蛋、红绿色蔬菜、动物内脏中获取。

适当吃些润肠食物：因妊娠反应，孕妈妈会比较倦怠，再加上吃得精细，很容易引起便秘，可多吃香蕉、蜂蜜、芝麻等有润肠功效的食物，还可多进食红薯、玉米、芹菜等富含膳食纤维的食物。

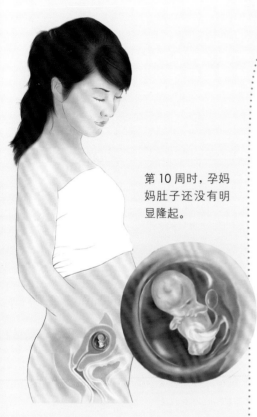

第 10 周时，孕妈妈肚子还没有明显隆起。

胎宝宝的模样

本周胎宝宝重约 5 克，脑的发育非常迅速，眼睛和鼻子清晰可见，心脏也完全发育好了，神经系统开始有反应。肝脏、脾脏、骨髓开始制造血细胞。胎宝宝的牙齿也开始形成，到本月末，将会长出 20 颗小牙苞。

孕妈妈的感觉

这时，从外观上看，肚子还未明显隆起，但孕妈妈会有一种被充实的感觉，下腹有些压迫感，甚至有隐隐的腰酸、下腹痛。孕妈妈的体味可能加重，特别容易出汗，阴道分泌物比平时略增多。

本周注意事项

适当补充维生素 A 和镁：本周胎宝宝骨骼和肌肉快速生长发育，孕妈妈应多摄入一些富含维生素 A 和镁元素的食物，每周吃 1 次猪肝能有效补充维生素 A，而每周吃 2 次花生，每次 5~8 颗，就能达到补镁的效果。

减少盐的摄入量：从现在开始，孕妈妈要减少盐的摄入量。因为盐中含有大量的钠，如果孕妈妈体内的钠含量过高，容易形成水肿并使血压升高，正常的每日摄盐量以 5 克为宜。

工作量力而行：这段时间，由于妊娠反应严重，你在工作上可能会力不从心，不要逞强，也不要觉得过意不去，特殊情况，相信你的同事们会谅解你的。工作期间每隔两三个小时到室外走动一下，活动身体，呼吸新鲜空气。

胎宝宝的模样

此时胎宝宝身长和体重都增加了一倍，因为此时重要的器官都已经发育完全，算是度过了发育的关键期，所以药物影响、受感染或患有各种先天性畸形的概率也大大降低了。

孕妈妈的感觉

现在早孕反应开始减轻，再过几天恶心呕吐、食欲缺乏的现象就会消失。子宫还在不断增大，而且本周将突出骨盆腔，用手轻轻触摸耻骨上缘，会感觉到子宫的存在。孕妈妈的腰部看起来明显变粗了，但此时腹部还不明显，还不用穿孕妇装。

本周注意事项

不要轻视剧吐：孕早期的呕吐是一种正常的反应，但如果孕期持续出现恶心、频繁呕吐、不能进食等症状，导致明显消瘦，自觉全身乏力、就被列为剧吐。剧吐会影响孕期的营养吸收，长期饥饿可引起血压下降、尿量减少、失水、电解质紊乱等不良反应，严重时会损害肝肾功能，相对的也会影响胎宝宝发育。

胎宝宝的模样

此时胎宝宝已经人模人样了，大脑和各种器官仍在发育，骨头在硬化，手指和脚趾已经分开，指甲和毛发也在生长，声带也开始形成了。此时胎宝宝的生殖器官开始呈现出性别特征，垂体也开始产生激素。

孕妈妈的感觉

恶心、呕吐、疲劳、嗜睡的症状已经减轻了许多，你将会感到精力充沛，食欲也开始增加。这时你可能看到，在你的小腹部从肚脐到耻骨处还会出现一条垂直的黑褐色妊娠线。

本周注意事项

携带小零食防饥饿：到本周末，孕早期的不适反应会逐渐减轻，胃口相对好转，同时，胎宝宝也正在快速发育，所以孕妈妈不妨平时随身携带一些零食，如核桃、瓜子、小蛋糕等，防止饥饿。

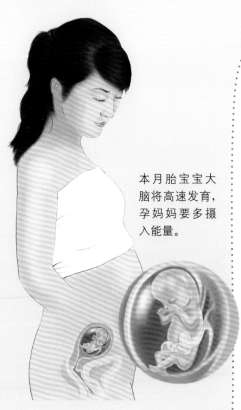

本月胎宝宝大脑将高速发育，孕妈妈要多摄入能量。

胎宝宝的模样

胎宝宝现在的生长速度可是日新月异，现在的胎盘已经是胎宝宝食物的供应基地。他（她）现在已经能动手动脚，弯曲、伸展手和脚的各个关节了，头发也开始生长了，神经系统的作用也开始发挥到位。

孕妈妈的感觉

这周，孕妈妈的腰身看起来丰满了很多，腹部开始隆起。体内雌激素还在发挥作用，阴道和宫颈的分泌物一直在持续。此时乳房形状有所变化，下端向两侧扩张。孕妈妈有时会感觉皮肤瘙痒，这是受激素影响的结果，不必忧虑。

本周注意事项

适度增加营养：这个月是胎宝宝大脑高速发育的时期，孕妈妈的能量摄入对胎宝宝来说尤为关键，切不可因为体态的改变而有意无意地节食减肥，既要吃得好，还要吃得够。不过，再好吃、再有营养的食物都不要一次吃得过多、过饱，或一连几天大量食用同一种食物。

适时进行唐氏筛查：一般在怀孕第14~20周之间会进行一次唐氏筛查，即唐氏综合征产前筛选检查的简称。唐氏综合征又称先天性痴呆或智障，这是一种最常见的染色体疾病。有些孕妈妈选择产检的医院没有进行这项检查的资格，需要去有资格的医院进行筛查。

胎宝宝的模样

胎毛已经布满了胎宝宝的全身，并辅助他调节体温。眉毛也和头发一样在零星地生长，听觉器官还在发育之中，暂时他还听不懂话语的含义，但他能通过羊水的震动感受到声音，能听到妈妈的心跳。

孕妈妈的感觉

由于胎盘的形成，使子宫循环血液增加，会使一部分母体血液分流到子宫，血压会有一定程度的下降，容易引起头晕。发生这种情况，要卧床休息，变换动作时要尽量缓慢。受雌激素的影响，此时孕妈妈的牙龈多有充血或出血，因此要做好牙齿保健。

本周注意事项

重视饮食的"质"：虽然孕妈妈此时处于胃口大开的阶段，但饮食上不能过于放纵，应注意从营养的角度出发，在饮食的"质"上下功夫，保证各种营养素的均衡摄取。另外，吃饭时要细嚼慢咽，这样有利于营养物质的吸收。

胎宝宝的模样

胎宝宝的胳膊和腿已经长成，关节也能灵活活动，骨头也在硬化，呈现出暗红色。现在已经可以通过 B 超分辨出宝宝的性别。

孕妈妈的感觉

孕妈妈怀孕早期的各种反应基本上已经消失了，食欲特别好，还可能会对某一种食物偏爱有加。此时，大部分孕妈妈的肚子开始显山露水，只有少数身体瘦弱或身材高大的孕妈妈可能还看不出来。敏锐的孕妈妈在这一周会感觉到第 1 次胎动。

本周注意事项

适当补充钙：本周胎宝宝对钙、磷等矿物质的需求量增加，如果供给不足，会抢夺母体内储存的钙，使孕妈妈腿脚抽筋，严重缺乏时，胎宝宝也易得"软骨病"。孕妈妈每天应喝一两杯牛奶、豆浆或酸奶。

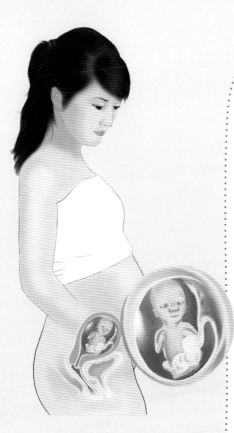

第17周，细心的孕妈妈能感受到胎动，此时要多跟胎宝宝交流。

胎宝宝的模样

胎宝宝的肺迅速生长，肠道也开始了运动。这一时期的胎宝宝已经进入了活跃期，翻滚、跳跃、拳打脚踢无所不能，这一切也可能是在向孕妈妈暗示他发育良好吧。

孕妈妈的感觉

孕妈妈的臀部变得浑圆起来，腹部也更加突出，走路显得稍微有些笨重。有些孕妈妈此时会出现鼻塞、鼻黏膜充血和鼻出血的状况，这与孕期内分泌的变化有关，切忌不要自己滥用滴鼻液和抗过敏药物。

本周注意事项

饮食多样化：这一周，孕妈妈要保证饮食多样化，及时从饮食中补充蛋白质、维生素、矿物质等营养，以保证胎宝宝的需要。要避免偏食或者过多进食脂肪和糖，要知道，孕妈妈过胖或者过瘦对胎宝宝都不利。

用心感受胎动：如果孕妈妈仔细感觉，就能感受到胎宝宝的胎动。刚开始轻轻的，像微风拂过莲花；再后来悄悄的，像鱼儿掠过水面……这是胎宝宝在子宫的羊水中蠕动、挺身体、频繁活动手和脚、碰撞子宫壁引起的生命征象，它是给孕妈妈妊娠中带来欢愉的一个"里程碑"。孕妈妈要多跟胎宝宝交流，增进母子感情。

胎宝宝的模样

胎宝宝的皮肤分泌出一种具有防水作用的胎儿皮脂，以保护胎宝宝长时间浸泡在羊水中的皮肤；还产生了一种叫作髓鞘的物质，可以保护胎宝宝身体内的所有神经。胎宝宝的胃肠已经开始工作了。

孕妈妈的感觉

从现在开始，你的子宫底每周大约升高 1 厘米。随着体态的日益丰满，你该为自己准备孕妇装了。此时你会发现，自己的乳晕和乳头颜色更深了，而且乳房增大迅速，这很正常，是在为哺育你的宝宝做准备。

本周注意事项

合理补钙不要过量：孕妈妈要重点补充钙和维生素 D，以促进胎宝宝骨骼的发育。奶和奶制品含钙比较丰富，吸收率也高，孕妈妈要重点补充。另外，核桃仁、榛子仁、南瓜子也含有较多的钙，孕妈妈可适当增加食用量。

但是，孕妈妈若长期采用高钙饮食，大量服用鱼肝油，过量加服钙片，对胎宝宝有害无益。

胎宝宝的模样

这是胎宝宝的感觉器官发育的重要时期，味觉、嗅觉、听觉、触觉、视觉等各个感觉的神经细胞已经"入住"脑部的指定位置。胎宝宝已经能听见并且能分辨出妈妈的声音了，他还能听声音做运动，这是胎教的最好时机。

孕妈妈的感觉

随着子宫的增大，你的腹部隆起程度也会越来越大，腰部线条逐渐消失。子宫的增大还会压迫胃、肾、肺等器官，因而有些孕妈妈会出现消化不良、尿频、呼吸困难等状况。此时，小腹部从肚脐到耻骨的黑褐色妊娠线更加明显。

本周注意事项

防治孕期水肿：孕妈妈应注意休息。每天卧床休息至少 9~10 个小时，中午最好休息 1 小时，左侧卧位利于水肿消退。已发生水肿的，睡觉时把下肢稍垫高可缓解症状。饮食不宜太咸。要定期产检，监测血压、体重和尿蛋白的情况，注意有无贫血和营养不良，必要时要进行利尿等治疗。

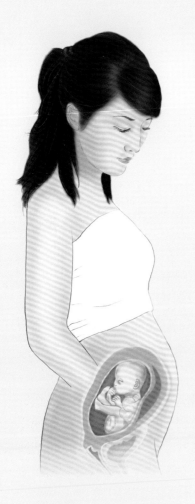

第 21 周开始，孕妈妈要学会
监测胎动。

胎宝宝的模样

胎宝宝的血管清晰可见，皮肤上有了汗
腺，指甲完全形成并且越长越长，现在也是
胎宝宝大脑快速成长的时期。

孕妈妈的感觉

体重增长加速，每周大约增重 300 克。子宫的增大、
腹部的隆起，使你看起来已是一个十足的孕妈妈了。腹
部的明显突出，使得你的身体重心发生了偏移，因此要
穿舒适的平底鞋来保持身体的平衡。

本周注意事项

孕妈妈要补铁：此时的胎宝宝要靠吸收铁质来制造
血液中的红细胞，孕妈妈应多吃一些富含铁质的食物，
如瘦肉、鸡蛋、动物肝脏、鱼及强化铁质的谷类，蔬菜中
荠菜、芹菜、苋菜、西红柿的含铁量较高，也可在医生指
导下补充铁剂。

开始监测胎动：做一个简单的表格，每天早上 8 点
开始记录，每感觉到一次胎动，就在表格里做个记号，累
计 10 次后不用再做记录。如果从早上 8 点到晚上 8 点，
胎动次数都没有达到 10 次的话，建议尽快去医院检查。

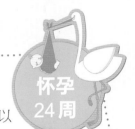

胎宝宝的模样

现在的胎宝宝已经像是一个足月儿了，身材匀称，听觉敏锐，已经能分辨出子宫内和外界的任何声音。

孕妈妈的感觉

与孕前相比，体重已增加了 5~8 千克。笨重的体形和雌激素的影响，有时会使你莫名烦躁，情绪低落，因此孕妈妈要学会调适心情。

本周注意事项

和胎宝宝互动：现在是培养亲子感情的最佳时期，准爸爸和孕妈妈一定要多和胎宝宝说话。

怀孕 23 周

怀孕 24 周

胎宝宝的模样

胎宝宝现在依然在不停地吞吐羊水以练习呼吸，已经形成了气体管道。尽管他还在不断吞咽羊水，但是通常并不会排出大便，那得等到出生以后了。

孕妈妈的感觉

现在你会觉得自己变得笨拙起来。可能你还会发现，原来凹进去的肚脐开始变得向外突出。不要紧，这是正常的，等你分娩之后自然会恢复原样。你还可能出现便秘的现象，这是由于子宫增大，影响肠道蠕动和血液流动造成的，可多吃蔬果以缓解。

本周注意事项

妊娠合并糖尿病筛查：孕妈妈进食过量、运动减少、体重增加，再加上孕期的生理变化导致糖代谢紊乱，极易得糖尿病。因此，怀孕 24~28 周建议做妊娠合并糖尿病筛查，以确保母子健康。

护理乳房：从这个月起，很多孕妈妈的乳房开始有些许乳汁分泌出来，并在乳头上结成痂，所以每天要对乳房做好护理。用橄榄油将乳痂软化，再用温清水（不用香皂）清洁干净。用热毛巾进行热敷，每次 20~30 分钟，每天三四次。

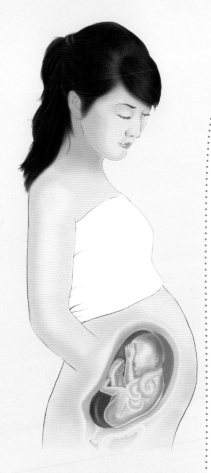

第25周，如果趴在孕妈妈腹部仔细听，能听到胎宝宝的心跳声。

胎宝宝的模样

胎宝宝的肺、脊柱仍在发育中，已经会吸气和呼气，眼睛已经形成，听觉也很敏锐。胎宝宝能随着音乐而移动，还能对触摸有反应。如果趴在孕妈妈的腹部仔细听，还能听到胎宝宝的心跳声。

孕妈妈的感觉

子宫继续增大，子宫底达脐上1~2横指，子宫的增大会推动肋骨向上移动，因此会引起肋骨疼痛。除此之外，孕妈妈还会出现骨盆痛、大腿痉挛、下肢水肿等症状。这期间是妊娠糖尿病和贫血的高发期，应该关注相关的检测指标并根据医生建议进行防治。

本周注意事项

孕期焦虑这样吃：孕妈妈不妨在孕期多摄取富含B族维生素、维生素C、镁、锌的食物及深海鱼等，通过饮食的调整来达到抗压及抗焦虑的功效。可以预防孕期焦虑的食物有：鱼油、深海鱼、鸡蛋、牛奶、优质肉类、空心菜、菠菜、西红柿、豌豆、红小豆、香蕉、梨、葡萄柚、木瓜、香瓜及坚果类、谷类、柑橘类食物。

留张珍贵的大肚照：孕妈妈的肚子已经突出来了，可以去拍一套纪念照了，来纪念怀胎十月，就像婚纱照一样，成为最美丽的纪念。

买双合适的鞋子：随着体重的增加，你的脚将承受更大的压力，而且由于水肿的原因，脚的尺寸也会变大，所以这时候要给自己选一双舒服的鞋子。面料最好是棉布的，要柔软，尺码最好大一号，而且鞋底要防滑。

胎宝宝的模样

胎宝宝的肺继续发育，味蕾、虹膜、睫毛已基本形成。从这个时期开始，他能感觉到不同的味道，还能觉察光线的变化。胎宝宝出生后就能分辨亮和暗，所以对黑白的东西更感兴趣。

孕妈妈的感觉

子宫上移到肚脐上方 2 横指左右，而且子宫底高度达到 27 厘米。孕妈妈此时的血压会稍高一些，属正常现象。

本周注意事项

避免出现分娩焦虑：初次怀孕的孕妈妈，由于缺乏生育经验容易产生畏难心理。除了学习相关知识，充分了解孕产这一生理现象外，孕妈妈还要经常给自己加油！准爸爸也要及时给予支持和鼓励，这样对孕妈妈增强自信有极大的帮助。此时，孕妈妈听听音乐可以很好地缓解焦虑情绪。

避免早产：这一时期你的肚子会变得更大，行动也越来越不方便，所以做任何事情都要小心，不可活动过度，以免发生流产或早产。

胎宝宝的模样

胎宝宝的肺已经能呼吸了，体重也在一点点增加。男孩的睾丸开始下降入阴囊，女孩的阴唇尚不能覆盖阴蒂。胎宝宝现在最喜欢的就是妈妈的声音，如果你和他对话，他会以胎动来回应。

孕妈妈的感觉

这一时期会明显觉得呼吸有些困难，肋骨、胸骨有压痛感。因为腹部沉重，睡觉时平躺的姿势也会让你有些不舒服，最好侧卧。有些孕妈妈也许会出现脚面或小腿水肿现象。

本周注意事项

不要忽视防晒：怀孕后，经常晒太阳会导致皮肤黑色素增多，易长出妊娠斑，所以孕妈妈应注意防晒。孕妈妈要选用没有芳香剂、激素和铅、砷等有害元素的隔离霜。孕妈妈要多吃猕猴桃、苹果、西红柿等富含维生素 C 的水果。出行准备防紫外线的太阳伞。

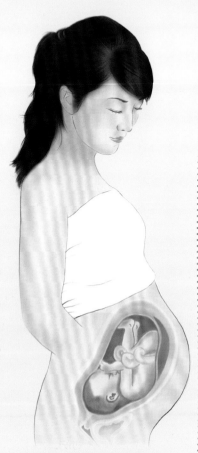

从 29 周开始，胎宝宝已经喜欢头朝下了，这是分娩前的标准姿势。

胎宝宝的模样

胎宝宝的脑和肺继续发育，头发更密了，眼睛能够睁合，骨髓开始造血，骨骼开始变硬，脚趾也在生长。他已经喜欢头朝下的姿势了，这可是标准的分娩姿势。

孕妈妈的感觉

这时你会感到身体越发沉重，肚子大得看不到脚，行动越来越吃力。而且子宫底上升到肚脐和胸口之间，对胃和心脏造成压迫，使孕妈妈出现胸闷、胃痛的症状，食欲也减弱了许多。

本周注意事项

减少对乳头和腹部的刺激：从本周开始，注意不要过分刺激乳头和腹部，避免进行可能会对腹部造成冲击和震动的运动，以免引起早产。要主动积极地学习孕晚期的护理知识，掌握一些异常情况的处理方法，有备无患。

不要忽视脐带打结：脐带打结时，孕妈妈会感觉到胎动急促，经过一段时间后又突然停止，这就是胎宝宝发出的异常信号。一旦出现异常胎动的情况，要立即就诊，以免耽误时间造成遗憾。

加强日常自我监测：本周开始进入孕晚期，孕妈妈要更加重视日常的监测，包括体重监测、胎心监测、胎动监测等。从本周开始，产前检查需要 2 周进行一次了，孕妈妈可千万不能偷懒哦。

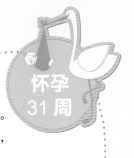

胎宝宝的模样

胎宝宝的脑和肺正在发育的最后冲刺阶段。眼睛的变化非常明显，活动时睁开，休息时闭上，感觉到红光时，瞳孔能放大。

孕妈妈的感觉

这时你会感到呼吸越发困难，有点喘不过气来。子宫底已经上升到了横膈膜处，吃下食物后总是觉得胃里不舒服。这时最好少吃多餐，以减轻胃部的不适。虽然存在许多不适，但别着急，大概在34周时这些不适就会有所缓解。

本周注意事项

预防营养过剩：孕晚期如果营养过剩，孕妈妈摄入过多的热量，可能会引发妊娠糖尿病，还有可能增加妊娠高血压综合征发生的风险，直接导致分娩困难。孕妈妈平时所吃食物尽量多样化，多吃一些新鲜蔬菜，少吃高盐、高糖食物，高糖水果也要控制，不能多吃。

胎宝宝的模样

32周的胎宝宝已经接近成熟了。此时，他的内脏器官已经接近成熟，但尚不健全，脚趾甲和头发也长得差不多了。最重要的是，他的5种感觉器官已经完全发育好并开始运转了，他还喜欢转动头部。

孕妈妈的感觉

这个时期，你的体重每周增加500克是正常的，因为现在胎宝宝的生长发育相当快，将完成出生前三分之一甚至一半以上的体重增加。孕妈妈此时的阴道分泌物增多、排尿次数也增多了，要注意外阴的清洁。

本周注意事项

采取左侧卧睡姿：从现在开始，很多孕妈妈会觉得睡眠质量下降，怎么躺都不舒服。此时，孕妈妈最好采取左侧卧的姿势，可以在脚下或双腿间垫上枕头或软垫，会觉得舒服些。当然，孕妈妈感觉累的时候也可以右侧卧睡，但是尽量以左侧卧为主。

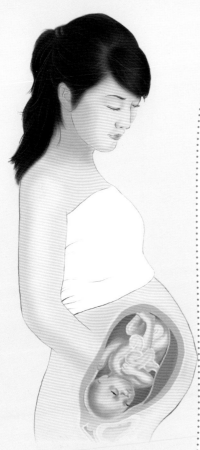

在孕晚期，胎动每12小时30次左右为正常。

胎宝宝的模样

胎宝宝运动起来更加困难，甚至已经不能漂浮在羊水中了。他的免疫系统也在发育，为抵抗轻微的感染做准备。他基本上是头朝下的姿势，如果胎位不正，可以在此期间纠正。

孕妈妈的感觉

这时你可能会发现手、脸、脚肿得更厉害了，原来的鞋子穿不下了。即便如此，这时也不要限制水分的摄入，因为你和胎宝宝都需要大量的水分。另外，由于腹壁变薄，有时在你的肚皮表面甚至能看到胎宝宝在动。

本周注意事项

抓住最佳机会补充蛋白质：胎宝宝逐渐下降进入盆腔后，孕妈妈的胃会舒服一些，食量会有所增加，此时，孕妈妈要保证优质蛋白质的供给，鸡肉、鱼肉含丰富的蛋白质，且易于被人体消化吸收，不妨多吃一些。

准爸爸要给予更多的关心：孕妈妈处在最后的冲刺阶段，心理和生理上都承受着巨大的压力，准爸爸要给予更多的关心和照顾，帮孕妈妈翻身、给孕妈妈做按摩，这些都会坚定孕妈妈顺产的决心。

坚持数胎动：即使到了孕晚期，孕妈妈也应坚持计数胎动。胎动每12小时在30次左右为正常，如果胎动过少，则应及时上医院就诊。

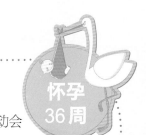

胎宝宝的模样

这时胎宝宝的肺、中枢神经系统、消化系统都基本上发育成熟，如果此时出生，完全可以成活。他的胳膊和腿已经更加丰满了。

孕妈妈的感觉

此时你可能会觉得腹坠腰酸，骨盆后部附近的肌肉和韧带变得麻木，甚至有一种牵拉式的疼痛，使行动变得更为艰难。在有的孕妈妈身上，这种现象可能逐渐加重，并将持续到分娩以后，如果实在难以忍受，可以向医生求助。

本周注意事项

警惕胎膜早破：如果孕妈妈尚未到临产期，从阴道突然流出无色无味的水样液体，为胎膜早破。胎膜早破可刺激子宫，引发早产，并会导致宫内感染和脐带脱垂，影响母子健康，甚至可能发生意外，需要找医生咨询。

怀孕 36 周

胎宝宝的模样

因为活动范围的限制，胎宝宝的运动会有所减少，但运动的力度可是大为增强。胎宝宝已经随时待命准备出生了。

孕妈妈的感觉

现在你的体重增长已达到最高峰，已增重 11~13 千克。现在你需要每周做一次产前检查了。如果发现胎动少了，应该及时请教医生。

本周注意事项

千万不要一个人走太远：由于不知道什么时候会在哪儿开始宫缩，因此要避免一个人在外走得太远，顶多买买菜、短途散步。如去远处，要将地点、时间等向家里人交代清楚，或留个纸条再出去。最重要的就是手机随身带。

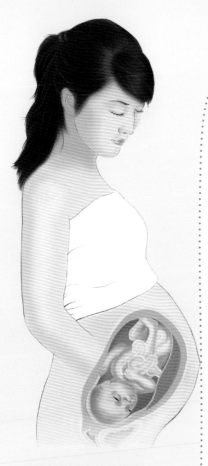

到了孕晚期，孕妈妈要时刻留心是否有临产征兆。

胎宝宝的模样

胎宝宝已经看起来像个新生儿了，各个器官进一步发育成熟。一种黑色物质聚集在胎宝宝的肠道内，出生后将在宝宝的第一次大便中排出，这就是胎便。

孕妈妈的感觉

由于胎宝宝不断下降，压迫膀胱，使得尿频的症状再次加重。此时大多数孕妈妈会经历几次假阵痛收缩，假阵痛收缩持续时间短（不超过 30 秒）且不恒定，间歇时间长且不规律，稍微活动，疼痛的感觉就会消失，宫缩强度不增加。

本周注意事项

饮食以清淡、易消化为主：多吃一些对生产有补益作用的食物，比如菜花、紫甘蓝、香瓜、麦片、全麦面包、豆类、糙米、牛奶、内脏。

了解真假临产：下面将真假临产列一个表格让孕妈妈参考辨别。

真临产	假临产
宫缩有规律，每 5 分钟一次	宫缩无规律，每 3 分钟、5 分钟或 10 分钟一次
宫缩逐渐增强	宫缩强度不随时间而增强
当行走或休息时，宫缩不缓解	宫缩随活动或体位的改变而减轻
宫缩伴有见红	宫缩通常不伴有黏液增多或见红
宫颈口逐渐扩张	宫颈口无明显改变

胎宝宝的模样

胎宝宝身上的大部分胎毛逐渐褪去，只有两肩及上下肢部位，仍被覆盖着少量胎毛。他的皮肤表面的大部分胎脂已经褪去，可能只在皮肤褶皱处存有少量胎脂。

孕妈妈的感觉

身体已经做好了分娩的准备，子宫颈缩短、变软，透明或发白色、有黏性的阴道分泌物增多。一旦出现茶色或红色分泌物就意味着将要进入临产阶段了。

本周注意事项

准爸爸准备好待产包：准爸爸最好在这周内将入院前的一切都准备好，比如母子入院的衣物、卫生用品、产前检查记录等，另外，孕妈妈临产前怎样去医院，以及去医院的路线，准爸爸都要计划好。

胎宝宝的模样

由于受母体孕激素的影响，出生时不管男孩还是女孩都会有乳腺和生殖器官的发育。出生以后，这些发育就会消失。胎宝宝已经具备了很多种反射能力，可以完全适应子宫外的生活了。

孕妈妈的感觉

有些孕妈妈可能提前生产。临近生产时，子宫颈部变得更加柔软，如果腹部一天有好几次发紧的感觉，当这种感觉转为有规律的下坠痛、腰部酸痛（通常为六七分钟1次）时，就应该去医院待产。

本周注意事项

不在预产期当天分娩很正常：大多数宝宝都将在这一周诞生，真正能准确地在预产期出生的婴儿只有5%，提前2周或推迟2周是正常的，但如果推迟1周后还没有临产迹象，或者孕妈妈觉得胎动减少，要立即就医。

目录

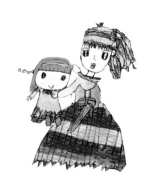

Part 1
孕期那些事儿

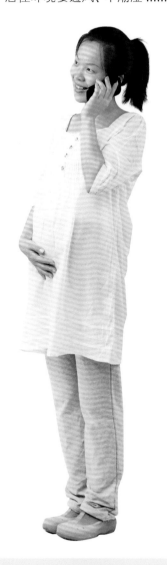

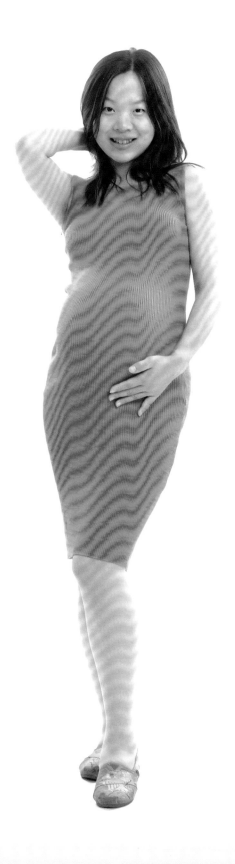

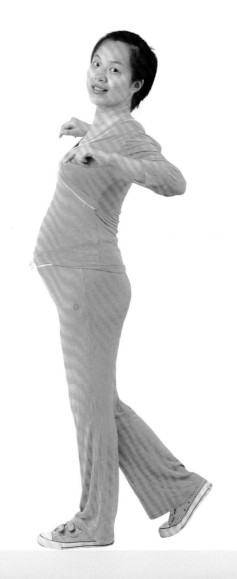

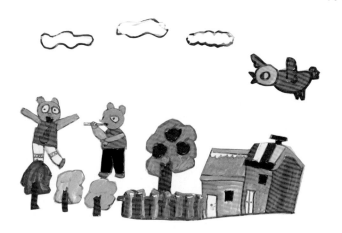

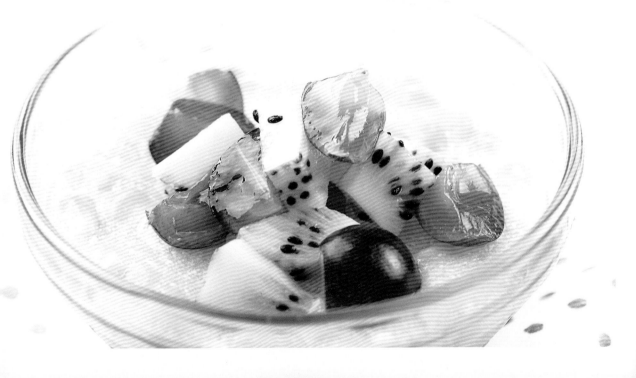

Part 2
胎教那些事儿

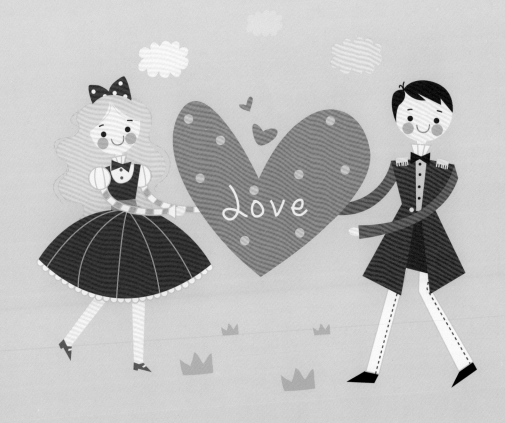

Part 1

孕期那些事儿

备孕，
健康宝宝有备而来

　　充分的孕前准备是孕育健康宝宝的第一步。遗传、环境、营养、生活方式以及生理、心理等多个方面，都与将来宝宝的健康和智力息息相关，科学备孕，才能安心怀孕。

　　事实告诉我们，孕前准备做得越充分，将来准爸爸和孕妈妈应对孕期里可能出现的种种挫折和困难也会越从容淡定。

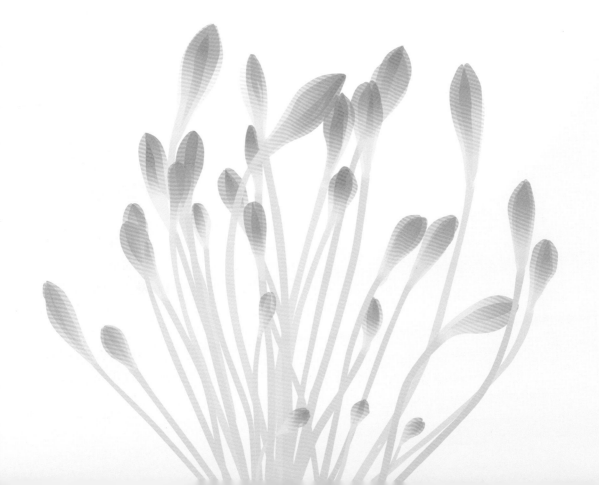

孕前检查，走好备孕第一步

计划要宝宝了，做个孕前检查是十分必要的，通过了解自己的身体状况，然后对症调理或治疗，才能顺利孕育。

是孕前检查，不是普通体检

很多人都有这样的想法：自己在单位每年都进行体检，身体很正常，还用得着再重复地做孕前检查吗？专家认为，一般的体检并不能代替孕前检查。一般体检主要包括肝肾功能、血常规、尿常规、心电图等，以最基本的身体检查为主，但孕前检查主要是针对生殖器官以及与之相关的免疫系统、遗传病史等的检查。

因此，怀孕前夫妻双方应该做一次全面的身体检查，具体包括体重检查、血压测量、心电图检查、传染病检查、血常规化验、尿常规化验、肝功能检查、生殖器检查、染色体检查等，以了解备孕夫妻双方的身体是否具有怀孕的条件，如果发现问题应及时治疗。

备育男性的孕前检查

备育男性的检查项目包括精液检查、男性泌尿生殖系统检查、全身体格检查。

男性进行精液检查，可预知精液是否有活力。如果检查出异常，需及早采取措施，戒除不良卫生习惯，补充营养。

生殖系统的健康与否对下一代的健康影响极大，生殖系统检查是孕前必检项目。

全身体格检查也是孕前检查必检项目之一，是对男性身体健康状况及生育能力的整体评估。

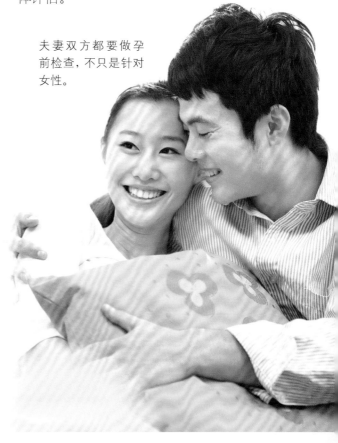

夫妻双方都要做孕前检查，不只是针对女性。

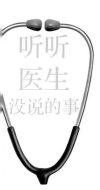

听听医生没说的事

在门诊里经常碰到这样的年轻小夫妻，丈夫是陪着妻子来做孕前检查的，当我们建议丈夫最好也去检查一下的时候，得到的回答往往是一句："不用的，我身体一向很好，不会有问题的。"其实，对于孕前检查来说，不是说有问题才用做，而是防患于未然，男女都一样。

还有来做检查的夫妻头天晚上同过房，或者妻子快来月经了，像这样的情况我们都建议他们改天再来，因为会影响检查结果。提醒备孕夫妻们，女性在月经干净后的1周以内检查最好，注意在此期间不要同房。男性精液检查则在同房后2~7天内。

备孕女性的孕前检查

检查项目	检查内容	检查目的	检查方法	检查对象	检查时间
生殖系统	通过白带常规筛查滴虫、真菌、支原体感染、衣原体感染、阴道炎症，以及淋病等性传播性疾病	是否有妇科疾病，如患有性传播疾病，最好先彻底治疗，然后再怀孕，否则会引起流产、早产等危险	普通的阴道分泌物检查	所有育龄女性	孕前的任何时间
TORCH	风疹、弓形虫、巨细胞病毒和单纯疱疹病毒4项	是否感染上病毒及弓形体，一旦感染，特别是妊娠前3个月，会引起流产和胎宝宝畸形	静脉抽血	所有育龄女性	孕前3个月
肝功能	肝功能检查目前有大小功能两种，大肝功能除了乙肝全套外，还包括血糖、胆汁酸等项目	如果母亲是肝炎患者，怀孕后会造成胎宝宝早产等后果，肝炎病毒还可直接传播给胎宝宝	静脉抽血	所有育龄女性	孕前3个月
尿常规	尿色、酸碱度、蛋白质细胞、比重、管型、尿糖定性	有助于肾脏疾患的早期诊断，10个月的孕期对母亲的肾脏系统是一个巨大的考验，身体的代谢增加，会使肾脏的负担加重	尿液	所有育龄女性	孕前3个月
口腔检查	如果牙齿没有其他问题，只需洁牙就可以了，如果牙齿损坏严重，就必须提前治疗	如果孕期牙痛，考虑到用药对胎宝宝的影响，治疗很棘手，所以要提前检查，尽早治疗	牙科检查	育龄女性根据需要进行检查	孕前6个月
妇科内分泌	包括促卵泡激素、黄体生成激素等	月经不调等卵巢疾病的诊断	静脉抽血	月经不调，不孕女性	孕前
染色体异常	检查遗传性疾病	避免婴儿发生遗传性疾病	静脉抽血	有遗传病家族史的育龄女性	孕前3个月
血常规	血色素、白细胞、血小板	排除血液问题及贫血、感染	静脉抽血	所有育龄女性	孕前
心电图	心脏情况	排除心脏功能异常等	心电图	所有育龄女性	孕前

好心情助好"孕"

宝宝的健康与父母孕前的精神健康有着密不可分的微妙关系。备孕夫妻一定要努力调整情绪,以一种积极乐观的心态面对未来,让希望充满生活的每一天。

想要宝宝,这些心理误区要避免

❋ 太将怀孕当回事

为了备孕,不少女性选择了辞职,或者找个闲职,让自己有更多的时间跑医院,做检查,积极备孕。但是据调查显示,专门在家赋闲准备要宝宝的备孕女性,怀孕率远不如那些正常工作的女性。这是因为如果将注意力过分集中在要宝宝这件事情上,容易让备孕女性患得患失,顾虑重重,自然不利于怀孕。

❋ 轻易给自己贴上不孕的标签

不孕不育症的诊断在时间上是有明确规定的:夫妻未采取避孕措施,规律地进行性生活,如果1年内未孕,才会诊断为不孕不育症。但是不少备孕夫妻尝试两三个月没有怀上宝宝,就急匆匆地去医院看不孕不育,这种不淡定的负面情绪也会影响正常受孕。

学会休息与放松

对于脑力劳动为主的备孕夫妻来说,下班后去游泳半小时,或者慢跑,更容易缓解疲劳。变换一下放松方式,就可以得到比睡眠还好的休息效果。需要注意的是,K歌、蹦迪、饮酒、抽烟并不是最好的放松方式,尤其不适合备孕夫妻。

有的备孕女性脑子里总想着生完宝宝就再也回不到现在的苗条身材了,即使身体放松了,大脑也没有真正放松,其实这种担心完全是多余的,大多数女性在产后一两年的时间都可以恢复原有的身材。所以,请卸下所有负担,以最佳的心理状态迎接宝宝吧。

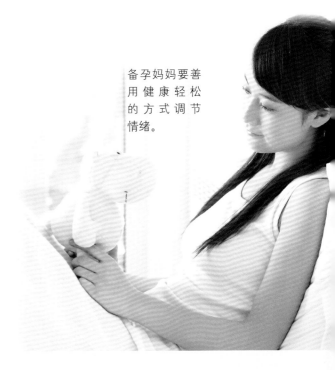

备孕妈妈要善用健康轻松的方式调节情绪。

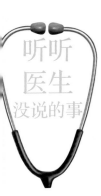

听听医生没说的事

在多年的接诊工作中,我们发现了一个有趣的现象:那些一心求孕的、各项检查都正常的夫妻频繁进出医院,每次来必问:"怎么这个月又没怀上啊。"时间长了,当事人也疲了、倦了,跟我们说先不怀孕了,过两年再说。结果还没过几个月,夫妻俩又颠颠地来了——竟然怀上了!

的确,受孕本来就是一件自然的事情,太将怀孕当回事儿,把原来的生活打乱得太多,往往事与愿违,当你卸下心理包袱、放松身心的时候,好事自然就来了。

优生优育，孕前营养不可少

平时，也许很多不良的饮食习惯正在悄悄地影响着我们的健康，却不被我们所关注。然而，作为备孕夫妻来说，在饮食上一定要注意，因为这些不良饮食习惯可能会对胎宝宝的健康不利。

备孕女性所需营养素

许多营养素可以在人体内储存很长时间，这就为孕妈妈提前摄取营养、为孕期做准备创造了条件。孕妈妈储备营养，一则可以满足怀孕时短时间内发生的营养需求量的增加，二则可以在孕早期发生呕吐不能进食时，动用储备而不致影响胎宝宝的成长。

❋ 叶酸

叶酸的摄入在整个孕期都非常重要，尤其是孕前和孕早期。缺乏叶酸将可能导致胎宝宝神经管异常等严重的后果。

❋ 钙

在孕期，孕妈妈体内的钙就会转移到胎宝宝身上，钙缺乏影响胎宝宝乳牙、恒牙的钙化和骨骼的发育，出生后使宝宝早早地出现佝偻症；也会导致孕妈妈出现小腿抽筋、疲乏、倦怠，产后出现骨骼软化和牙齿疏松或牙齿脱落等现象。

❋ 锌

锌在生命活动过程中起着转运物质和交换能量的作用，故被誉为"生命的齿轮"。锌是整个孕期每时每刻都要注意补充的营养素，对胎宝宝和孕妈妈自身都至关重要。想拥有光滑、富有弹性的皮肤，预防或减少妊娠纹，就要增加锌的摄入。锌如果摄入不足，会使胎宝宝脑细胞分化异常，甚至出现发育畸形。

营养素种类	最佳食物来源
叶酸	动物肝脏含量最为丰富，其次为蚕豆、红枣、绿豆、芦笋、菠菜、板栗、圆白菜、草莓、花椰菜、大蒜等
钙	海带、海参、牡蛎、黄豆、腐竹、木耳、鱼虾，奶制品类
锌	牡蛎中含量最为丰富，其次为小麦胚粉、山核桃、蚌肉、乌梅、芝麻、猪肝、牛奶；豆类食品中的黄豆、绿豆、蚕豆等；坚果类的腰果、开心果、花生等

备育男性所需营养素

目前，越来越多的备育男性开始注重个人健康。如果要生个优质宝宝，备育男性该如何补充营养？补充哪些营养？下面我们就给您介绍一下备育男性不可忽视的营养素。

❋ 蛋白质

对备育男性来说，蛋白质是生成精子的重要原材料，合理补充富含优质蛋白质的食物，有益于协调备育男性的内分泌功能以及提高精子的数量和质量。但要注意不能超量摄入，因为蛋白质摄入过量容易破坏备育男性体内营养的均衡，造成维生素等多种物质的摄入不足，并造成酸性体质，对备育不利。

❋ 脂肪

对备育男性来说，性激素主要是由脂肪中的胆固醇转化而来，脂肪中还含有精子生成所需的必需脂肪酸，如果缺乏，不仅影响精子的生成，还可能引起备育男性性欲下降。肉类、鱼类、禽蛋中含有较多的胆固醇，适量摄入有利于性激素的合成，有益于优生。

❋ 矿物质

矿物质对备育男性的生育力具有同样重要的影响，其中最常见的就是锌、硒等元素。备育男性体内缺乏锌，会导致精子数量减少，畸形精子数量增加，甚至不育；缺硒会减少精子活动所需的能量来源，使精子的活动力下降。建议备育男性适当吃些含锌、硒较高的食物，如贝壳类海产品、动物内脏、谷类胚芽、芝麻、海带、墨鱼、虾、紫菜等。

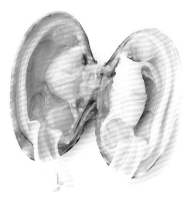

牡蛎含锌，能提高精子活力。

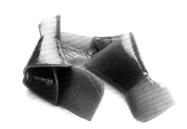

海带含碘，对胎宝宝智力有帮助。

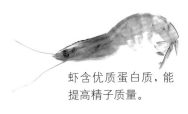

虾含优质蛋白质，能提高精子质量。

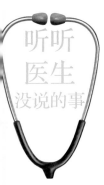

听听医生没说的事

不少备孕女性来检查的时候会向我们咨询市面上那些"助阳药"能不能助孕，每次我们都会斩钉截铁地回答"不能"。因为经常服用这些助阳药或性保健品，易使机体遭受损害，会引起睾丸萎缩、前列腺肥大、垂体分泌失调等后果。而且，常用助阳药物所孕育的胎宝宝，先天不足或畸形的可能性较大。

其实，荞麦、燕麦片、花生、腰果、核桃、绿色蔬菜、根茎类蔬菜、黄豆等食品中富含精氨酸，可以使男性的性功能加强，利于怀孕。

孕前3个月开始调理饮食

根据精子、卵子的发育规律，建议从孕前3个月起，备孕夫妻就做好合理膳食、调养身心、养精蓄锐和增强体质等准备工作。

由于个体之间的差异，不同体质的女性在孕前的营养补充和饮食调理的开始时间、营养内容等问题上也不尽相同，要因人而异。

体质及营养状况一般的女性，在孕前3个月至半年就要开始注意饮食调理，每天要摄入足量的优质蛋白质、维生素、矿物质和适量脂肪，因为这些营养素是胎宝宝生长发育的物质基础。

对身体瘦弱、营养状况较差的女性和素食女性、偏食女性而言，孕前饮食调理更为重要。这类女性最好在怀孕前一年左右就应注意上述问题。除营养要足够外，还应注意营养全面，不偏食、不挑食，搭配合理，讲究烹调技术，多调换口味。

补叶酸不只是备孕女性一个人的事儿

叶酸是备孕期必须补充的一种维生素。备孕女性补充适量的叶酸，可降低神经管畸形儿的出生概率。备孕女性应至少提前3个月开始补充叶酸。

当然，备育男性也不能忽视对叶酸的摄取。男子精子质量的高低与体内叶酸的含量有很大关系。因为叶酸参与DNA的合成，叶酸不足会使核酸代谢不正常，导致精子活力弱、精液浓度低。因此，夫妻二人要一起补叶酸。

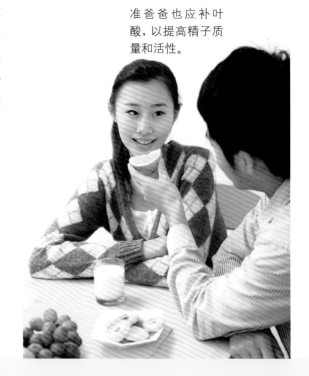

准爸爸也应补叶酸，以提高精子质量和活性。

听听医生没说的事

我们在给备孕女性开叶酸单子的时候，一般会提醒她们，补充叶酸需从孕前3个月一直补到孕期3个月，每天补充叶酸400微克，而且不要忽视男性叶酸的补充量和补充时间。其实，男性的补充量和女性是一样的，但只要妻子怀上宝宝后就不必特意补充了。

另外要提醒孕妈妈注意的是，补充叶酸虽然必要，但是也不能过量，补充的剂量要在合理的范围内，过量补充对身体一样有害无益。

大龄备孕女性怎么吃

大龄备孕女性身体调养的如何，关系到孕后的胎稳状况及胎宝宝的健康状况。因为年龄的原因，大龄女性尤其要注意孕前的营养供给。

❋ **蛋白质**

要保证充足且优质蛋白质的供给。优质蛋白质可以保证受精卵的正常发育。

❋ **脂类**

在生殖过程中脂类生理变化最多。胎宝宝储备的脂肪为其体重的 5%~15%。脂质是脑及神经的重要组成部分。

❋ **矿物质**

钙、铁、锌、铜、碘等矿物质，可维持体内代谢的平衡，增强备孕女性的免疫力，也可为以后胎宝宝的生长积蓄营养。

❋ **维生素**

供给适量的维生素，有助于精子、卵子及受精卵的发育与成长，但是过量的维生素，如脂溶性维生素也会对身体有害，因此建议男女双方多从食物中摄取，慎重补充维生素制剂。

食用胡萝卜，男女大不同

胡萝卜含有丰富的胡萝卜素、多种维生素以及对人体有益的其他营养成分。但是，备孕女性过多食用胡萝卜后，摄入的大量胡萝卜素会引起闭经和抑制卵巢的正常排卵功能。因此，备孕女性不宜多吃胡萝卜。

相反，备育男性适当吃点胡萝卜，可提高精子活力和质量。

白开水是最好的饮料

纯净水不含矿物质，如果长期饮用，再加上偏食，可能会导致某些元素的缺乏，从而引起人体体液的改变，最终导致抵抗力下降，容易生病。矿泉水中的矿物质丰富，可以饮用富含钙、镁元素的矿泉水，以满足人体需要。但每一种矿泉水中几乎都含有钠，过多饮用易导致高血压。

其实，白开水才是最适宜饮用的。新鲜白开水不但无菌，而且水中的氯及一些有害物质也被蒸发掉了，同时还保留了人体必需的营养物质。但晾凉的白开水放置时间超过 20 个小时，最好倒掉不喝，以免导致腹痛、腹泻等疾病。

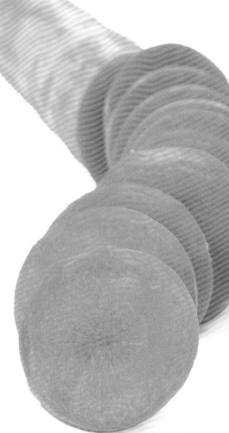

备孕女性不宜多吃胡萝卜，备育男性可适当吃些。

白开水含人体必需的营养物质，是最好的饮料。

成功备孕还要注意这些

除了注意孕前检查和营养外，要想成功备孕还得从方方面面做好准备，找准排卵期、养好精子、控制体重……一个都不能落下，全方位为顺利怀孕扫清障碍，让你怀上最棒一胎。

找准排卵期，快速怀孕有办法

※ 推算法

一般，女性会在下次来月经前 2 周左右（12~16 天）排卵，这样就可以根据自己以前月经周期的规律推算出排卵期。

> 排卵期第一天 = 最短一次月经周期天数 –18 天
>
> 排卵期最后一天 = 最长一次月经周期天数 –11 天

如果你的月经 28 天一次，很规律，那么你可以将月经周期的最长天数和最短天数均定为 28 天，代入公式，就可以计算出你的"排卵期"为：本次月经来潮后的第 10~17 天。这种计算方法是以本次月经来潮第一天为基点，向后顺算天数，而不是以下次月经来潮为基点，倒数天数，因此不易弄错。

找出"排卵期"后，可以从"排卵期"第一天开始，每隔一日同房一次，怀孕的概率会较高。

※ 测量基础体温

在一个正常的月经周期内，女性的体温也会有周期性变化。月经开始后一两周是基础体温的低温期，中途过渡到高温期后，再返回低温期时，即开始下次月经。从低温期过渡到高温期的分界点那天，基础体温会降到最低，以这一天为中心，前 2 日和后 3 日称为排卵期，即易孕阶段。

基础体温的测量方法：

1 先到药房购买专用的女性基础体温计，这种体温计刻度精准，能测出精确的体温。

2 早晨睡醒后，第一件事就是测量体温，并将测量出的基础体温记录下来。

3 每天要在固定的时间测量，若每天测量时间间隔较长，则可能使数据失去意义。

将记录的体温做成一目了然的图表，才能发挥它的最大作用。感冒、腹泻、发热、饮酒过度、晚睡晚起之类的情况，也会影响体温，应特别注明，以作为体温判断的参考。

以 28 天月经周期为基准的基础体温表：

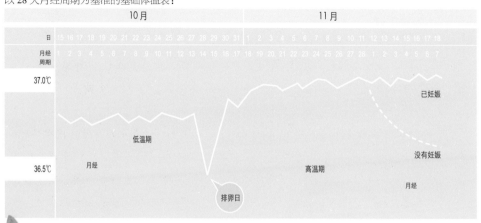

✳ 排卵试纸法

排卵是卵巢释放卵子的过程。正常女性体内保持有微量的促黄体生成激素(LH)，在月经中期 LH 激素的分泌量快速增加，形成一个高峰，并在此后 48 小时内刺激卵巢内成熟卵子的释放。这段时间女性最容易受孕。现在很流行用排卵试纸测排卵期，效果很不错。使用方法和注意事项如下：

1 沿铝箔袋切口部位撕开，取出试纸。手持测试条，将有箭头标志线的一端插入尿液中，约 3 秒后取出平放，10~20 分钟后观察结果，结果以 30 分钟内阅读为准。

2 用洁净、干燥的容器收集尿液，不可使用晨尿，收集尿液的最佳时间是早 10 点至晚 8 点，尽量采用每一天同一时刻的尿样，收集尿液前 2 小时应减少水分摄入，因为稀释了的尿液样本会妨碍 LH 峰值的检测。测试纸插入尿液深度不可超过 MAX 标志线。

3 测出有 2 条线，下面一条是检测线，上面是对照线，下面一条颜色比上面浅，表示到排卵期，但尚未到排卵高峰，此时需要连续每天测试。测出来有 2 条线，下面一条是检测线，上面一条是对照线，下面一条颜色比上面深或者一样深，表示将在 24~48 小时内排卵。这就是要宝宝的最好时机！

4 测出试纸上端只有 1 条线，表示未到排卵期或排卵高峰已过。

通过以上几种方法，掌握了自己的排卵规律及准确排卵日期，在排卵日同房，那么受孕概率也是最高的。

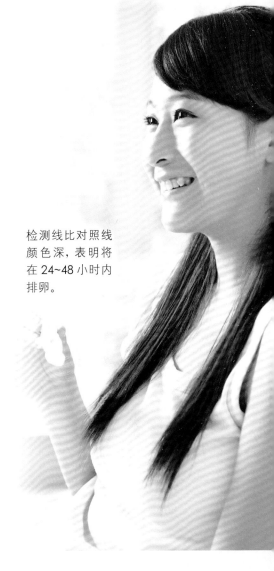

检测线比对照线颜色深，表明将在 24~48 小时内排卵。

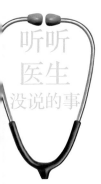

听听医生没说的事

很多备孕女性来门诊反映说总是找不准 LH 峰值，错过真正的排卵期，仔细再问，这些女性要么是用晨尿来进行测试，要么是在测试之前喝水太多或是喝水太少，这都是不太科学的。

由于血 LH 峰值通常在清晨出现，尿中峰值比血中的晚 4~6 小时，因此检测尿 LH 峰值应该在上午 9 点到晚上 8 点之间进行，适当喝水，不要喝得太多，大约保证三四个小时上一次厕所就可以，因为尿 LH 峰值测定的结果对液体摄入量非常敏感，没必要限制喝水或吃水果，不过检查前 3 小时尽量不要排尿，这样测出来的结果会比较准确。

制订一个健身计划

备孕时男女双方都需要将身体调整到最佳状态，而一个有效的健身计划能帮助你尽快达到目标。适宜的运动不仅可以强健备孕夫妻的身体，还能帮助男性提高精子的质量，帮助女性调节体内激素的平衡，增强免疫力，让受孕变得轻松起来。

备孕夫妻可在备孕前3个月就制订好健身计划，并互相监督，彼此鼓励坚持。应做到每天锻炼时间不少于15~30分钟，如果做不到每天坚持，至少要做到每周两三次半个小时的有氧运动，如慢跑、游泳、跳绳、瑜伽等。

一周健身计划

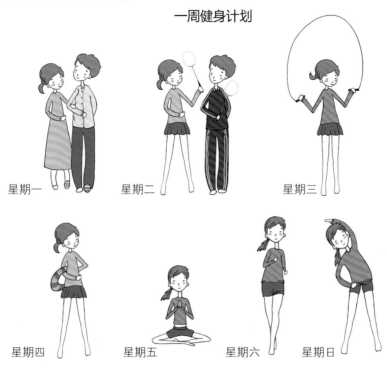

星期一　　　　　星期二　　　　　星期三

星期四　　　　　星期五　　　　　星期六　　星期日

备育男性第一重任——养好精子

精子的好坏关系到将来宝宝的健康，一定要重视。提高精子质量，不需要进补"山珍海味"，调整生活方式，健康生活就可以做到。

作息规律：休息不充分，睡眠不足等容易造成身体疲惫，情绪障碍，内分泌失调，从而影响性功能和精子质量。

平衡膳食：精子的生成需要多种维生素、蛋白质、钙、锌等营养素，所以男性饮食要注意品种丰富，多吃蔬菜、水果、鱼类、肉类、蛋类等，特别是含锌较高的食物（如牡蛎），可以提高精子质量。

锻炼身体：适度的运动能够改善身体的综合素质，无形中能增加精子的活跃程度。不过应当尽量避免长时间的骑车、骑马等过于激烈或消耗体能的运动。锻炼贵在持之以恒，循序渐进，量力而行。

戒烟戒酒：计划怀孕要提前半年开始逐步减少烟酒。

避免伤精的习惯：比如经常泡温泉或洗桑拿浴，穿紧身牛仔裤，久坐沙发，笔记本电脑长时间放在大腿上等。

胖 MM、瘦 MM，备孕有妙招

准备要做妈妈了，赶快来关注一下自己的体重，体重过胖或过瘦都不利于怀孕，算算自己的标准体重，根据情况，马上来做调整吧。

标准体重（千克）	身高 -110（厘米）
正常	实测体重不超过标准体重的 10%
过重	实测体重＞标准体重的 10%~20%
肥胖	实测体重＞标准体重的 20%
消瘦	实测体重＜标准体重的 10%~20%
明显消瘦	实测体重＜标准体重的 20%

过胖或过瘦都会影响体内内分泌功能，不利于受孕，孕后易并发妊娠高血压、妊娠糖尿病等，同时还会增加宝宝出生后第一年患呼吸道疾病和腹泻的概率。所以，过瘦和过胖的女性在孕前都要积极调理。

类型	饮食	运动	其他
过瘦	多吃些鸡、鸭、鱼、肉类、蛋类和豆制品	在身体允许的条件下参加一些强度稍大的运动	一定要吃早餐
过胖	控制热量摄取，少吃油腻及甜腻食品，晚餐适当，并改掉用食物来减压的习惯	有计划地进行高耗能运动，比如做家务、散步等	少食多餐

孕前太瘦，需要先增胖吗

研究显示，过于纤瘦的女性怀孕头 3 个月比正常女性流产率高出 72%。这一结论对想生宝宝的骨感女性来说，未免有些让人紧张。所以骨感美女们，尽量在怀孕之前赶快增肥吧。骨感女性平时多吃鸡蛋、瘦肉、鱼虾，尤其是多煲汤喝会很有好处。适当地运动，可以促进食物消化，这样体重会明显升至正常水平。

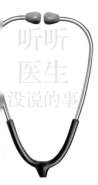

听听医生没说的事

那些太瘦或太胖的女性往往还没恢复到正常体重就怀孕了，也没有必要因此而忧心忡忡，你只需在孕期多关注一下自己的体重就好，可参见本书第165页孕期标准增重表。

另外，那些上班族的备孕女性，就不要熬夜或加班了，做到按时休息，晚上最好在10点左右睡觉，早上6点左右起床，这点对过瘦的备孕女性来说非常重要。

准爸爸在孕妈妈怀孕这段期间，要协助孕妈妈控制体重、合理作息，两个人一起为孕育健康聪明的胎宝宝而努力。

5 大受孕最佳体位

不管是哪种体位，性生活后最好不要立即起身，应该平躺着休息一会儿，避免精液外流，增加受孕概率。

传统体位：做爱时男上女下的姿势对受孕最为有利。这种姿势使阴茎插入最深，因此能使精子比较接近子宫颈。要加强效果，女性可以用枕头把臀部垫高，使子宫颈可以最大程度地接触精子。

几种受孕最佳体位

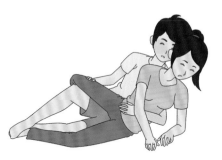

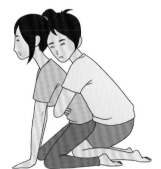

交叉体位：妻子平躺并将双腿张开，丈夫把脚放进妻子大腿内侧，这种姿势容易引起性高潮，有助于精子游到子宫深处。

后位式：妻子采取俯卧位，丈夫从后面深入，这种姿势对子宫倾斜的备孕女性尤其有利。

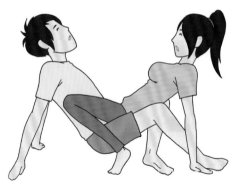

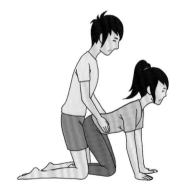

骑马体位：可以直接坐在丈夫腰上，也可以用手肘支撑住身体，这种姿势可以让精子最大程度地接近子宫颈。

背后体位：这种姿势既有利于精子接近子宫颈，也有利于精子沉淀在子宫中。

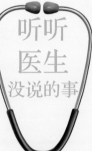

听听医生没说的事

关于哪种做爱姿势最易受孕的问题，大多数备孕夫妻都羞于启齿，他们宁愿在网上或杂志上搜寻相关良莠不齐的信息，也很少向医生询问，所以在这里向大家普及一下。

一般认为立位和坐位是不容易受孕的同房体位。因为性生活时女性生殖器官下垂，阴道口开放，性生活结束后绝大部分精液随着阴茎的抽出而流出体外，受孕概率比较低。

不过，不管是哪种同房体位，都要夫妻二人同时接受才好。只有双方身和心愉悦地合二为一，才能孕育出最棒的宝宝。

不宜受孕的 3 种情况

　　并不是什么时候都适合受孕，为了生一个健康聪明的宝宝，需要在受孕时间上有所选择，给宝宝一个良好的开始。

1 旅途中：在旅途中夫妻都会过度耗损体力，加上生活起居没有规律，经常会睡眠不足，每日三餐的营养也容易不均衡。因此，这不仅会影响受精卵的质量，还容易引起子宫收缩，使胚胎的着床和生长也受到影响，导致流产或先兆流产发生，所以旅途中不宜受孕。如果旅途中发现妻子怀孕，应及时返回家中，以免出现不良后果。

2 使用避孕药期间：在口服复方短效避孕药停药后，妊娠不增加宝宝畸形的发生率，所以停药后即可怀孕，不影响宝宝的生长和发育。但长效避孕药就大不相同了，需停药后 6 个月再怀孕则较安全。

3 早产或流产后：在早产、流产后也不宜立即怀孕。因为早产、流产后，体内的内分泌功能暂时还未完全恢复，子宫内膜受到创伤，特别是做过刮宫手术的女性，立即受孕容易再度流产而形成习惯性流产，因此一般要过半年后再受孕。

长期口服避孕药的女性，最好停药半年再怀孕。

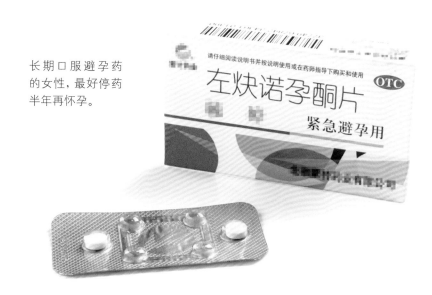

请仔细阅读说明书并按说明使用或在药师指导下购买和使用

OTC

左炔诺孕酮片

紧急避孕用

怀上宝宝了

经过一段时间的精心备孕，胎宝宝终于如期而至了。这个小生命驻扎在你的身体内，开始生长、发芽，孕妈妈的身体也将会随之发生一系列的变化。此时孕妈妈一定有许多问题需要有人来解答，如怀孕初期的征兆、验孕的方法、估算预产期等。

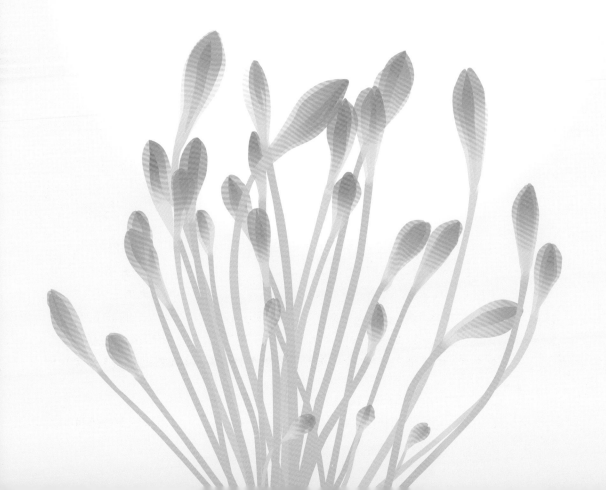

好孕消息早知道——怀孕初期症状

怀孕了，孕妈妈的身体会出现各种征兆，仔细观察身体向你发出的各种怀孕信号，第一时间了解并掌握怀孕的讯息，才能做好充分的怀孕准备。

停经

怀孕的第一信号是月经停止来潮。结婚或有性生活的女性，平时月经规律，一旦月经过期 10~15 天，就有可能是怀孕。所以有性生活的女性都应该记住自己的月经日期，可用日历做记号。

有极少数女性，虽然已经怀了孕，但是在该来月经的时候，仍然行经一两次，不过来的经血比平常要少，日期也短些，这在中医上称为"漏经"，真正原因尚不十分清楚。

乳房胀痛

乳房发胀，好像变大了，有点刺痛的感觉，乳头颜色也会变深，出现小结块。这是随着受精卵的着床，体内激素发生改变，乳房也做出相应反应，为以后的哺乳做好准备。

类似感冒

孕早期的反应和感冒相比有差别，可以区分出来。首先，怀孕后第一症状是停经，而感冒通常都不会影响月经的来潮。

其次，还可以通过测试体温来加以区别。怀孕后身体温度会有所升高，一般基础体温保持在 36.1~36.4℃ 之间，排卵期体温会升高 0.5℃。只有当体温达到 37.5℃ 以上时，才说明可能是感冒引起发热了。除此之外，如果是感冒，还会出现流鼻涕、关节疼痛等病毒感染的症状。

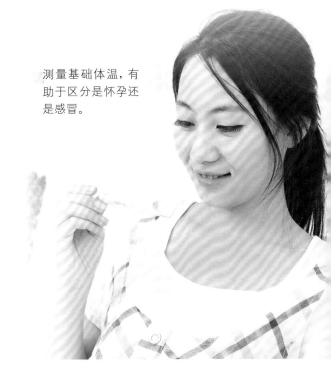

测量基础体温，有助于区分是怀孕还是感冒。

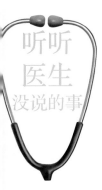

听听医生没说的事

无论是为了怀孕还是避孕，希望每一位女性都要养成一个记录月经周期的好习惯，这很重要。现在的女性不知是因为忙还是什么原因，对自己的月经特别迷糊，不管是怀孕的还是没怀孕的女性，来门诊后，我们问她月经周期大概多久、末次月经是什么时候，经常是一问三不知，更别指望她记得上个月、上上个月的了。

其实，月经可以反映出女性的很多身体问题，每个月来月经的时候，随手在日历上画个圈，很简单，这跟你怀孕后的预产期密切相关，很可能影响你未来宝宝的生日。

确认怀孕的方法

身体隐隐地觉得有了些许变化，孕妈妈心头涌上一丝甜蜜和不安："难道真的怀孕了？"与其胡乱猜测，不如用科学的方法检验一下吧。

出现怀孕症状后，多久能确认怀上了

如果是尿液检测，性生活后10天就可以用早孕试纸测试是否怀孕了。也可以在性生活10天以后到医院进行血HCG检查，这是检查怀孕最准确的方法。如果是B超检查，一般同房后20~35天就可以检查出来是否怀孕。

在家怎么测是否怀孕

✳ 早孕试纸测试

去医院验孕前，也可在家用早孕试纸测试一下，方法如下：

1 打开锡纸密封的包装，用手持住纸条的上端，不要用手触摸试纸条实验区。

2 取一杯尿液（有的试纸包装内附有专用尿杯），最好是晨尿。

3 将试纸带有箭头标志的一端浸入尿杯（尿样不允许超过MAX线），约3秒钟后取出平放。

4 在反映区内出现一条红线为"阴性"，出现平行的两条红线为"阳性"。尿HCG"阳性"

多表示已经怀孕。10分钟之后仍为一条红线时才能判定为"阴性"。

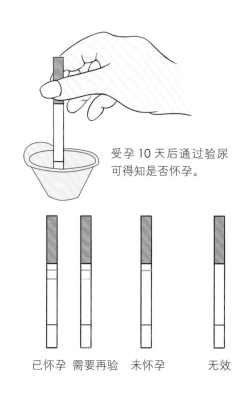

受孕10天后通过验尿可得知是否怀孕。

已怀孕	需要再验	未怀孕	无效

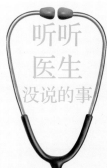

听听医生没说的事

"啊，真的怀孕了，我在家用试纸明明显示阴性啊！"几乎每天我们都会在产科的门诊里听到这样的声音。其实，用早孕试纸做怀孕自测，只能作为初步的检测，切不可当作最终的检测结果，到医院做全面和特定性的检查，才最可靠而放心。因为即使是用晨尿检测，然后按照试纸的说明正确使用，在使用的试纸没有过期的情况下，正确率也只有95%。

所以对于验孕这件事，希望夫妻还是要多上心一些，是备孕夫妻还是准爸孕妈，这可是两种不同的身份，一定要确认好。

❋ 验孕棒测试

1 将包装铝箔膜袋沿缺口处撕开，取出验孕棒。

2 如果有的话，戴上盒内所附的一次性塑料薄膜手套，紧捏住验孕棒手柄一端。

3 用吸管吸几滴尿液，最好是晨尿，挤到验孕棒的吸尿孔。

4 观察窗中的 C、T 位置，如果同时出现 2 条紫红色线，表明已怀孕。如果出现一深一浅两条线，对照线 C 的颜色较深，测试线 T 的颜色较浅，表示有怀孕的可能。观察窗中只出现 1 条线，表明未怀孕。

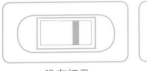

没有怀孕

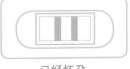

已经怀孕

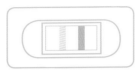

有怀孕的可能

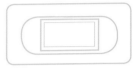

无效

医院的早孕检查有哪些

即便是用早孕试纸验出了已经怀孕，也最好到医院再做个正规的检查，以最终确定是否怀孕，毕竟自己在家验孕是存在误差的，而且还可以顺便向医生询问一下孕期的注意事项。

❋ 验尿

怀孕以后，孕妈妈尿中会产生"人绒毛膜促性腺激素"（HCG），通过尿检，可以测定有无这种激素存在，来判断是否怀孕。

送验的小便要收集清晨第一次的，因为这时的尿液比较浓，含的激素量多，试验结果也比较准确。所以，去医院检查前，不要排尿。

❋ 血液检查

血液检查跟尿检的原理差不多，都是通过体内 HCG 的变化来判断是否怀孕。一般可于同房后 20 天左右去医院做血 HCG 检查血液中血 HCG 的含量。

❋ 妇科检查

怀孕以后，宫颈的颜色会从原来的红色变成暗紫色，宫颈和子宫之间变得特别柔软。通过妇科检查，观察宫颈变化就能判断是否怀孕。

确定怀孕的妇科检查可能是很多孕妈妈的第一次产前检查，很多人会有恐惧或是难为情的心理。丈夫最好陪妻子一起去医院检查，可以让妻子从心理上得到更多支持和鼓励。检查时，只要放松心情，努力配合医生就好了。

❋ B超检查

这是一种简便易行的方法。怀孕 5 周后，用一个超声探头，在腹部检查，从屏幕上可见到子宫里有幼小的胚胎囊，就表示怀孕了。

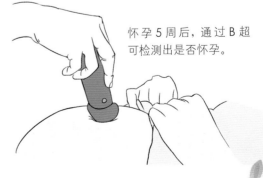

怀孕 5 周后，通过 B 超可检测出是否怀孕。

你的预产期是哪天

一旦确诊你已怀孕，下一个问题肯定是："我的宝宝什么时候出生？"宝宝的预产期是什么时候？这个问题很简单，只要查看一下预产期（EDC）表就知道了。

预产期推算方法

预产期月份：末次月经月份 − 3（或 + 9）。

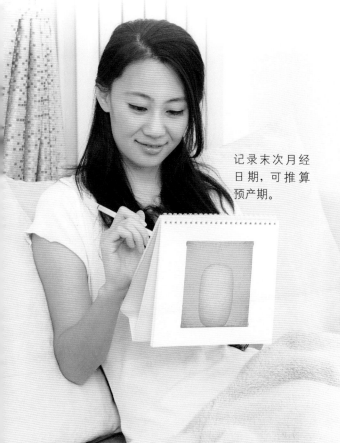

记录末次月经日期，可推算预产期。

如果末次月经是在 3 月份以后，那么就在这个月份上减去 3（相当于第 2 年的月份）；如果最后一次月经是在 3 月份之前，那么就在这个月份上加 9（相当于当年的月份）。

预产期日期：末次月经日期 +7，如果得数大于 30，那么将它减去 30 后，得到的数就是预产期的日期。

预产期表格

宝宝出生的预产期（EDC）是从末次月经第一天算起，共 280 天（40 周）。这个日期是否准确，要看你的月经周期是否遵守 28 天一个周期的规律。如果月经周期较短或较长，那么你分娩的日期就可能提前或者推后。在下页表中找出你末次月经的第一天，先按左边粗体字的月份找出末次月经的月份，然后沿着横列找出你末次月经第一天的日期，再看它下面的数字，就是估算出的胎宝宝出生日期。

听听医生没说的事

预产期（EDC）表用于推算宝宝出生的大概时间，不要把它看成是一成不变的确定的分娩日期。在我们多年的产科工作中，遇到的真正在预产期当天出生的宝宝少之又少。一般情况下，大多数胎宝宝都在预产期前、后一周内出生。所以，准爸爸和孕妈妈的分娩准备要有一定的机动性，不要都等到预产期的前几天再准备。

对于许多初为人父母的准爸爸和孕妈妈来说，接近预产期前肯定会比较慌乱或心里没底儿。其实不必过于担心，只要认真了解临产前的征兆，提前做好心理和物质上的准备，生产并没有想象中那么可怕。

预产期估算表（第一行为末次月经的月份和日期；第二行对应的即为预产期的月份和日期）

例如：如果末次月经为 2 月 25 日，则预产期为 12 月 2 日。

1月	1	2	3	4	5	6	7	8	9	10	11	12	13	14	15	16	17	18	19	20	21	22	23	24	25	26	27	28	29	30	31
10月	8	9	10	11	12	13	14	15	16	17	18	19	20	21	22	23	24	25	26	27	28	29	30	31	1	2	3	4	5	6	7
2月	1	2	3	4	5	6	7	8	9	10	11	12	13	14	15	16	17	18	19	20	21	22	23	24	25	26	27	28			
11月	8	9	10	11	12	13	14	15	16	17	18	19	20	21	22	23	24	25	26	27	28	29	30	1	2	3	4	5			
3月	1	2	3	4	5	6	7	8	9	10	11	12	13	14	15	16	17	18	19	20	21	22	23	24	25	26	27	28	29	30	31
12月	6	7	8	9	10	11	12	13	14	15	16	17	18	19	20	21	22	23	24	25	26	27	28	29	30	31	1	2	3	4	5
4月	1	2	3	4	5	6	7	8	9	10	11	12	13	14	15	16	17	18	19	20	21	22	23	24	25	26	27	28	29	30	
1月	6	7	8	9	10	11	12	13	14	15	16	17	18	19	20	21	22	23	24	25	26	27	28	29	30	31	1	2	3	4	
5月	1	2	3	4	5	6	7	8	9	10	11	12	13	14	15	16	17	18	19	20	21	22	23	24	25	26	27	28	29	30	31
2月	5	6	7	8	9	10	11	12	13	14	15	16	17	18	19	20	21	22	23	24	25	26	27	28	1	2	3	4	5	6	7
6月	1	2	3	4	5	6	7	8	9	10	11	12	13	14	15	16	17	18	19	20	21	22	23	24	25	26	27	28	29	30	
3月	8	9	10	11	12	13	14	15	16	17	18	19	20	21	22	23	24	25	26	27	28	29	30	31	1	2	3	4	5	6	
7月	1	2	3	4	5	6	7	8	9	10	11	12	13	14	15	16	17	18	19	20	21	22	23	24	25	26	27	28	29	30	31
4月	7	8	9	10	11	12	13	14	15	16	17	18	19	20	21	22	23	24	25	26	27	28	29	30	1	2	3	4	5	6	7
8月	1	2	3	4	5	6	7	8	9	10	11	12	13	14	15	16	17	18	19	20	21	22	23	24	25	26	27	28	29	30	31
5月	8	9	10	11	12	13	14	15	16	17	18	19	20	21	22	23	24	25	26	27	28	29	30	31	1	2	3	4	5	6	7
9月	1	2	3	4	5	6	7	8	9	10	11	12	13	14	15	16	17	18	19	20	21	22	23	24	25	26	27	28	29	30	
6月	8	9	10	11	12	13	14	15	16	17	18	19	20	21	22	23	24	25	26	27	28	29	30	1	2	3	4	5	6	7	
10月	1	2	3	4	5	6	7	8	9	10	11	12	13	14	15	16	17	18	19	20	21	22	23	24	25	26	27	28	29	30	31
7月	8	9	10	11	12	13	14	15	16	17	18	19	20	21	22	23	24	25	26	27	28	29	30	31	1	2	3	4	5	6	7
11月	1	2	3	4	5	6	7	8	9	10	11	12	13	14	15	16	17	18	19	20	21	22	23	24	25	26	27	28	29	30	
8月	8	9	10	11	12	13	14	15	16	17	18	19	20	21	22	23	24	25	26	27	28	29	30	31	1	2	3	4	5	6	
12月	1	2	3	4	5	6	7	8	9	10	11	12	13	14	15	16	17	18	19	20	21	22	23	24	25	26	27	28	29	30	31
9月	7	8	9	10	11	12	13	14	15	16	17	18	19	20	21	22	23	24	25	26	27	28	29	30	1	2	3	4	5	6	7

宝宝出生前后需要办理的证件

生个宝宝要办几个证？你的办证经历还顺利吗？准生证、出生证、户口等去哪儿办？有什么条件？需要准备哪些材料？我们在这里收集了相关信息，希望能给即将做父母的你提供参考。

准生证（生育服务证）

"准生证"就是计划生育服务证，这是宝宝的第一个证件，当你计划想要一个宝宝或者在刚刚怀上宝宝的时候就应该着手去办理了。这张证明是宝宝降临到这个世界的合法"通行证"，宝宝的出生、上户口及其他的福利都和它有密切关系。

所需材料：夫妻双方户口本；夫妻双方身份证；结婚证原件和复印件；夫妻双方的初婚初育证明，可以由工作单位或户口所在地居委会开具，加盖公章；女方1寸免冠照片1张。

各个街道计生办所需要的相关证明材料可能会有差异，比如有的地方计生办需要《医疗保险手册》的原件和复印件，有的地方计生办还要求孕妈妈提供《妊娠诊断证明》，所以孕妈妈和准爸爸尽量将材料准备齐全，以便能一次搞定准生证。

办理单位：夫妻中一方户籍所在地乡镇（街道）计划生育办公室。

办理程序：夫妻双方由单位或户籍所在地街道办事处开具从未生育过子女证明，持有该证明和结婚证原件及复印件、双方户口本、双方身份证，到夫妻中一方户籍所在地乡镇（街道）计划生育办公室进行办理。

出生证（出生医学证明）

孕妈妈在待产入院的时候，医院会要求你填写《出生医学证明自填单》，自填单主要填写项目包括婴儿姓名（可以暂时用乳名代替）、父母姓名和身份证号、居住地址、婴儿户口申报地、产房以及床位号等。孕妈妈或准爸爸在填写自填单时一定要小心认真，因为自填单一经填写便不可更改。如果不小心填写错误，需要申领一张新的自填单。

《出生医学证明自填单》是为出院时填写《出生医学证明》做准备，出生证是宝宝的第一份人生档案，对宝宝来说十分重要。

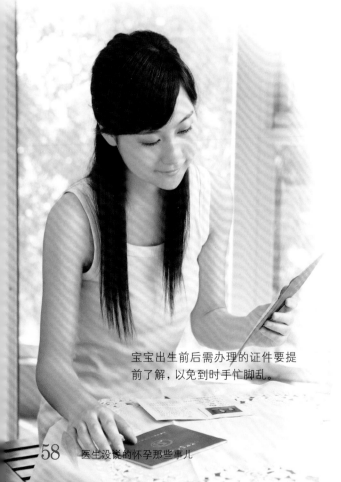

宝宝出生前后需要办理的证件要提前了解，以免到时手忙脚乱。

上户口

宝宝出生后，家里就多了一名家庭成员，按照户口管理法，这时应该给宝宝上户口了，使宝宝在法律上正式成为家中一员。而且，只有在及时申报宝宝的户口后，社会上各种医疗保险才会随之而来，让宝宝享受到应当享受的权利。

所需材料：按目前城乡申报户口的规定和计划生育管理条例，必须携带的证件有：计划生育部门颁发的准生证、医院签发的出生证、户口簿册。

办理程序：到户口所属的派出所户口申报处申报户口时，应详细填写户口申请单，进行户口登记，交纳一定的手续费后，宝宝的大名就添加在户口本上了。

预防接种证

预防接种证是儿童入托、入园、入学的必备凭证。因此，当宝宝出生后1个月内，家长应携带宝宝产房乙肝疫苗第一针和卡介苗接种记录证明，到户口所在地（如户口为外地、在本地居住3个月以上应在居住地）的辖区疾病预防控制中心办理儿童预防接种证；农村儿童应在辖区乡镇卫生院计免接种门诊办理预防接种证，以便及时接种乙肝疫苗第二针和其他相应疫苗。

二胎证

生育第二胎需要办理以下手续：先向女方户籍所在地的镇人民政府或者街道办事处申请（具体部门是人口计生科）。

提交基本证明材料：夫妻双方的身份证、户籍证明、婚姻状况证明、已有子女状况的证明（该证明文本由计生科提供）和相关证明材料。

提出申请后，需经区、镇（街道）两级计划生育部门审核同意之后才可以生育。

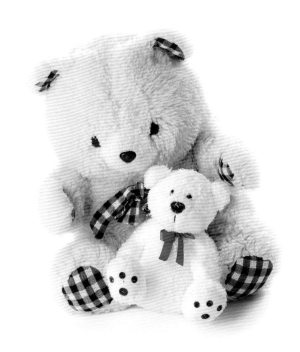

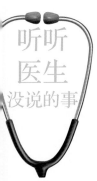

随着二胎政策的放宽，越来越多的女性开始备孕二胎宝宝了。因为已经孕育过一个宝宝，可谓轻车熟路，不少二胎妈妈就忽视了孕前检查，直到迟迟未怀孕才匆匆来医院检查，结果是有妇科疾病，白白浪费了好几个月甚至是半年的时间，这在门诊里一点都不少见。因为越是经历过分娩和有过多年性生活的女性，患妇科病的概率越大。

另外，头胎是剖宫产的妈妈一定要在手术后至少2年后再考虑要二胎宝宝的事情，并且在要宝宝之前，让医生检查一下刀口和子宫的恢复情况。

孕妈妈和胎宝宝的变化

在未来的 10 个月中，胎宝宝将与孕妈妈一同感受身体的不同变化，一同体验这神奇的旅程。孕妈妈，让我们慢慢感受这个小生命带给你的种种感动与幸福吧！

孕妈妈 40 周的变化

❋ 1~4 周（1 个月）

现在，孕妈妈自己可能感觉不到什么变化，因为还不到下一次的月经时间，所以很少有人会知道自己已经怀孕，但是胎宝宝却已经在孕妈妈的子宫内安营扎寨、悄悄发育了。

乳房：你会感到乳房有点硬，乳头的颜色变深并且很敏感，稍微碰触可能就会引起疼痛。

子宫：子宫大小几乎没有变化。

腹部：腹部从外表看来没有什么变化。

❋ 5~8 周（2 个月）

孕妈妈最大的变化是月经停止了，子宫变得跟鹅蛋一样大小，阴道分泌物增多，乳房增大明显，乳头变得更加敏感。多数孕妈妈开始"害喜"了。

乳房：乳房好像一下子大了不少，有点胀痛，乳晕颜色也加深了，并有小结节突出。

子宫：子宫逐渐增大，子宫壁为受精卵着床而变得柔软并且稍微增厚。

腹部：腹部依然没有什么变化。

❋ 9~12 周（3 个月）

很多孕妈妈在孕早期出现的乏力、身体不适、恶心呕吐等情况在本月仍将继续。即便你的反应比较厉害，也要在肠胃较舒适时尽量多吃些水果、蔬菜、豆制品或坚果类小零食。

乳房：乳房更加胀大，乳头和乳晕色素加深，你要更换大的胸衣，这样会更舒服一些。

子宫：子宫继续增大，达到非孕期 2~3 倍大，大多数可在下腹部摸到。

腹部：一般来说，腹围没有大的变化。

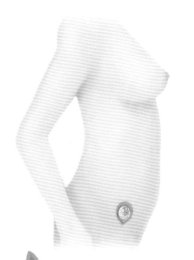
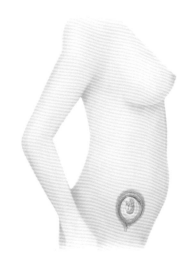
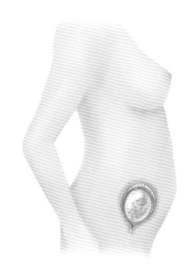

❋ 13~16周（4个月）

妊娠反应基本消失，胃口好转，但是白带多、腹部沉重感、尿频依然存在，妊娠斑也越发明显。值得欣慰的是，胎盘已形成，流产的可能性会大大减少。

乳房：乳房胀大，乳晕的颜色变深了，而且乳晕的直径有所增大。

子宫：子宫壁厚厚的肌肉已延伸，子宫已开始和身体其他内部器官争夺"地盘"。子宫大小如成人的拳头。

腹部：下腹部稍微隆起，腹围约增加2厘米。

❋ 17~20周（5个月）

孕妈妈的外貌和体形更加具有孕妇特征，本月开始孕妈妈要穿孕妇装了。食欲旺盛，体重开始增加。由于关节、韧带的松弛，此时还会感到腰酸背痛。

乳房：乳房逐渐变大，乳晕的颜色继续变深。乳房开始分泌黄色的初乳，为将来哺育宝宝做准备。

子宫：子宫大小如成人头部，下腹部隆起明显。子宫底的高度与肚脐平齐。

腹部：腹部比上月隆起更加明显。

❋ 21~24周（6个月）

由于增大的子宫的压迫，孕妈妈还会感觉到呼吸困难、消化不良等情况。因为增大的子宫压迫下腔静脉，使盆腔及下肢血管的血液淤积，压力增大，加上孕激素的作用，孕妈妈容易出现下肢水肿、静脉曲张。

乳房：乳房外形饱满，有些孕妈妈挤压乳房时会有稀薄的乳汁流出。

子宫：子宫底的高度在耻骨联合上方18~24厘米处。支撑子宫的韧带被拉长，孕妈妈偶尔会觉得疼痛。

腹部：此时你是个标准的大肚孕妈妈了。

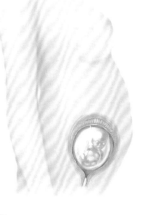
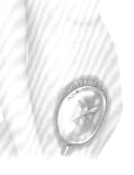
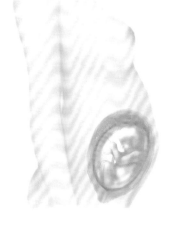

听听医生没说的事

都说孕中期是最舒适的，胎宝宝比较稳定，孕妈妈的肚子也不是很大。但是，我要告诉大家的是，在我们产科的病房里，除了那些等待分娩的大肚子孕妈妈之外，最多的就是处于孕中期的来安胎保胎的孕妈妈了，究其原因，主要是从心理上放松了警惕，吃穿行包括性生活都不怎么注意了，以至造成阴道少量出血等先兆流产的征象。

孕中期是个很尴尬的阶段，如果发生流产，胎宝宝的成活率很低，对孕妈妈的身心都是重大的创伤，所以一定不能掉以轻心。

❋ 25~28周（7个月）

孕妈妈的子宫越来越大，压迫下半身的静脉，容易出现静脉曲张。由于腹部向前突出呈弓形，常会引起腰酸背疼，有的会出现小腿抽筋等症状。

乳房：乳房继续胀大。

子宫：子宫底的高度是22~26厘米，达到脐以上。子宫肌肉对外界的刺激开始敏感，如用手稍微刺激腹部，可能会出现较微弱的宫缩。

腹部：孕妈妈有腹部的紧绷感，用手触摸感觉腹部发硬，持续几秒就会消失。

❋ 29~32周（8个月）

孕妈妈子宫进一步增大，向上挤压内脏，会令你感觉呼吸急促，吃下食物后也总是觉得胃里不舒服，同时影响孕妈妈的睡眠质量。本月是子宫收缩最多的时期，生理性的子宫收缩使腹部胀满或变硬。同时，孕妈妈的动作越来越迟缓，也特别容易感到疲劳，之前的腰酸背痛、水肿、便秘等状况，在本月可能还会加重。

乳房：乳房进一步增大，即便在孕早期和孕中期乳房变化不明显的孕妈妈，本月乳房会发现有明显的改变。

子宫：子宫进一步增大，宫高达到26~29厘米。

腹部：腹部隆起极为明显，肚脐突出。

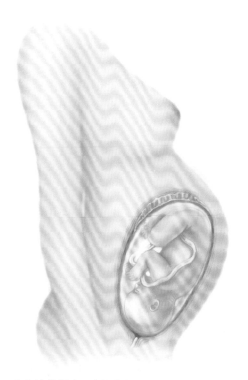

孕7月，乳房继续增大，腹部有紧绷感。

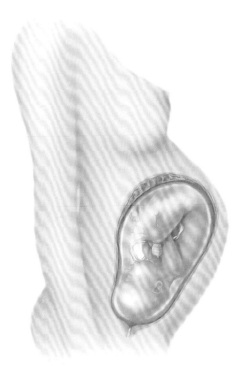

孕8月，乳房明显增大，腹部隆起极为明显。

❋ 33~36 周（9 个月）

孕妈妈体重增长达到最高峰，已增重11~13 千克。子宫底已经升到心窝，孕妈妈可能会感到喘不过气来，心跳加快，食欲减退，尿频更加明显，阴道分泌物更加黏稠，牙龈可能会经常出血，还有可能头痛、恶心、眩晕。本月末，由于胎宝宝位置逐渐下降，孕妈妈的下腹坠胀、呼吸困难和胃部不适等症状开始缓解。

乳房：乳头增大了，乳房也更加丰满。

子宫：子宫继续增大。子宫底的高度为30~32 厘米，已升到心窝。

腹部：肚脐变得又大又突出。

❋ 37~40 周（10 个月）

因为胎宝宝位置下降，孕妈妈会感觉胸部下方和上腹围轻松起来，胃口也好了。孕妈妈的憋闷感减轻，尿频、便秘、腰腿痛明显加重，阴道分泌物增加。胎盘的功能也逐渐退化，直到胎宝宝娩出即完成使命。宫缩频繁，如果子宫每隔 5 分钟有规律地收缩 1 次，那就是临产的先兆了。

乳房：乳腺明显扩张，有不少孕妈妈会有乳汁从乳头溢出，为哺乳做准备。

子宫：子宫底的高度为 32~34 厘米。胎宝宝入盆，宫底下移。羊水变得有些浑浊，呈乳白色。子宫颈及阴道变软，为分娩做准备。骨盆关节、韧带也已经为分娩做好了准备。

腹部：腹部会有阵发性紧绷的感觉。

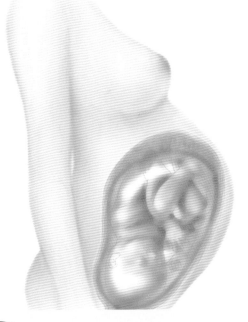
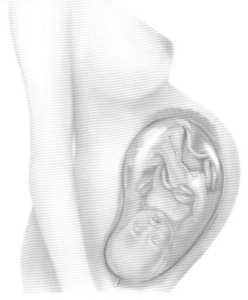

听听医生没说的事

临近生产，很多孕妈妈越来越担心生产时会出现突发状况，很多在每周一次定期产检的时候就主动要求我们给开住院单，说还是住在医院里比较踏实。这真的是很没有必要，一来医院没有那么多的床位，二来即便有床位，住在医院每天看到其他产妇不同的分娩状况，无形之中也会增加心理压力。

实际上，现代的医疗技术和生产环境可对生产提供很全面的照顾，因此孕妈妈在有临产症状时再来医院也完全来得及，不必担忧。

胎宝宝 40 周的成长

① 个月

1~4 周

　　胎宝宝真正在孕妈妈的身体里落户，可能是本月第二、三周才发生的事。胎宝宝是从一个受精的卵细胞开始发育的。大约第 4 天，分裂成细胞团。这个阶段，胎宝宝将从无到有，以让人吃惊的速度成长着。

② 个月

5~8 周

　　这个时候的胎宝宝依然被称为"胚胎"。他一植入子宫，就开始分泌化学物质，通知妈妈："我来啦！请让子宫和乳房为我做好准备。"同时胚胎细胞更加分化，形成"三胚层"，每一层细胞都将形成身体的不同器官。

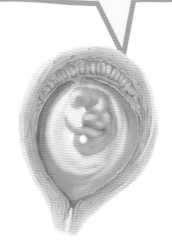

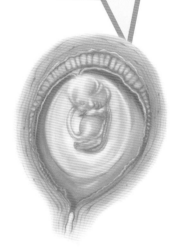

胎宝宝的身高

1~4 周	约 0.15 毫米

胎宝宝的身高

5 周	约 1.25 毫米
6 周	2~4 毫米
7 周	4~13 毫米
8 周	约 20 毫米

3 个月

9~12 周

胚胎期的小尾巴已经消失了，小家伙的变化很大，是个真正的"胎宝宝"了，胎宝宝现在开始发育形成器官系统，11 周左右即可分辨出性别。

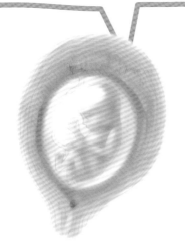

4 个月

13~16 周

胎宝宝现在已经能动手动脚、弯曲、伸展手和脚的各个关节了，头发也开始生长了。并且，胎宝宝已经开始了吸气和呼气的练习，这是在为子宫外的生活打基础。

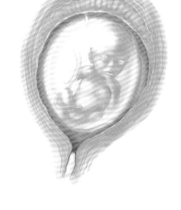

	胎宝宝的身高	胎宝宝的体重
9 周	2.2~3 厘米	约 4 克
10 周	3.1~4.2 厘米	约 5 克
11 周	4.4~6 厘米	约 8 克
12 周	约 6.5 厘米	8~14 克

	胎宝宝的身高	胎宝宝的体重
13 周	约 9 厘米	13~20 克
14 周	约 10 厘米	约 25 克
15 周	约 12 厘米	约 50 克
16 周	约 13 厘米	约 80 克

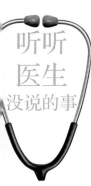

听听医生没说的事

孕 12~16 周的时候，孕妈妈通常会遵医嘱去医院做第一次超声检查。这时的检查可确定胎宝宝有无胎心，并可测量胎宝宝的大小及其发育情况等，一旦发现异常，可及时终止妊娠。

如果 B 超结果显示异常，孕妈和准爸一定要保持冷静，听医生的建议果断进行抉择，不要将问题拖到最后，给孕妈妈的身体造成更多的伤害。很多在孕早期有问题而流产的孕妈妈，休养后顺利地再孕，已经生下来健康的宝宝，所以，在有问题出现的时候，夫妻双方要互相打气，一切向前看。

17~20 周

这是胎宝宝的感觉器官发育的重要时期，味觉、嗅觉、听觉、触觉、视觉等各个感觉的神经细胞已经入住脑部的指定位置。

21~24 周

小家伙不仅会咳嗽、打嗝、皱眉、眯眼，还会吸吮自己的大拇指。从本月开始，胎宝宝带有积极的生活情绪，不满意时会发些小脾气。

25~28 周

胎宝宝皱纹很多，像个粉红色的小老头儿。男胎宝宝的睾丸还没有完全下降到阴囊，女胎宝宝的小阴唇、阴核已清楚地突出。

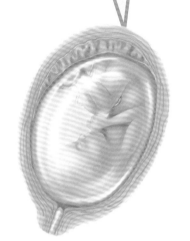
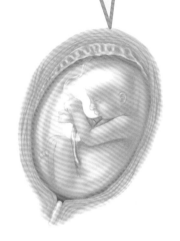
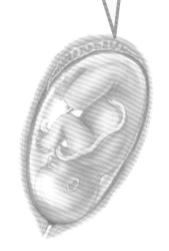

胎宝宝的身高 胎宝宝的体重		
21 周	约 22 厘米	约 300 克
22 周	约 25 厘米	约 350 克
23 周	约 27.5 厘米	约 455 克
24 周	约 27.5 厘米	约 540 克

胎宝宝的身高 胎宝宝的体重		
17 周	约 16 厘米	约 100 克
18 周	约 16 厘米	约 150 克
19 周	约 20 厘米	约 200 克
20 周	约 20.5 厘米	约 260 克

胎宝宝的身高 胎宝宝的体重		
25 周	约 30 厘米	约 700 克
26 周	约 32 厘米	约 910 克
27 周	约 34 厘米	约 1000 克
28 周	约 35 厘米	约 1100 克

29~32 周

胎宝宝此时几乎完全长成，听觉系统发育完成，胎宝宝会对不同的音乐做出不同的反应。胎动更频繁，有时会用力踢妈妈的腹部。

33~36 周

胎宝宝身体各部位比较丰满，开始变漂亮了。动作比以前更剧烈了，手肘、小脚丫和头部可能会清楚地在孕妈妈腹部凸显出来。

37~40 周

胎头进入孕妈妈的骨盆，以头下脚上的姿势缩起来，膝盖紧挨着鼻子，大腿紧贴着身体，全身器官发育完好。

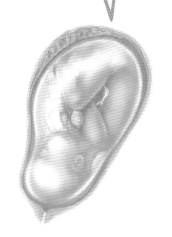
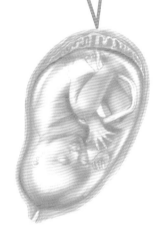
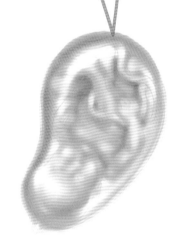

	胎宝宝的身高	胎宝宝的体重
33 周	约 43 厘米	约 2000 克
34 周	约 44 厘米	约 2280 克
35 周	约 45 厘米	约 2500 克
36 周	约 46 厘米	约 2750 克

	胎宝宝的身高	胎宝宝的体重
29 周	约 37 厘米	约 1250 克
30 周	约 38 厘米	约 1350 克
31 周	约 40 厘米	约 1600 克
32 周	约 42 厘米	约 1800 克

	胎宝宝的身高	胎宝宝的体重
37 周	约 47 厘米	约 2950 克
38 周	约 47 厘米	约 3100 克
39 周	约 48 厘米	约 3250 克
40 周	48~50 厘米	约 3400 克

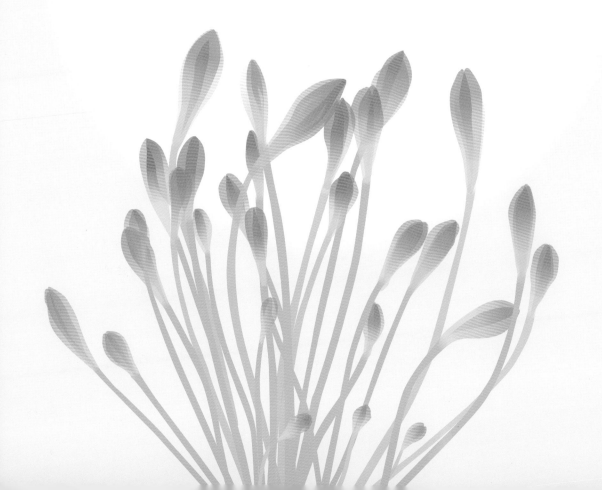

产检那些事儿

　　孕妈妈承担着两个人的生命,自身的健康最为重要。定期去做产前检查,能及早发现身体及胎宝宝的异常情况, 也可以在医生的指导下, 科学地安排孕期的生活。

明明白白做产检

建议孕妈妈在孕期的检查中，最好能够固定看一位医生，这样医生对你个人的情况会比较了解，能根据你的情况给一些比较好的建议，如果医院是随机叫号的，孕妈妈也不必担心，带全病历本即可。

为什么要做产检

通常在宣布怀孕喜讯的同时，医生也会反复叮嘱孕妈妈要记得产前检查。定期的产前检查，可以检测孕妈妈的身体变化和胎宝宝的发育状况，其重要性不言而喻。因为这是按照胎宝宝发育和母体生理变化特点制订的，目的是为了查看胎宝宝的发育和母体的健康状况，如有问题能及早诊治，让母子顺利地度过孕期。整个孕期一般需要进行 9~13 次检查，如果个别孕妈妈有异常情况，必须按照医生的约定进行复诊或者进行进一步的检查。

产前检查查什么

定期检查能连续观察了解各个阶段胎宝宝发育和孕妈妈身体变化的情况，例如胎宝宝在子宫内生长发育是否正常，孕妈妈营养是否良好等；也可及时发现孕妈妈常见的合并症如妊娠高血压综合征、妊娠期糖尿病、贫血等疾病的早期症状，以便及时治疗，防止疾病向严重方向发展。

在妊娠期间，胎位也可能发生变化，由于胎宝宝在子宫里是浮在羊水中能经常转动的，有时正常的头位会转成不正常的臀位，如果及时发现，就能适时纠正。如果不能定期做检查或检查过晚，即使发现不正常的情况，也会因为延误而难以或无法纠正。因此，定期做产前检查是十分必要的。

妊娠晚期勤检查更为重要，因为越接近预产期，越容易发生各种合并症及并发症，孕妈妈必须遵照医嘱按期检查，以便及时得到医生的指导和监护。

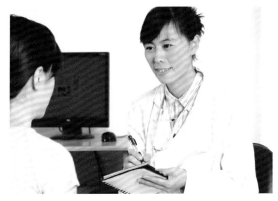

每次做产检最好都选同一位医生。

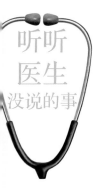

听听医生没说的事

现在很多孕妈妈都过度依赖专家，一定要挂专家号，结果排了一上午的队，等专家给开完单子就到中午了，要是需要空腹做 B 超或抽血，中午还得继续饿着。

其实，如果孕妈妈平时身体很好，孕育宝宝也没有特殊的不适，就不必在产检时一定要挂专家号，普通号就完全可以，还能减少排队和候诊时间。

"在行动上谨慎，在心理上轻松"应当是孕妈妈和准爸爸在孕期应有的状态。孕妈准爸要充分听取医生的意见，给医生充分的信任。相信这种情景下，医生的建议和意见才能在孕期发挥最大的作用。

孕1月

第一次产检

本月的产前检查，孕妈妈可能会做的项目有：

- [ ] 确认是否真的怀孕
- [ ] 过去用药的历史及产科就诊的一般记录、个人家族疾病史
- [ ] 一般体检
- [ ] 血液检查：血红素（血红蛋白）、血细胞比容（血细胞占全血容积的百分比）、血型、风疹、乙肝（其他如艾滋病、性病则为选择性检查项目）、甲状腺功能检查
- [ ] 子宫颈抹片检查
- [ ] 阴道疾病检查
- [ ] 遗传性疾病的血液检查
- [ ] 验尿（检查尿糖、尿蛋白、有无感染等）
- [ ] 体重及血压检查
- [ ] 营养摄取及日常生活注意事项咨询
- [ ] 可与医生讨论孕后心情的变化和自己关心的问题

（以上项目可作为孕妈妈产检参考，具体产检项目以医院及医生提供的建议为准）

专家解读你的产检报告

有些女性孕初期 HCG 比较低，用试纸测出线条颜色比较浅，无法判断是否怀孕。这种情况下可以去医院验血检查，通过分析血 HCG 和黄体酮（孕酮）判断是否怀孕。通常来说，采用验血的方法是最准确的。未怀孕的女性，血 HCG<5mIU/ml，在怀孕最初 3 个月，HCG 水平每 2.2±0.5 天约升高一倍，孕酮在孕期也会明显增高。

产检前你需要注意这些

第一次检查前要了解自己的直系亲属、丈夫及其家族人员的健康情况。如果有可能最好和丈夫一起检查，特别是第一次，他可以回答既往健康状况，有无遗传病家族史，以免在医生问诊时有"一问三不知"的情况出现。

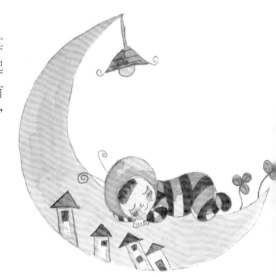

孕2月

孕2月的产检项目

本月的产前检查，孕妈妈可能会做的项目有：

☐ 腹部B超检查

☐ 血红蛋白及血细胞比容的检查(检查是否有贫血现象)

☐ 营养方面的咨询

☐ 体重及血压检查

☐ 验尿

☐ 与医生讨论你的感觉和关心的问题

(以上项目可作为孕妈妈产检参考，具体产检项目以医院及医生提供的建议为准)

专家解读你的产检报告

胎囊：只在孕早期出现，位于子宫的宫底、前壁、后壁、上部或中部，形态圆形或椭圆形、清晰的为正常。不规则形、模糊，位于子宫下部的为异常。伴有腹痛或阴道流血时，则有流产的征兆。

胎芽：孕2月做B超检查，可以看到胎芽为正常。

胎心：孕2月，通过B超检测到胎心为正常。

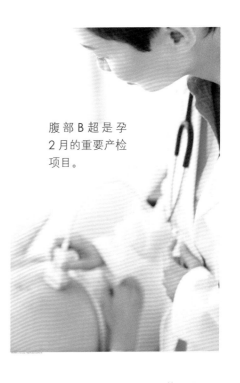

腹部B超是孕2月的重要产检项目。

产检前你需要注意这些

女性的尿道口和阴道口比较近，如不注意的话，尿液往往会被白带污染，不能真实地反映尿液的情况，所以必须留中段尿。留尿时，先把前半段的尿液解掉，留取中间一段的清洁尿去化验，这样得出的化验结果比较真实。

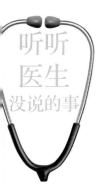

听听医生没说的事

时常在门诊里遇到这样的情况，夫妻俩拿着没有胎芽和胎心的B超单哭着求我们给保胎，说实话，每每遇到这样的事儿，我们也很难过，但是作为医生，必须要理智战胜情感。我们会告诉孕妈妈，先卧床静养，过一两个星期再来查，如果还是没有，说明胚胎本身有问题，只能放弃，等养好身体完全可以再怀孕。对于那些有胎心但是有流产征象的，我们会进行保胎治疗。

没有人希望意外发生，所以孕妈妈和准爸爸本人更要科学、合理地在孕期关注腹中胎宝宝的动向。许多时候，意外出现前是有预兆的，或者是有机会纠正的，但愿有心的准爸爸和孕妈妈，能够从心里重视起来。

孕3月

孕3月的产检项目

本月的产前检查，孕妈妈可能会做的项目有：

☐ 子宫隆起部位及腹部检查

☐ 子宫检查

☐ 血色素及血细胞比容的检查

☐ 验尿

☐ 体重及血压检查

☐ 通过多普勒超声波仪，听到胎宝宝的心跳声（胎心音）

☐ 讨论胎宝宝基因是否正常及超声波、绒毛膜采样、甲胎蛋白或产前筛查等检查的必要性

☐ 对有肿胀现象的手脚部位进行检查（水肿、静脉曲张）

☐ 与医生讨论你的感觉和关心的问题

（以上项目可作为孕妈妈产检参考，具体产检项目以医院及医生提供的建议为准）

专家解读你的产检报告

这次产检要进行一次抽血，目的是检查有无传染病、肝肾功能不全以及是否贫血等。如果发现红细胞和血红蛋白的数量减少到一定程度，称为贫血。报告单上箭头朝下，表明低于正常值。

在胎儿12周的时候，可以听到像马蹄声一样的心跳。正常胎心在120~160次/分。

产检前你需要注意这些

这次产检中的抽血需要空腹进行，所以孕妈妈尽量将产检安排在上午，这样不吃早饭就可以了，不过最好带些面包、牛奶等食物，以便抽完血后能够尽快进食。

另外，孕妈妈发热、生气、失眠、喝浓茶或咖啡、精神亢奋等，都会引起胎宝宝心率加快，所以在测胎心音之前，孕妈妈就要保持良好的心态和轻松的心情，避免大悲大喜等情绪波动，并且要少喝咖啡和浓茶。

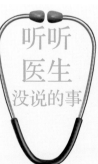

听听医生没说的事

大部分医院都是在孕3月的时候进行建档，有的医院还需要提前预约才能建档，所以孕妈妈要提前问清楚，带全相关证件。因为建档的时候需要做很多检查，所以这个月的产检一定要让丈夫或其他家人相陪。

在这里告诉大家一个快速建档的好方法，早晨到医院挂号后，你可以不用排队，先告知医生你今天要建档，医生会给你开出一大串的检查单，等你做完这些检查后，再去找医生，可以省去很多时间。

孕 4 月

孕 4 月的产检项目

本月的产前检查，孕妈妈可能会做的项目有：

☐ 子宫检查

☐ 检查是否有静脉曲张或皮疹

☐ 通过多普勒超声波仪听到胎宝宝的心跳

☐ 如果担心胎宝宝有染色体异常，可进行唐氏筛查或羊水检测胎儿染色体疾病

☐ 体重及血压检查（此时体重会有明显增加）

☐ 验尿

☐ 与医生讨论你的感觉和关心的问题

（以上项目可作为孕妈妈产检参考，具体产检项目以医院及医生提供的建议为准）

专家解读你的产检报告

一般在怀孕第 15~20 周之间会进行一次唐氏筛查，即唐氏综合征产前筛选检查的简称。唐氏综合征又称先天性痴呆或智障，这是一种最常见的染色体疾病。一般唐氏筛查是抽取孕妈妈 2 毫升血液，检测血清中甲胎蛋白（AFP）和人绒毛膜促性腺激素（HCG）的浓度，结合孕妈妈预产期、年龄、体重和采血时的孕周，计算出"唐氏儿"的危险系数。了解了唐氏综合征是怎么回事后，我们再来解读一下唐氏筛查报告单。

HCG：为人绒毛膜促性腺激素的浓度，医生会将这些数据连同孕妈妈的年龄、体重及孕周通过计算机测算出唐氏综合征的危险度。

AFP：是女性怀孕后胚胎肝细胞产生的一种特殊蛋白，作用是维护正常妊娠，保护胎宝宝不受母体排斥（起保胎作用）。这种物质在怀孕第 6 周就出现了，随着胎龄增长，

孕妈妈血中的 AFP 含量越来越多，最多时可达 0.2 毫克 / 毫升。胎宝宝出生后，妈妈血中的 AFP 含量会逐渐下降至 20 微克 / 升（相当于健康人的正常含量）。

危险度：是一个比值，一般来讲，这个比值低于 1/270，就表示危险度较低，胎宝宝患唐氏综合征的概率很低。但筛查也有假阴性。

结果："低风险"即表明低危险，孕妈妈大可放心。但万一出现"高危"字样，孕妈妈也不必惊慌，因为高风险人群中也不一定都会生出唐氏儿，这还需要进行羊水细胞染色体核型分析确诊。

产检前你需要注意这些

做唐氏筛查时无需空腹，但与月经周期、体重、身高、准确孕周、胎龄大小有关，最好在检查前向医生咨询其他准备工作。另外，有些医院并没有做唐氏筛查的资质，需提前了解。

孕 5 月

孕 5 月的产检项目

本月的产前检查，孕妈妈可能会做的项目有：

- ☐ 子宫检查，测量宫高、腹围
- ☐ 检查你的乳房和皮肤
- ☐ 检查手、脚有无肿胀和静脉曲张
- ☐ 体重与血压检查
- ☐ 验尿
- ☐ 听胎宝宝的心跳
- ☐ 通过超声波看看胎宝宝（胎宝宝排畸筛查）
- ☐ 胎宝宝的活动能力评估：胎宝宝多久动一次，以及你的感觉如何
- ☐ 与医生讨论你的感觉和关心的问题

（以上项目可作为孕妈妈产检参考，具体产检项目以医院及医生提供的建议为准）

专家解读你的产检报告

测量宫高和腹围，是最直接地获得胎宝宝生长数据的方式。宫高和腹围的增长是有一定规律和标准的，每次产检都要测量宫高及腹围以估计胎宝宝的发育情况。孕晚期通过测量宫高和腹围，还可以估算胎宝宝的体重。如果连续 2 周宫高没有变化，孕妈妈需引起警惕。

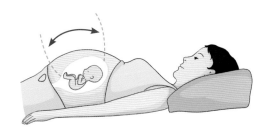

宫高的测量：从下腹耻骨联合处至子宫底间的长度为宫高。

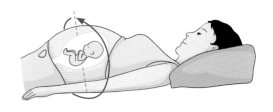

腹围的测量：通过测量平脐部环腰腹部的长度即可得到。

❋ 宫高曲线图

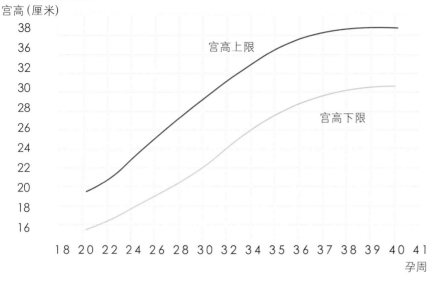

宫高（厘米）

宫高上限

宫高下限

孕周

❋ 腹围正常标准表（单位：厘米）

妊娠周数	下限	上限	标准
满 20 周	76	89	82
满 24 周	80	91	85
满 28 周	82	94	87
满 32 周	84	95	89
满 36 周	86	98	92
满 40 周	89	100	94

产检前你需要注意这些

测量宫高、腹围这两项检查都没有疼痛感，孕妈妈不必紧张，要保持平稳的呼吸，以免影响测量结果。

很多医院会在本月，也就是孕 20 周的时候建议孕妈妈做超声波排畸检查，主要是看胎宝宝外观发育上是否有较大问题。如果孕妈妈照的是四维彩超，还可以看到胎宝宝的实时面部表情。

实际上，腹围的增长情况不可能完全相同。这是因为怀孕前每个人的胖瘦不同，腹围也不同。有的孕妈妈孕后体重迅速增加，腹部皮下脂肪较快增厚，腰围、腹围增长都比别人快；有的孕妈妈妊娠反应较重，进食少，早期腹围增加不明显，等到反应消失，体重增加后腹围才开始明显增加。

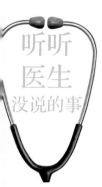

听听医生没说的事

不少孕妈妈自己在家量腹围后再跟标准表一对照，发现不对，就很紧张，担心胎宝宝发育不好，有的甚至特地为这个来趟医院。

其实，孕妈妈们不必过于紧张。腹围增长是因人而异的，有的人先长，有的人后长；有的人长得多，有的人长得少。只要孕妈妈和胎宝宝各项指征正常，腹围在一定范围内有偏差都是正常的。

过分紧张，是许多孕妈妈的心理状态。感情上，可以理解。但是从我们医生的专业角度，更希望孕妈妈能合理、科学、客观地看待孕育这件事，将精力运用到更合理、有效的地方。

孕6月

孕6月的产检项目

本月的产前检查，孕妈妈可能会做的项目有：

☐ 检查宫高、腹围

☐ 进行葡萄糖耐量试验，来检测是否存在妊娠期糖尿病

☐ 体重及血压检查

☐ 做血常规、尿常规检测

☐ 必要时，可通过超声波看看胎宝宝

☐ 听胎宝宝的心跳

☐ 与医生讨论你的感觉和关心的问题

（以上项目可作为孕妈妈产检参考，具体产检项目以医院及医生提供的建议为准）

专家解读你的产检报告

正常妊娠而无高危因素者应在孕24~28周采血化验筛查糖尿病，筛查前空腹至少8小时，一般抽血检查前一天晚上12点过后就不进食，第二天早上不吃早餐即可抽血测量空腹血糖，然后将75克葡萄糖粉溶于300毫升水中，5分钟内喝完，接着在第1小时、第2小时各采血测定血糖，3项中任何一项的值达到或超过以下临界值即诊断为妊娠糖尿病。

	参考范围
空腹血糖	5.1 毫摩尔 / 升
服糖后 1 小时血糖	10 毫摩尔 / 升
服糖后 2 小时血糖	8.5 毫摩尔 / 升

产检前你需要注意这些

在做糖尿病筛查前，要至少先空腹8小时再进行抽血，也就是说孕妈妈在产检的前一天晚上10点后就要禁止进食。检查当天早晨，不能吃东西、喝饮料、喝水。

喝葡萄糖粉的时候，孕妈妈要尽量将糖全部溶于水中。如果喝的过程中糖水洒了一部分，将影响检测的正确性，建议改日重新检查。

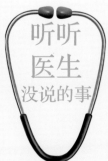

听听医生没说的事

很多孕妈妈做糖耐时，都会出现第一次不通过的问题。后来经过询问，发现很多孕妈妈都是前一天吃了过量的甜食，比如吃了半个西瓜、喝了几杯现榨的果汁等，这些会使你摄取的糖量高出日常饮食，会影响孕妈妈血糖值，导致结果异常。因此，在检查的前几天要正常饮食、正常体力活动，不然就反映不出真实结果了。

做产检是个技术活，孕妈妈和准爸爸应当抽出一些时间，彻底地了解下每次产检的注意事项，或是向"过来人取经"，或是从专业书籍上获得相关信息。这样才能免受不必要的辛苦。

孕7月

孕7月的产检项目

本月的产前检查，孕妈妈可能会做的项目有：

☐ 检查子宫大小与高度

☐ 检查皮疹、静脉曲张、水肿等项目

☐ 检查体重与血压

☐ 验尿

☐ 检查血色素及血细胞比容等

☐ 检查你的饮食习惯，必要时，与医生讨论你的体重情况

☐ 听胎宝宝的心跳

☐ 通过超声波看看胎宝宝的情况

☐ 与医生讨论你的感觉和关心的问题

（以上项目可作为孕妈妈产检参考，具体产检项目以医院医生提供的建议为准）

专家解读你的产检报告

双顶径：在孕5个月以后，双顶径基本与怀孕月份相符，也就是说，孕28周（7个月）时双顶径约为7厘米；孕32周（8个月）时约为8厘米。依此类推，孕8个月以后，平均每周增长约0.2厘米为正常，足月时应达到9.3厘米或以上。

头围：是胎宝宝环头1周的长度。孕周与头围的对应值为（毫米）：

孕周	头围（毫米）	孕周	头围（毫米）
12	56	23	209
13	72	24	220
14	89	25	230
15	105	26	239
16	120	27	249
17	135	28	258
18	149	29	266
19	162	30	275
20	175	31	283
21	187	32	290
22	198	33	298

（续上表）

孕周	头围（毫米）	孕周	头围（毫米）
34	305	38	333
35	312	39	339
36	319	40	345
37	326		

股骨长：指的是胎儿大腿骨长度，正常值与相应的怀孕月份的双顶径值差两三厘米（适合22周以上的计算方法）。

肱骨长：指的是上腕骨的长轴，用于推断孕中、晚期的妊娠周数。

产检前你需要注意这些

本月是妊娠高血压综合征（简称妊高征）的高发期，孕妈妈不能忽略量血压这个小检查。量血压时一定要放松，孕妈妈因为在医院里交各种费用而走来走去，使得量出来的血压有些失常。碰到这样的情况，医生会建议你先休息15分钟，安静下来再进行测量。

这一时期贫血的发生率增加，孕妈妈应做贫血检查，一旦发现贫血，要在分娩前治愈。

孕8月

孕8月的产检项目

本月的产前检查，孕妈妈可能会做的项目有：

- ☐ 检查子宫大小与高度，测量骨盆
- ☐ 检查静脉曲张、水肿等项目
- ☐ 检查体重与血压
- ☐ 验尿
- ☐ 白带检查，判断是否有生殖道感染
- ☐ 检查血色素及血细胞比容
- ☐ 检查你的饮食习惯，必要时，与医生讨论你的体重情况
- ☐ 听胎宝宝的心跳
- ☐ 必要时，可通过超声波看看胎宝宝
- ☐ 与医生讨论你的感觉和关心的问题

（以上产检项目可作为孕妈妈产检参考，具体产检项目以医院及医生提供的建议为准）

专家解读你的产检报告

❋ 骨盆测量

髂棘间径（IS）：孕妈妈仰卧，用骨盆测量尺测两髂前上棘外缘间的距离，正常值在23~26厘米。

髂嵴间径（IC）：孕妈妈仰卧，测两髂嵴外缘间的最宽距离，正常值在25~28厘米。

髂棘间径和髂嵴间径这两条径线可相对地反映骨盆入口横径的大小。

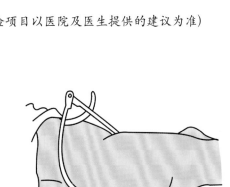

测量骶耻外径

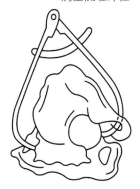

骶耻外径（EC）：孕妈妈侧卧，上腿伸直，下腿弯曲，测耻骨联合上缘中点到第五腰椎棘突下的距离，正常值为18~20厘米。此径线可间接推测骨盆入口前后径的大小。

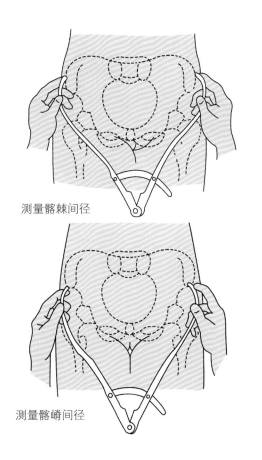

测量髂棘间径

测量髂嵴间径

坐骨结节间径（TO）：两坐骨结节内侧间的距离，正常值 8.5~9.5 厘米，代表骨盆出口的横径。

耻骨弓角度：正常值约 90°，小于 80°为不正常。此角度反映骨盆出口横径的大小。

※ 白带检查

化验阴道清洁度时常用 pH 值来表示酸碱度，正常时 pH 为 4.5，患有滴虫性或细菌性阴道炎时白带的 pH 值上升，可大于 5 或 6。

产检前你需要注意这些

医生会先为孕妈妈进行骨盆外测量，如果骨盆外测量各径线或某径线结果异常，会在孕晚期进行骨盆内测量，并根据胎宝宝大小、胎位、产力选择分娩方式。骨盆内测量是医生用两个食指和中指伸到孕妈妈的骨盆内，摸孕妈妈的骶骨结节，有些测量孕妈妈会感到不舒服，甚至疼痛。所以，在配合医生检查时，孕妈妈应先做深呼吸运动，同时放松腹部肌肉。因为越紧张，医生的操作越困难，你的痛苦也越大，需要的时间也会更长。

另外，孕妈妈在做白带检查前一天应避免房事生活。前三天还要避免冲洗阴道，否则会影响检查结果。检查前一天可用清水适当清洗一下外阴，并注意饮食，不要吃过多油腻、不易消化的食物，不饮酒，不要吃对肝功能、肾功能有损害的药物。

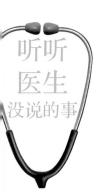

听听医生没说的事

有的孕妈妈怀孕之前没有做过任何问诊，在进行骨盆内测量的时候会觉得特别疼痛，不乏大喊大叫者，还有的会把臀部抬得很高，这都会增加我们的检查难度。这时孕妈妈需要做的就是放松、再放松。其实，和分娩比起来，这个疼痛真不算是个事儿，所以，在分娩之前，孕妈妈必须要学会怎样让自己放松下来。

再痛苦的产检，也是为了胎宝宝的健康和未来。多想想这点，也许皮肉之痛就不那么难以忍受了。相信每一位母亲都是坚强而伟大的。

孕9月

孕9月的产检项目

本月的产前检查，孕妈妈可能会做的项目有：

- ☐ 检查子宫大小与高度
- ☐ 腹部触诊以确定胎宝宝的位置
- ☐ 检查体重与血压
- ☐ 胎心监护
- ☐ 如有必要，用超声波确定胎宝宝的位置和大小
- ☐ 验尿常规及血常规
- ☐ 讨论哪些迹象表明分娩开始
- ☐ 讨论你的分娩计划
- ☐ 讨论分娩开始后，什么时候该到医院
- ☐ 和医生讨论你的感觉及关心的问题

（以上项目可作为孕妈妈产检参考，具体产检项目以医院及医生提供的建议为准）

专家解读你的产检报告

心电图要完全看懂，很有难度。孕妈妈最好询问医生。心电图由 P 波、QRS 波、ST 段、T 波和 u 波组成。一小格是 0.04 秒，一颜色深的大格是 25 小格也就是 1 秒，数 6 个这样的格子内的搏动然后乘以 10 就是心率。两个搏动之间也就是两个 QRS 波之间的距离越小，心率越快。P-R 间期反映的是房室传导速度，太长说明阻滞。

产检前你需要注意这些

有的孕妈妈本来心脏没有什么问题，但是做心电图的时候没有注意，影响了检查结果，可能会重复做两三次检查，人为地造成紧张情绪。那么，做心电图都需要注意什么呢？

1. 不要空腹做心电图，以免出现低血糖，可能会引起心跳加速，影响心电图的结果。

2. 不要在匆匆忙忙的状态下去做心电图，检查前最好先休息一会儿，等平静下来再做检查。

3. 在检查时既不要紧张，也不要说话，否则会产生干扰现象。

4. 做心电图时，最好穿一些容易穿脱的衣服，最好别穿连衣裙。

5. 如果身上有手表、手机，最好取下来放在一边，以免产生干扰。

孕 10 月

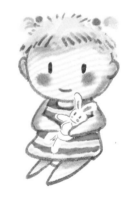

孕 10 月的产检项目

本月的产前检查，孕妈妈可能会做的项目有：

- ☐ 测量血压、体重、宫底高度、腹围、胎位
- ☐ 胎心监护
- ☐ 阴道检查
- ☐ 确定分娩开始后，什么时候该到医院
- ☐ 和医护人员讨论你的感觉及关心的问题

（以上项目可作为孕妈妈产检参考，具体产检项目以医院及医生提供的建议为准）

专家解读你的产检报告

胎心监护仪上主要有两条线，上面一条是胎心率，正常情况下波动在 120~160 次／分钟，一般表现为基础心率，多为一条波形曲线，出现胎动时心率会上升，出现一个向上突起的曲线，胎动结束后会慢慢下降。下面一条表示宫内压力，在宫缩时会增高，随后会保持 20 毫米汞柱左右。

胎心过快或过慢不都是有问题，医生会根据一段胎心监护的图纸及时进行下一步的处理。

产检前你需要注意这些

很多孕妈妈做胎心监护时都不是一次通过的，其实大多数的时候胎宝宝并没有异常，只是睡着了而已。所以，孕妈妈在做检查前就要把胎宝宝叫醒。

孕妈妈可以轻轻摇晃你的腹部或者抚摸腹部，把胎宝宝唤醒；也可以在检查前的 30 分钟内吃些巧克力、小蛋糕等甜食，这样宝宝会容易动一动。在检查时，孕妈妈最好选择一个舒服的姿势进行监护，避免平卧位。

如果胎心监护结果不是非常满意，那么监护会持续地做下去，做 40 分钟或者 1 小时是非常有可能的，孕妈妈不要太过着急。

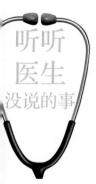

听听医生没说的事

几乎所有的孕妈妈都遇到过做胎心监护时，胎宝宝不配合的情况。做胎心监护至少需要 20 分钟，很多孕妈妈做胎心监护需要排队，明明排队的时候胎宝宝动得还很欢，孕妈妈暗自庆幸，这下一次准能过，结果真正做监护了，小家伙反而安静了。有的孕妈妈为此心烦意乱，心生埋怨，这些坏情绪胎宝宝都是可以感知到的。换个思维，就当这是宝宝在跟妈妈玩游戏，多做一次监护又何妨。

另外，做胎心监护的孕妈妈不要一到医院就吃巧克力等甜食，要等到前面还有一两个孕妈妈就轮到自己的时候再吃。

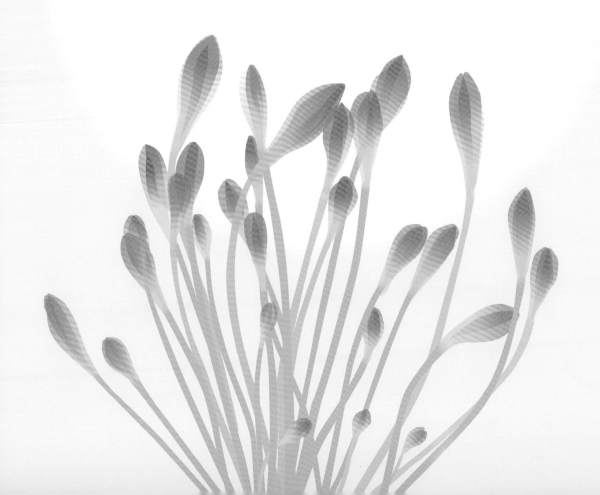

怀孕了吃什么

　　如何做好孕期的饮食调养是孕妈妈最关心的问题，下面我们就会及时准确地告诉孕妈妈在怀胎十月里，能吃什么、不能吃什么、怎么吃、吃多少，让你的宝宝拥有一个最棒的先天好体质。

孕妈妈必吃的 20 种食物

孕妈妈需要的大部分营养物质都来源于家常食物。以下是关于 20 种明星食材的详细介绍，可帮助孕妈妈和胎宝宝构建完美的膳食结构。

香蕉

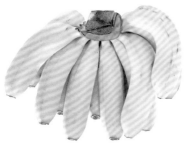

香蕉香味浓郁、果肉软滑，是人们喜爱的水果之一，也被孕妈妈称为解除忧郁的"快乐水果"，具有调节情绪、预防便秘、控制体重的作用。

❋ 防止便秘

为了预防便秘情况的发生，孕妈妈可每天吃一根香蕉，具有刺激胃肠蠕动，帮助排便的作用。

❋ 最佳食用方法

香蕉直接食用，口感好，营养高。体质偏热的孕妈妈可每天吃 1 根香蕉，体质偏寒的孕妈妈可以将香蕉果肉煮熟后食用。

❋ 食用禁忌

一次不可吃太多香蕉，否则会造成体内钾、钠、钙、镁等元素的失调。不要吃未熟透的香蕉，否则会造成便秘。不宜空腹吃香蕉。

苹果

"一天一苹果，医生远离我"，苹果不单是健康之果，还是智慧之果，美容之果。它能够缓解妊娠呕吐、孕期水肿等多种妊娠反应。

❋ 消除令人烦恼的妊娠呕吐

妊娠早期，多数人会发生"呕吐"现象。孕妈妈多吃苹果，可消除妊娠呕吐，并补充维生素 C 等营养素。另外，苹果甜酸爽口，可增进食欲，促进消化。

❋ 让手脚没水肿，预防妊娠高血压

有些孕妈妈到了妊娠中期、晚期，会出现妊娠高血压综合征。苹果含有较多的钾，钾可以促进体内钠盐的排出，对消除水肿、维持血压有较好的作用。

❋ 最佳食用方法

孕妈妈每天吃 1 个苹果就行。直接食用较方便，和其他蔬果一起榨汁能够改善口感。

❋ 食用禁忌

从初春到夏季的苹果是贮藏过的，所以味道不是很新鲜，孕妈妈要尽量挑选新鲜的苹果食用。

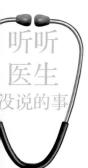

听听医生没说的事

有的孕妈妈听说吃苹果好，吃香蕉好，于是就跟完成任务似的，每天必吃苹果或香蕉，这就有点过于机械了。别说是孕妈妈了，就说我们医生自己，每天吃同样的食物都会心生厌烦，所以孕妈妈可以换着种类吃水果，今天吃橙子、草莓，明天吃苹果、猕猴桃，不用那么刻意。

世界上"没有最好的食物，只有最合理的食物"。所以，根据身体需要再结合孕期饮食特点，全面、均衡、适量的饮食，才是王道。

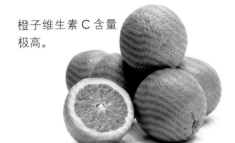

橙子维生素C含量
极高。

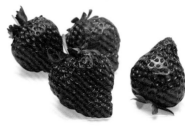

草莓能促进食欲。

橙子

　　橙子颜色鲜艳，清香味甜，是深受孕妈妈们喜爱的水果之一。橙子中的维生素C含量很高，可提高孕妈妈的免疫力，并有预防坏血病的作用，是孕期的一种保健水果。

❋ 提高免疫力

　　橙子中含有大量的维生素C，易于孕妈妈吸收，并有预防感冒、提高免疫力的作用，孕妈妈常吃不仅身体好，还可预防妊娠斑。

❋ 最佳食用方法

　　橙子剥皮后，直接吃果肉，补充维生素C的效果最强。还可以将橙子果肉榨汁喝，与其他蔬菜水果搭配榨汁能使营养更全面。

　　橙子最好一天只吃1个，最多不要超过3个，吃完后要及时刷牙漱口，以免对口腔和牙齿不利。

❋ 食用禁忌

　　不要用鲜橙皮泡水饮用，因为橙皮上一般都会有保鲜剂，很难用水洗净。

　　有妊娠糖尿病的孕妈妈应忌食橙子。

草莓

　　草莓鲜美红嫩、果肉多汁，含有特殊的浓郁水果芳香，是孕妈妈喜爱的水果之一。孕期适当食用草莓，有促进消化、巩固齿龈、清新口气、润泽喉部的作用。

❋ 促进食欲

　　女性怀孕后，胎盘分泌一种人绒毛膜促性腺激素，可抑制胃酸的分泌致使消化酶降低，导致孕妈妈胃口减弱，消化功能下降。但只要吃点草莓就可有效促进食欲。

❋ 最佳食用方法

　　草莓用盐水泡后，冲洗干净，直接吃具有浓郁果香，是最简单也是较营养的吃法。

　　草莓配合多种蔬菜、水果同吃，能使孕妈妈摄取的营养更全面。

❋ 食用禁忌

　　孕妈妈不要食用色泽过于鲜艳、个儿太大、颗粒上有畸形凸起的草莓。

　　洗草莓时，千万注意不要把草莓蒂摘掉，去蒂的草莓若放在水中浸泡，残留的农药会随水进入果实内部，造成污染。

听听
医生
没说的事

　　不管是水果还是蔬菜，孕妈妈都应该选择应季的，尽量避免食用反季节蔬菜。而且，有些转基因的食物，也尽量不要吃。

　　关于怎么吃的问题，许多孕妈妈都会在问诊时咨询。许多人一怀孕，就变得不知道怎么吃饭了。说起来，这是个既好笑也不好笑的事情。怀孕是自然的生理现象，只要依据我们平时的饮食保健原则，再了解孕期饮食宜忌特点，稍加注意即可。既要慎重，也不要过于紧张。

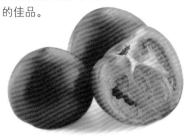

西红柿是缓解孕吐
的佳品。

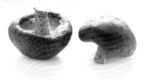

香菇能增强人体的抵
抗力。

西红柿

西红柿角色多变，人称"蔬菜中的水果"，无论是外形还是滋味，都令人连连称赞。在被孕吐困扰的孕初期，西红柿可是孕妈妈的得力助手。

❋ 缓解妊娠呕吐，促进消化

西红柿酸酸甜甜的口感有助于改善食欲，缓解妊娠呕吐。西红柿所含的苹果酸和柠檬酸，有助于胃液对脂肪及蛋白质的消化，可增强孕妈妈的食欲。

❋ 防治牙龈出血，赶走妊娠斑

经常发生牙龈出血或皮下出血的孕妈妈，吃些西红柿有助于改善症状。西红柿富含的维生素 C，能够帮助孕妈妈预防妊娠斑和妊娠纹。

❋ 最佳食用方法

生吃西红柿是补充维生素 C 的好办法。熟吃西红柿比生吃更易获得番茄红素。番茄红素遇油加热后更易被人体吸收，但加热时间最好不超过 30 分钟。

❋ 食用禁忌

青色未熟的西红柿不宜食用，也不宜空腹食用西红柿。

香菇

从孕期、分娩到产后，香菇都是优选食品。香菇是高蛋白、低脂肪、低碳水化合物，富含维生素和矿物质的保健食品，能够增强孕妈妈和胎宝宝的免疫力。

❋ 增加孕妈妈的抗病能力

香菇中含有维生素 D 原，它经紫外线照射会转化为维生素 D，被人体吸收，对于增强人体抗病能力起着重要作用。

香菇含有抗病毒活性的双联核糖核酸类，还含有一种多糖，能提高机体对病毒的抵抗力，具有明显的抗肿瘤活性和调节机体免疫功能等作用。

❋ 最佳食用方法

新鲜香菇以菇香浓郁，菇面平滑稍带白霜，菇褶紧实细白，菇柄短而粗壮的为佳；干香菇以干燥、不霉、不碎的为良品。

干香菇宜用低于 40℃ 的净水浸泡 0.5~1 小时。泡发香菇的水溶液有很多营养物质，过滤之后加入菜中，能提升鲜味和营养。

❋ 食用禁忌

特别大的香菇多数是用激素催肥的，建议不要购买。

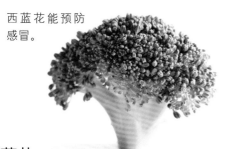

西蓝花能预防感冒。

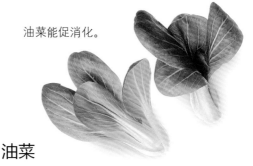

油菜能促消化。

西蓝花

西蓝花质地细嫩、味甘鲜美，食用后极易消化吸收，其嫩茎纤维烹炒后柔嫩可口，适宜孕期消化不良的孕妈妈食用。孕妈妈也可以将西蓝花作为补充叶酸的首选食材。

❈ 提高免疫力，美白肌肤

西蓝花中含有的维生素 C 能提高肝脏解毒能力，增强机体免疫力，预防感冒和坏血病的发生。西蓝花中的二硫酚硫酮，还可以降低形成黑色素的酶及阻止皮肤色素斑的形成，对肌肤有很好的美白效果。

❈ 最佳食用方法

用西蓝花做菜前，应将其放在盐水里浸泡几分钟，能起到去除农药残留的作用。

烧煮西蓝花的时间不宜过长，这样才不致丧失和破坏其营养成分。

❈ 食用禁忌

西蓝花中含少量的致甲状腺肿的物质，但可以通过食用足量的碘来中和，这些碘可由碘盐和海藻等海味食物提供，因此在食用西蓝花时要注意食物的搭配。

油菜

油菜鲜嫩葱绿，烹熟后清淡爽口，凉拌、炒食、做汤均可。油菜中富含维生素、钙、铁等营养素，孕妈妈常吃可保胎、安胎。

❈ 滋阴润肠

油菜中含有丰富的维生素、矿物质和膳食纤维，有利于促进孕妈妈的新陈代谢，还能促进肠道蠕动，从而起到滋阴润肠、预防便秘的功效，还有利于胎宝宝手脚的发育。

❈ 最佳食用方法

食用油菜时要现做现切，并用大火爆炒，这样既可保持鲜嫩，又可使其营养成分不被破坏。

❈ 食用禁忌

不要吃过夜的熟油菜，因为吃剩的熟油菜过夜后，会造成亚硝酸盐的沉积，引起疾病。

油菜不宜长期保存，放在冰箱中可保存24 小时左右。

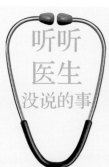

听听医生没说的事

有的孕妈妈在门诊里向我们反映，书上、网上、电视里经常说吃这个对宝宝好，吃那个对孕妈妈好，可是我就是不爱吃那些食物，怎么办？最好的办法就是用其他同类食材代替，比如说孕妈妈不爱吃羊肉，那就吃牛肉、猪肉；不爱吃芹菜，就改吃菠菜或油菜。也可以将不爱吃的食材和喜欢吃的食材搭配到一起，孕妈妈根本不用为这个发愁。

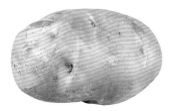

土豆能有效补充
能量。

莲藕能开胃
消食。

莲藕

莲藕微甜而脆，可以生吃，也可以做成各种美味的菜品。而且莲藕富含碳水化合物、蛋白质等营养成分，是孕妈妈开胃消食的好食材。

❋ 益血生肌

莲藕中富含铁、钙等矿物质，植物蛋白质、维生素以及碳水化合物含量也很丰富，有明显的补益气血、增强人体免疫力的作用，因此中医称其可补中养神，益气力。孕妈妈感觉身体无力，出虚汗时，可拿莲藕做菜。

❋ 最佳食用方法

莲藕性凉，所以最好炖食、炒食，焯水后凉拌营养价值也很高，孕妈妈不适合生吃。

莲藕的第二节和第三节较老，最好用来炖，其余各节肉质太粗，只适合煲汤。

❋ 食用禁忌

食用莲藕要挑选外皮呈黄褐色、肉肥厚而白的。如果发黑或有异味，则不宜食用。

脾虚胃寒、易腹泻的孕妈妈不宜食用生藕。

土豆

土豆富含碳水化合物，同时含有蛋白质、矿物质、维生素等，可以用作主食，也可以作为蔬菜食用，或作辅助食品如薯条、薯片等。孕妈妈若要补充能量也可以吃些土豆。

❋ 控制体重

土豆中含有丰富的膳食纤维，孕妈妈食用土豆后，停留在肠道中的时间比米饭长得多，所以更具有饱腹感，同时还能帮助带走一些油脂和体内垃圾，具有一定的通便排毒作用。体重超标的孕妈妈可以经常食用土豆来控制体重。土豆也是非常好的高钾低钠食品，很适合孕期水肿的孕妈妈食用。

❋ 最佳食用方法

单独炒食或炖土豆营养成分较为单一，与肉类或其他蔬菜同炖，营养互补，易于孕妈妈消化吸收。

❋ 食用禁忌

孕妈妈一定不能食用发芽的土豆。

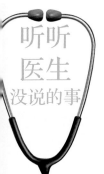

听听医生没说的事

土豆是非常常见的食材，可作为孕妈妈餐桌上可口又有营养的菜品出现。土豆能有效补充体力，具有高饱腹感，是十分理想的孕期食材。但若土豆已经发芽，则不应食用，否则易引起腹泻甚至中毒等症状。

孕期女性体质会比平常敏感，也许未怀孕时吃点发芽的土豆，身体没有什么反应，也不会腹泻什么的，但这不能证明孕期这样做也是安全的。所以对于久置、过期、不新鲜的食材，孕妈妈一定要远离。

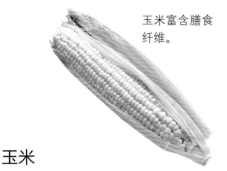

玉米富含膳食纤维。

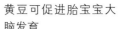

黄豆可促进胎宝宝大脑发育。

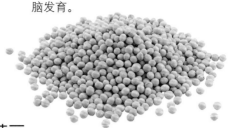

玉米

营养学家一致公认，在人类常吃的主食中，玉米的营养价值和保健作用是较高的。在提倡孕期多吃粗粮的今天，玉米无疑是孕妈妈的理想选择。

❀ 特有玉米胚芽，完善胎宝宝神经系统

玉米胚芽所含的营养物质有增强人体新陈代谢，调节胎宝宝神经系统的功能，对胎宝宝的发育极其有利；还能使皮肤细腻、光滑，帮助孕妈妈延缓皱纹的产生。

❀ 富含膳食纤维，防止血脂异常

鲜玉米中丰富的膳食纤维，能防止胆结石的形成，降低血中胆固醇的浓度，避免血脂异常，还可减少胃肠疾病的发生。

❀ 最佳食用方法

吃玉米时应把玉米粒中的胚尖全部吃掉，因为玉米的许多营养都集中在这里。新鲜玉米上市的时候，孕妈妈可以每天吃1根。

❀ 食用禁忌

玉米发霉后会产生致癌物，所以发霉玉米绝对不能食用。

黄豆

黄豆又称大豆，是人们喜爱的食品。黄豆以及人们用它加工而成的各式各样的豆制品，是餐桌上常见的美味佳肴，也是孕妈妈补充营养常选的食物。

❀ 强健器官，聪明大脑

黄豆中的卵磷脂能促进脂溶性维生素的吸收，有强健人体各组织器官的功能。黄豆中富含的大豆卵磷脂，是大脑的重要组成成分之一，可促进胎宝宝大脑的发育。

❀ 最佳食用方法

黄豆磨成豆浆喝，营养更容易被人体吸收。

黄豆与猪蹄同炖，有美颜养肤的作用，还可以促进产后乳汁分泌。

❀ 食用禁忌

黄豆不宜过多食用，以防止出现消化不良，引起腹胀。

不宜生食，夹生的黄豆也不宜吃。

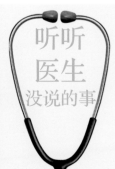

听听医生没说的事

孕妈妈在选购玉米和黄豆及其制品时，最好选择非转基因的，一般正规超市都会标注，孕妈妈要看仔细，避免长期食用转基因食品。

关于转基因食品的安全性问题，业界一直有争论。作为身体情况比较特殊，而且比较敏感的孕期，建议孕妈妈少吃或不吃转基因类的食品，以确保安全。

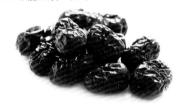

红枣能滋养气血。

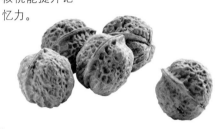

核桃能提升记忆力。

红枣

红枣有"小型维生素丸"之称,又被誉为"百果之王"。怀孕后,红枣就成了孕妈妈的亲密伙伴。

❋ 滋养气血,除烦去燥

怀孕和产后容易发生贫血,红枣就是十分理想的食疗佳品。同时,红枣能降低血清胆固醇,保护肝脏,促进人体造血。

食用红枣还可起到养血安神、舒肝解郁的作用,对于缓解孕妈妈心神不安、预防产后抑郁都有所帮助。

❋ 补充叶酸和锌,促进胎宝宝大脑发育

红枣中含有十分丰富的叶酸,叶酸参与血细胞的生成,促进胎宝宝神经系统的发育。而且红枣中含有微量元素锌,有利于胎宝宝的大脑发育,能促进胎宝宝的智力发展。

❋ 最佳食用方法

每天食用5颗即可,过多食用会引起胃酸过多和腹胀。

❋ 食用禁忌

红枣含糖量高,有妊娠糖尿病的孕妈妈最好少吃。对于孕妈妈,红枣可以每天都吃,但是不能一次吃得过多。另外,湿热重、舌苔黄的孕妈妈不适合食用红枣。

核桃

中医自古就把核桃称为"长寿果""益智果",认为核桃能补肾健脑,补中益气,润肌肤,乌须发,也是为胎宝宝补脑的佳果。

❋ 提升孕妈妈记忆力,愉悦心情

核桃含有丰富的蛋白质及人体必需的不饱和脂肪酸,能增强脑功能,提高记忆力,防衰抗老,让孕妈妈摆脱健忘的苦恼,时刻保持头脑清醒,心情愉悦,把美好孕期的每一天都深藏脑海。

❋ 最佳食用方法

核桃可以补"先天之本",大米、红枣可以补"后天之本",把核桃仁和红枣、大米一起熬成核桃粥喝,保健效果最好。

每天吃30克(大约相当于两三个核桃)为宜。

❋ 食用禁忌

核桃火气大,含油脂多,吃多了会令人上火和恶心,正在上火、腹泻的孕妈妈要等症状消失了之后再食用核桃。

核桃仁表面的褐色薄皮营养也很丰富,吃核桃的时候不必剥掉这层皮。

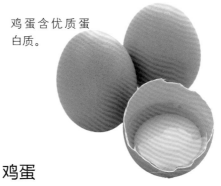

牛奶让胎宝宝
骨骼强健。

鸡蛋含优质蛋
白质。

牛奶

"一杯牛奶强壮一个民族""接近完美的食品"是人们赋予牛奶的美誉。想从日常饮食中摄取钙质，牛奶是最佳的来源。

❋ 富含易吸收的钙，让胎宝宝骨骼健壮

每升牛奶约含有 900 毫克的钙，且容易为人体吸收利用，很少刺激胃肠道，能有效维持人体酸碱平衡，是孕妈妈的理想饮品。牛奶还富含磷、钾、镁等多种矿物质，可提高机体免疫力。

❋ 祛斑除纹，让孕妈妈健康又美丽

牛奶中的维生素 A、维生素 B_2、乳清蛋白可防止皮肤干燥及暗沉，还能有效预防妊娠斑。

❋ 最佳食用方法

早晚是喝奶的最佳时机，早餐喝牛奶，给一天的活力提供充分的营养保证；睡前喝牛奶，有助于睡眠及营养成分的吸收。

❋ 食用禁忌

不要喝生奶，鲜奶要高温加热后再饮用，以防病从口入。

不可空腹喝牛奶，喝牛奶前吃点东西，如面包、蛋糕、点心等，有利于营养成分的吸收。

鸡蛋

鲜鸡蛋所含营养丰富而全面，营养学家称之为"完全蛋白质模式""理想的营养库"，是怀孕和产后最常见的营养品。

❋ 优质蛋白，良好营养

鸡蛋中的蛋白质、卵磷脂对肝脏组织有修复再生的作用，还可增强代谢功能和免疫功能。孕妈妈食用，可以保证自身和胎宝宝的营养需求。

❋ 最佳食用方法

蒸鸡蛋羹、荷包蛋、带皮煮鸡蛋、炒鸡蛋都是很好的吃法。此外，鸡蛋最好和面食如馒头、面包一起吃，可以使鸡蛋中的蛋白质最大限度地被人体吸收。

鸡蛋中维生素 C 含量不高，所以吃鸡蛋时最好辅以适量的蔬菜。

❋ 食用禁忌

喝生鸡蛋、开水冲鸡蛋等不利于人体健康。

患有肝、胆疾病以及对鸡蛋蛋白过敏的孕妈妈应避免食用鸡蛋。

孕妈妈每天吃一两个鸡蛋为宜。

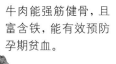

牛肉能强筋健骨，且富含铁，能有效预防孕期贫血。

牛肉

民间认为，多吃牛肉可以增长力气和个头，长得更加壮实。牛肉味道鲜美，蛋白质含量高，而脂肪含量低，孕妈妈不妨多吃牛肉，增强自身体质。

❋ 维持健康免疫系统，预防缺铁性贫血

牛肉含维生素 B_6、锌，可帮助增强免疫力，促进蛋白质的新陈代谢和合成，既有助于胎宝宝神经系统的发育，又有助于孕妈妈安然度过漫长的孕期，迎接考验体能的生产大事。

牛肉中富含铁，而铁是人体必需的造血原料之一。多吃牛肉能有效预防孕期贫血，这对孕妈妈和胎宝宝都非常有利。

❋ 孕妈妈的御寒佳品

牛肉中富含蛋白质，其含有的氨基酸比猪肉更接近人体需要，这使牛肉对增长肌肉、增强力量特别有效。寒冬食牛肉，有暖胃作用，是孕妈妈的寒冬补益佳品。

❋ 健脾胃，消除下肢水肿

牛肉具有补中益气，滋养脾胃的作用，可用于防治孕妈妈因内分泌变化而造成的慢性腹泻、食欲缺乏、下肢水肿等症。

❋ 富含维生素 D，预防骨质疏松

维生素 D 能促进全身骨骼和牙齿的发育，预防佝偻病和骨质疏松。孕妈妈对维生素 D 的需求增加，平时可适当增加进食量。

❋ 最佳食用方法

烹调牛肉时多采用炖、煮、焖、煨、卤、酱等长时间加热的方法，使牛肉的营养和鲜美滋味慢慢散发出来。

由于牛肉性温热，常吃容易上火，一周一次为宜，可搭配凉性和平性的蔬菜，如冬瓜、丝瓜、油菜、菠菜、白菜、金针菇、蘑菇、莲藕、茭白等，能起到清热、解毒、去火的功效。

食用牛肉以每餐 80 克为宜。

❋ 食用禁忌

患皮肤病、肝病、肾病的人应慎食牛肉。牛肉与中药牛膝忌同食。

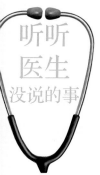

听听医生没说的事

有的老人认为孕妈妈吃牛肉，生下的宝宝就会变得很黑，还有的人说孕妈妈吃牛肉，宝宝就会是个犟脾气，这都是毫无科学根据的。

怀孕不是生病，除了螃蟹、马齿苋这些滑胎的食物和那些炸薯条、麻辣烫等不健康的食物，大部分食物都是可以吃的，只要把握好量就可以了。

当下许多孕妈妈都是 80 后、90 后，这就更要科学地看待孕期饮食问题，对于过去一些没有科学说法的理论和教条，要学会辨识，万不可盲从盲信。

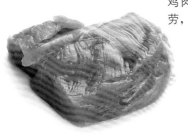

鸡肉温中益气,养虚劳,能增强体力。

鸡肉

鸡肉肉质细嫩,滋味鲜美,适合多种烹调方法,孕妈妈适当吃些鸡肉,有滋补养身、温中益气的作用,是孕期增强体力,强壮身体的最佳选择。

❋ 养虚劳,强身体

鸡肉是蛋白质含量非常高的肉类之一,有温中益气、补精填髓、益五脏、活血脉、强筋骨、补虚损的功效,能够帮助孕妈妈预防营养不良、乏力疲劳、贫血、虚弱等症。孕妈妈常吃还可养心安神、滋阴润肤,同时为胎宝宝的健康成长提供保障。

❋ 提高免疫力,预防感冒

鸡肉中含有大量的磷脂和维生素A,对促进胎宝宝生长发育,帮助孕妈妈和胎宝宝提高免疫力有重要意义。经常喝鸡汤,还可预防感冒。

❋ 降低血压

鸡肉中的胶原蛋白可降低体内胆固醇和甘油三酯,具有降低血压的作用,有妊娠高血压综合征的孕妈妈,可经常用鸡肉与蔬菜搭配做菜。

❋ 最佳食用方法

鸡肉可以单独炖,也可以与其他蔬菜、肉一起炒、炖食用,营养更丰富。

鸡肉的营养高于鸡汤,所以孕妈妈用鸡煲汤时,最好连肉带汤一块儿吃。为了避免摄入过多脂肪,将鸡肉炖熟后,食用前最好去掉鸡皮,饮用前先将汤上的油撇去。

公鸡的肉质较紧致,很难熬出浓汤,所以更适合大火快炒,这样才能保持其鲜嫩的美味。

❋ 食用禁忌

服用铁制剂时不宜吃鸡肉。

孕妈妈不要吃鸡屁股,因为鸡屁股是淋巴最集中的地方,也是储存细菌、病毒和致癌物的仓库,所以应弃掉不吃。

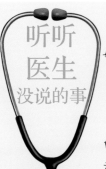

听听医生没说的事

鸡肉是有营养,但是也分做法。那种油炸或者是加工熏烤过的鸡肉不建议孕妈妈吃。孕妈妈最好是选择活鸡宰杀后,煲汤、炖食或炒食,营养价值最高,也利于吸收。

鸡皮部分脂肪较多,为了避免过多摄入脂肪,可将鸡肉炖熟后,去掉鸡皮。许多孕妈妈喜欢喝鸡汤,为了避免油腻可先将汤上的油撇去,再食用。

对于许多食材,用不同的做法、配合不同的原料,所做出来的营养价值是不同的。同一种食材搭配不同的辅助食材进行烹制,味道也会不同,这样可以更好地调动孕妈妈的胃口,避免产生厌腻感。

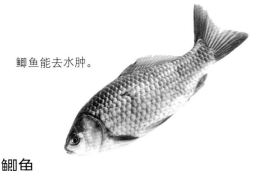

鲫鱼能去水肿。

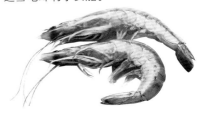

适当吃虾利于安胎。

鲫鱼

鲫鱼肉味鲜美，肉质细嫩，营养全面，口感鲜甜，催乳效果极佳，是传统的孕产期滋补品。

❋ 增强孕妈妈体质，为宝宝健康打造坚固盾牌

鲫鱼可以温中补虚，强身健体，它所含的优质蛋白质易于消化吸收，常食可增强孕妈妈的抗病能力，利于胎宝宝的发育，为宝宝的健康打下良好的基础。

❋ 轻松去水肿

孕妈妈在孕期易出现脾胃虚弱、水肿等症状，鲫鱼可以健脾利湿、温中下气，对此症状有很好的改善作用。鲫鱼对患有糖尿病的孕妈妈也有补益功效。

❋ 最佳食用方法

鲫鱼肉嫩味鲜，可做粥、汤、菜、小吃等，尤其适于做汤。炖制鲫鱼汤时，可以先用油将鲫鱼煎一下，然后倒入凉水用小火慢炖，这样鱼肉中的鲜味就会溶解在汤中，使整个汤呈现乳白色，味道鲜美。

❋ 食用禁忌

鲫鱼虽然对孕妈妈有补养作用，但是天天吃的话不利于营养均衡，还会造成便秘。感冒发热期间更不宜多吃。

虾

虾口味鲜美，营养丰富，可制作多种佳肴，有菜中"甘草"的美称。虾的种类繁多，但不管何种虾，都含有丰富的蛋白质，同时虾还是孕妈妈补钙、补碘的首选食物。

❋ 保胎安胎

虾肉富含碘元素，孕妈妈对碘的需求量很大，如果缺碘会出现流产、早产和先天性畸形，所以孕妈妈常吃虾肉，有利于保胎安胎。

❋ 最佳食用方法

虾采用清蒸的烹调方法，可以保持原汁原味，虾肉也会更加鲜嫩。

孕妈妈吃过虾后，应隔 2 个小时再吃水果。

❋ 食用禁忌

患有过敏性鼻炎、过敏性皮炎的孕妈妈应慎食虾。有上火症状的孕妈妈不应吃虾。

虾头一般都含有重金属类物质，孕妈妈应尽量不吃。

孕妈妈必需的 22 种营养素

在越来越关注营养的今天，孕妈妈对某些营养素的补充就显得特别重要。提示孕妈妈，与其去买各种营养素补品，不如在日常食材中充分摄入，健康又自然。

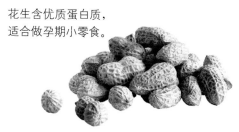

花生含优质蛋白质，适合做孕期小零食。

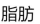

葵花子油含丰富的脂肪。

蛋白质

❋ 功效分析

怀孕之后，孕妈妈身体的变化、血液量的增加、胎宝宝的生长发育以及孕妈妈每日活动的能量需求，都需要从食物中摄取大量蛋白质。而且优质蛋白质可以帮胎宝宝建造胎盘，支持胎宝宝脑部发育，帮助胎宝宝合成内脏、肌肉、皮肤、血液等。

❋ 每日供给量

孕早期蛋白质要求达到每天 70~75 克，比孕前多 15 克；孕中期蛋白质每天 80~85 克，孕晚期蛋白质要增加到每天 85~100 克。

一般来说，每周吃一两次鱼或虾、干贝等海产品，每天保证一两个鸡蛋、250~300 毫升牛奶和 100~200 克肉类的摄入，再吃点花生、核桃等零食，就能保证蛋白质需求。

❋ 最佳补充方案

奶类如牛奶，肉类如牛肉、鸡肉等，蛋类如鸡蛋、鸭蛋等，以及鱼、虾等海产品；还有豆类及豆制品，其中以大豆的营养价值最高。此外像芝麻、花生、核桃、松子等坚果的蛋白质含量均较高。

脂肪

❋ 功效分析

脂肪占脑重量的 50%~60%。妊娠 30 周以前，母体内必须有脂肪蓄积，以便为孕晚期、分娩以及产褥期做必要的能量储备。

脂肪主要由甘油和脂肪酸组成，脂肪酸可分为饱和脂肪酸和不饱和脂肪酸。胎宝宝所需的必需脂肪酸要由孕妈妈通过胎盘提供，用于大脑和身体其他部位的组建。

❋ 每日供给量

孕期的脂肪摄入量每日约为 60 克（包括烧菜用的植物油 25 克和其他食品中含的脂肪）。

❋ 最佳补充方案

含脂肪较多的食物，包括各种油类，如大豆油、菜子油、香油等；奶类、肉类、蛋类、坚果类、豆类含脂肪也很多。其中植物油里的不饱和脂肪酸普遍比动物油中的多。摄入脂肪时最好是动物油、植物油搭配摄入。

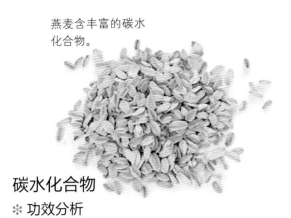
燕麦含丰富的碳水化合物。

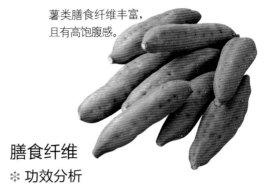
薯类膳食纤维丰富，且有高饱腹感。

碳水化合物

✱ 功效分析

碳水化合物，通常称为糖，是人类获取能量的最经济、最主要的来源，所有碳水化合物在体内被消化后，主要以葡萄糖的形式被吸收，为人体提供热能，维持心脏和神经系统的正常活动，同时节约蛋白质，还具有保肝解毒的功能。

✱ 每日供给量

孕期应保证每天摄入 150 克以上的碳水化合物。一般来讲，孕期每天碳水化合物的摄入量比孕前会增加 50~100 克。到孕中、晚期时，如果每周体重增加 350 克，说明碳水化合物摄入量合理，反之则应减少摄入，并以蛋白质及脂肪来代替。

✱ 最佳补充方案

富含碳水化合物的食物包括全谷类(水稻、小麦、燕麦、高粱等)、薯类(红薯、土豆、芋头、山药)、新鲜水果(甘蔗、甜瓜、西瓜、香蕉、葡萄等)以及新鲜蔬菜。

膳食纤维

✱ 功效分析

膳食纤维能够刺激消化液分泌，促进肠蠕动，缩短食物在肠内的通过时间，降低血胆固醇水平，减少胆石症的发生，还可以防治糖尿病。对于容易患孕期便秘的孕妈妈来说，膳食纤维是解除难言之隐的好帮手。

✱ 每日供给量

每日总摄入量在 20~30 克为宜。按照日常膳食，建议孕妈妈每天至少吃 3 份蔬菜以及 2 份水果(相当于摄入 500 克菜、250 克水果)。

✱ 最佳补充方案

谷类(特别是一些粗粮)、豆类及一些蔬菜、薯类、水果等富含膳食纤维。如果肠胃不好，难以消化谷薯中的膳食纤维，则可选用绿叶蔬菜代替。

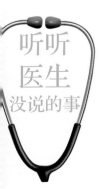
听听医生没说的事

有的孕妈妈只吃肉和菜，主食很少吃，她们觉得主食没有什么营养，还是留着空间吃那些有营养的食物。时间久了，就会觉得浑身没有力气，有点发"软"，往往产检的时候也检查不出有什么异常，我们就会询问孕妇的饮食习惯，一问，不少就是这种情况。作为医生，我们也时常在想，为什么不怀孕的时候一切都正常，反而偏偏一怀孕就冒出来各种奇怪的想法。再次强调怀孕不是生病，孕妈妈的饮食和常人没太大区别，只需稍加注意就可。

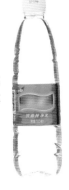

偶尔饮用矿泉水可以，但不能代替白开水。

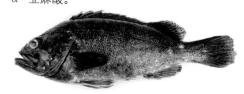

深海鱼含有丰富的 α-亚麻酸。

水

❋ 功效分析

作为体内重要的溶剂，水负责各类营养素在体内的吸收和运转。怀孕之后，体内的血液总容量将增 40%~50%，水把更多的营养带给胎宝宝，还要满足孕妈妈日益加大的自身需要。多喝水可以排出体内毒素，防止膀胱感染，改善便秘，并有助于防治痔疮。

❋ 每日供给量

孕妈妈应每天喝水 6~8 杯，再加上食物中含的内生水共计 2000 毫升。

在怀孕早期每天摄入的水量以 1000~1500 毫升为宜，孕晚期则最好控制在 1000 毫升以内。

❋ 最佳补充方案

切忌口渴才饮水，每隔 2 小时一次，每日 6~8 次为宜。不要喝久沸或反复煮沸的开水以及没有烧开的自来水。

α-亚麻酸

❋ 功效分析

α-亚麻酸为人体必需脂肪酸，是组成大脑细胞和视网膜细胞的重要物质。α-亚麻酸对孕妈妈最重要的作用是：控制基因表达，优化遗传基因，转运细胞物质原料，控制养分进入细胞，影响胎宝宝脑细胞的生长发育，降低神经管畸形和各种出生缺陷的发生率。

❋ 每日供给量

世界卫生组织建议孕产期日补充 1000 毫克 α-亚麻酸为宜。

❋ 最佳补充方案

亚麻子油是从亚麻的种子中提取的油类，其中富含超过 50% 的 α-亚麻酸。含 α-亚麻酸多的食物还包括：核桃，深海鱼虾类如石斑鱼、鲑鱼、海虾等。

听听医生没说的事

有的孕妈妈平时不爱喝水，尤其在天气干燥的季节，易患感冒、牙痛，又不敢吃药，只好到门诊来找我们。我们一般会给开一点适合的药物，然后反复叮嘱要多喝水，孕妈妈一脸郁闷，说不爱喝水怎么办，我们会建议孕妈妈多喝点清粥或吃一些冬瓜、苦瓜、黄瓜、丝瓜这些"富水蔬菜"，补水的同时还有清热、利尿的作用。

适当补水、有效补水，是孕期饮食的重点。即便是过去再不爱喝水的孕妈妈，为了胎宝宝的健康发育和成长，也要尽量让自己爱上喝水。

核桃含 DHA 较多，是补脑佳品。

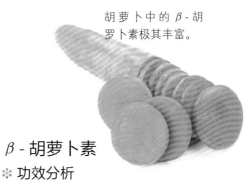

胡萝卜中的 β - 胡萝卜素极其丰富。

DHA

❋ 功效分析

DHA（二十二碳六烯酸）是一种不饱和脂肪酸，和胆碱、磷脂一样，都是构成大脑皮层神经膜的重要物质，能维护大脑细胞膜的完整性，并有促进脑发育、提高记忆力的作用，故有"脑黄金"之称。DHA 还有助于胎宝宝的大脑锥体细胞和视网膜视杆细胞的生长发育。

从孕期 18 周开始直到产后 3 个月，是胎宝宝大脑中枢神经元分裂和成熟最快的时期，持续补充高水平的 DHA，将有利于宝宝的大脑发育。

❋ 每日供给量

世界卫生组织（WHO）及国际脂肪酸和类脂研究学会（ISSFAL）一致推荐，怀孕和哺乳期妇女每日 DHA 的摄取量为 300 毫克。孕妈妈每日吃一条手掌大小的鱼，便可摄取足够的 DHA。

❋ 最佳补充方案

含 DHA 多的食物包括：鱼虾类，如鲈鱼、鲤鱼、沙丁鱼、鳝鱼、竹节虾等，禽类如鸡、鸭等。另外，坚果类如核桃仁、瓜子仁。瓜子中含有的 α - 亚麻酸也是制造 DHA 的原材料，孕妈妈也不能忽视。如果对鱼类过敏或者不喜欢鱼腥味，孕妈妈可以在医生指导下服用 DHA 制剂。

β - 胡萝卜素

❋ 功效分析

β - 胡萝卜素被誉为"健康卫士"，能够保护孕妈妈和胎宝宝的皮肤细胞和组织健全，特别能保护胎宝宝视力和骨骼的正常发育。此外，由于在人体内可以转化成维生素 A，还有"维生素 A 源"之称。

❋ 每日供给量

孕妈妈每日摄取 6 毫克 β - 胡萝卜素，相当于每天食用 1 根胡萝卜，就能满足自身和胎宝宝的营养所需。

❋ 最佳补充方案

β - 胡萝卜素主要存在于深绿色或红黄色的蔬菜和水果中，如胡萝卜、西蓝花、菠菜、空心菜、甘薯、芒果、哈密瓜、杏及甜瓜等。研究发现，越是颜色强烈的水果或蔬菜，含 β - 胡萝卜素越丰富。

孕妈妈适当食用胡萝卜，可以促进胎宝宝的皮肤发育，还有利于胎宝宝的视力。

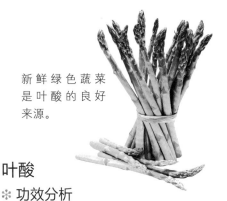

新鲜绿色蔬菜是叶酸的良好来源。

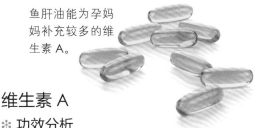

鱼肝油能为孕妈妈补充较多的维生素 A。

叶酸

❋ 功效分析

叶酸是一种水溶性维生素，是蛋白质和核酸合成的必需因子，具有辅助 DNA 合成的作用。它还是胎宝宝神经发育的关键营养素，对预防胎宝宝神经管畸形和唇裂有重要意义。

❋ 每日供给量

最好在怀孕之前 3 个月开始补充叶酸，按照每日 400~600 微克的摄取量一直补充到孕后第 3 个月。在整个孕期都要注意在饮食中摄入富含叶酸的食物。

❋ 最佳补充方案

肝、肾、豆制品、甜菜、蛋类、鱼、绿叶蔬菜（如莴笋、芦笋、菠菜等）、坚果、柑橘以及全麦制品等，都含有丰富的叶酸。

维生素 A

❋ 功效分析

维生素 A 又名视黄醇，可促进胎宝宝视力的发育，增强机体抗病能力，益于牙齿和皮肤黏膜健康。维生素 A 还有助于甲状腺功能的调节。

❋ 每日供给量

孕期维生素 A 的日摄入量以 3300 国际单位为宜。80 克鳗鱼、65 克鸡肝、75 克胡萝卜、125 克皱叶甘蓝或 200 克金枪鱼中的任何一种，就能满足孕妈妈的每日所需。

❋ 最佳补充方案

天然维生素 A 只存在于动物体内。动物的肝脏、鱼肝油、奶类、蛋类及鱼卵是维生素 A 的最好来源。

在红色、橙色、深绿色植物性食物中含有类胡萝卜素，通过胃肠道内的一些特殊酶的作用可以催化生成维生素 A。胡萝卜、红心甜薯、菠菜、苋菜、杏、芒果等都是类胡萝卜素的极佳提供者。

听听医生没说的事

绿色蔬菜富含各种维生素，孕妈妈可以每天将蔬菜和水果榨成汁，作为饮品饮用。这样既能补充维生素和水分，又能提升胃口，减轻孕吐等不适症状。

对于过去不经常吃、不爱吃绿色蔬菜的孕妈妈，在孕期更要注意合理食用蔬菜，为胎宝宝的发育提供全面的各类维生素和矿物质，也为自身在产后身体的恢复或哺乳打下良好的物质基础。

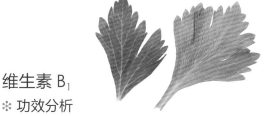

芹菜叶是维生素 B_1 的优质来源。

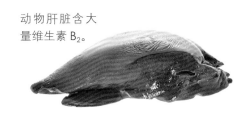

动物肝脏含大量维生素 B_2。

维生素 B_1

✵ 功效分析

胎宝宝需要维生素 B_1 来帮助生长发育，维持正常的代谢。

✵ 每日供给量

整个孕期都要求维生素 B_1 的每日摄入量为 1.5 毫克，定期吃些糙米饭可补充维生素 B_1。

✵ 最佳补充方案

维生素 B_1 存在于粮谷类、豆类、坚果类中，尤其在粮谷类的表皮部分含量更高。在动物内脏如猪心、猪肝，蛋类如鸡蛋、鸭蛋，绿叶菜如芹菜叶、莴笋叶中含量也较高。

维生素 B_2

✵ 功效分析

维生素 B_2 又称核黄素，是人体许多黄素酶辅酶的组成成分，参与机体内三大产能营养素(蛋白质、脂肪、碳水化合物)的代谢过程，促进机体生长发育，增进记忆力。

✵ 每日供给量

孕期维生素 B_2 的每日摄入标准是 1.7 毫克，孕期的正常饮食都能满足这个需求。

✵ 最佳补充方案

动物性食物中维生素 B_2 含量较高，尤以肝脏、心、肾脏中丰富，奶、奶酪、蛋黄等食物中含量也不少。

维生素 B_{12}

✵ 功效分析

维生素 B_{12} 是人体三大造血原料之一。除了对血细胞的生成及中枢神经系统的完整性很关键外，还有消除疲劳、恐惧、气馁等不良情绪的作用，可以说对胎宝宝的生长发育和孕妈妈的孕期身体平安都非常重要。

✵ 每日供给量

孕期推荐量为每日 2.6 毫克，2 杯牛奶(500 毫升)就可以满足孕期一天中维生素 B_{12} 的需要。

✵ 最佳补充方案

维生素 B_{12} 只存在于动物食品中，其中肉和肉制品是主要来源，尤其是牛肉和动物内脏如牛肾、猪肝、猪心、猪肠等含量很丰富。

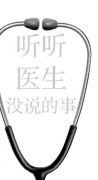

听听医生没说的事

有的孕妈妈嫌麻烦，不爱用食补的方法，总是寄希望于各类维生素制剂上，这样很容易出现补充过量的情况。维生素摄入如果过量也会造成危害，甚至比维生素缺乏还要严重。实际上，只要正常均衡饮食，基本不会出现维生素缺乏症。而维生素中毒大都发生在过量服用维生素药片或者维生素保健品上。

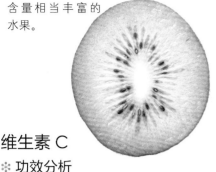

猕猴桃是维生素 C 含量相当丰富的水果。

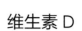

干蘑味道鲜美，且含大量维生素 D。

维生素 C

❈ 功效分析

维生素 C 又称为抗坏血酸，能够预防坏血病，还可促进胶原组织形成，维持牙齿和骨骼的发育，促进铁的吸收，最为熟知的是它能增加机体的抗病能力，促进伤口愈合，并具有防癌、抗癌作用。对于胎宝宝来说，它可以预防胎儿发育不良，还可使胎儿皮肤细腻。

❈ 每日供给量

孕期推荐量为每日 130 毫克。满足这个需求的有：半个番石榴，90 克甘蓝，2 个猕猴桃，150 克草莓，1 个柚子，半个番木瓜，125 克茴香，150 克菜花或 250 毫升橙汁。

❈ 最佳补充方案

维生素 C 多存在于新鲜蔬菜和水果中，水果中的柑橘、草莓、猕猴桃等含量最高；蔬菜中以西红柿、辣椒、豆芽含量最多。

维生素 D

❈ 功效分析

维生素 D 可以增加钙和磷在小肠的吸收，调节钙和磷的正常代谢，维持血中钙和磷的正常浓度，促使骨和软骨达到正常的钙化。

❈ 每日供给量

孕期推荐量为每日 10 微克，如果有足够的日照时间，再选择以下食物中的任何 1 份，就不必为每日的维生素 D 摄入而担心了：50克鳗鱼或 2 个鸡蛋加 150 克蘑菇。

❈ 最佳补充方案

多晒太阳，吃富含维生素 D 的食物，就可以补充足够的维生素 D。晒太阳时间以每周 2 次，每次 10~15 分钟，不涂抹防晒霜为宜。

含维生素 D 丰富的食物有鱼肝油、动物肝脏、蛋黄、奶类（脱脂奶除外）、鱼、虾、干蘑、白萝卜干等。虾等海产品中含有丰富的维生素 D，但孕妈妈注意不能吃死虾、掉头虾。

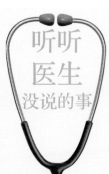

听听医生没说的事

孕妈妈食用食材讲究新鲜，不论何种食材新鲜程度越高，富含的营养元素就越多。而久置的食材会随着时间的增加，流失很多营养元素，达不到补充营养、滋补身体的目的。

而一些孕妈妈贪图新鲜，喜欢食用一些反季节的食材，认为这样能更全面地补充营养。想法虽好，但是也不完全对，反季节食材可能含有一定的激素，孕妈妈不适合长期、大量食用，最好避免食用。

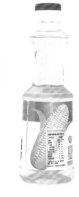

大部分植物油都含丰富的维生素E。

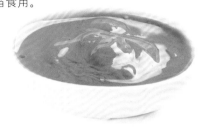

芝麻酱含钙丰富，可适当食用。

维生素E

❋ 功效分析

维生素E可以延缓衰老，预防大细胞性溶血性贫血，促进胎宝宝的良好发育，在孕早期常被用于保胎安胎。医学上常采用维生素E治疗男女不孕症及先兆流产，所以维生素E又名生育酚或者产妊酚。

❋ 每日供给量

孕期推荐量为每日14毫克。孕妈妈用富含维生素E的植物油炒菜，即可获得充足的摄入量。

❋ 最佳补充方案

各种植物油（麦胚油、葵花子油、玉米油、香油）、谷物的胚芽、许多绿色植物、肉、奶油、奶、蛋等都是维生素E非常好的来源。

钙

❋ 功效分析

钙是人体必需的常量元素，是牙齿和骨骼的主要成分，也是体内许多重要酶的激活剂。钙能维持胎宝宝大脑和骨骼以及机体的发育，保持孕妈妈心血管的健康，有效控制孕期所患炎症和水肿。

❋ 每日供给量

随着胎宝宝的成长，孕妈妈对钙的摄取也不断增多。以孕早期每日800毫克、孕中期每日1000毫克、孕晚期每日1200毫克为宜。

孕妈妈每日饮用200~300毫升牛奶就能满足身体需求，不喜欢牛奶的孕妈妈可在医生指导下服用钙制剂。

❋ 最佳补充方案

奶和奶制品是钙的优质来源，虾皮、芝麻酱、大豆、萝卜缨也能提供丰富的钙质。

含钙高的食物要避免和草酸含量高的食物如菠菜、红薯叶、苦瓜、芹菜、小白菜等一同烹饪，以免影响钙质吸收。

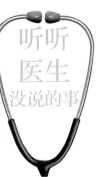

听听医生没说的事

虽然孕期补钙很重要，但是盲目补钙不可取。孕妈妈如果大量加服钙片，胎宝宝易得高血钙症，还会影响出生之后的体格和容貌，这绝不是我们医生在危言耸听，国外已有"刚出生的宝宝就有牙齿"的报道，这就是怀孕期间补钙过量导致的，所以孕妈妈要在医生的指导下合理补钙。

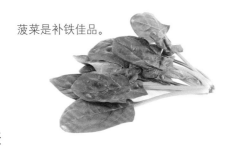

菠菜是补铁佳品。

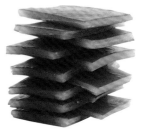

每周吃一次海带，即可满足孕妈妈对碘的需求。

铁

❋ 功效分析

铁在人体中的含量约为 4~5 克，主要负责氧的运输和储存，参与血红蛋白的形成，将充足的养分送给胎宝宝。孕周越长，胎宝宝发育越完全，需要的铁就越多。适时补铁还可改善孕妈妈的睡眠质量。

❋ 每日供给量

怀孕期间，铁的含量要求达到孕前的 2 倍，孕早期每日至少 15~20 毫克，孕晚期每天摄入量为 20~30 毫克。

❋ 最佳补充方案

食物中的铁分为血红素铁和非血红素铁。血红素铁主要含在动物血液、肌肉、肝脏等组织中。植物性食品中的铁均为非血红素铁，主要含在各种碳水化合物、粮食、蔬菜、坚果等食物中，特别是葡萄干、菠菜、小麦、麦芽或蜜糖等。

补铁的同时注意维生素 C 的摄入，这样有利于铁的吸收。100 克猪肝就能满足孕妈妈一天所需的铁。

碘

❋ 功效分析

碘是人体必需的微量元素之一，负责调节体内代谢和蛋白质、脂肪的合成与分解。碘是人体甲状腺素的组成成分，能够促进人体的生长发育，同时也是维持人体正常新陈代谢的主要物质。胎宝宝需要足够的碘来确保身体的发育。

❋ 每日供给量

孕期碘的摄入量应为每日 175 微克，相当于每日食用 6 克碘盐。

❋ 最佳补充方案

含碘丰富的食物有海带、紫菜、海蜇、海虾等海产品，如果因为妊娠反应需要忌口的话，在日常烹饪时要使用含碘食盐。

在孕晚期，每周进食 1 次海带，或使用含碘食盐，就能为孕妈妈补充足够的碘。

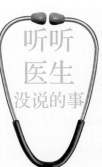

听听医生没说的事

药物补铁和补碘应在医生指导下进行。再次提醒孕妈妈们，不缺的营养素无需特意补充。即便家人或朋友送了不少营养品和保健品，也不可盲目服用，可以在定期产检的时候顺便问问医生能不能食用。

目前，许多来问诊的孕妈妈不是因为缺乏营养，而是因为营养过剩或者某些营养素补充过量，导致身体不适，专程跑到医院里来的。孕期补充营养要遵循科学原则的指导，千万不可一味抱着"补得越多、身体越好"的盲目心态，过度进补。

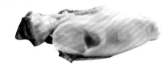
牡蛎鲜美可口，是锌
的好来源。

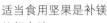
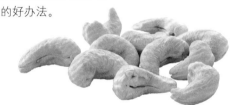
适当食用坚果是补镁
的好办法。

锌

※ 功效分析

锌对于新生命的重要性，孕产专家在怀孕之前就做了重点强调。锌不但参与大多数的重要代谢，对提高人体的免疫功能、提高生殖腺功能也有极其重要的影响。在孕期，锌可预防胎宝宝畸形、脑积水等疾病，维持小生命的健康发育，帮助孕妈妈顺利分娩。

※ 每日供给量

孕期每日推荐量为 20 毫克，从日常的海产品、肉类、鱼类可以得到补充。如果缺锌，可以按照医生给开的补剂来补充。

※ 最佳补充方案

锌在牡蛎中含量十分丰富，鲜鱼、牛肉、羊肉、贝壳类海产品中也含有比较丰富的锌。

谷类中的植酸会影响锌的吸收，孕妈妈补锌应以动物性食品为宜。

镁

※ 功效分析

镁不仅对胎宝宝肌肉的健康至关重要，而且也有助于骨骼的正常发育。近期研究表明，孕期头三个月摄取的镁的数量关系到新生儿的身高、体重和头围大小。另外，有些孕妈妈小腿抽筋，医生也会建议补镁，这是因为镁对钙的吸收有促进作用，如果缺镁，就会影响孕妈妈对钙的吸收，从而引发抽筋。

※ 每日供给量

孕妈妈对镁的摄入量每天约为 450 毫克。每星期可吃两三次花生，每次 5~8 颗便能满足对镁的需求量。

※ 最佳补充方案

如果孕妈妈吃腻了花生，也可在馒头、面包上抹些花生酱，或者适当吃一些色拉油、绿叶蔬菜、坚果、全麦食品等，都可以补充镁。

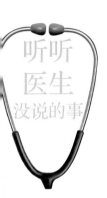
听听
医生
没说的事

锌和镁是人体所需非常重要的微量元素，也是很多孕妈妈容易缺乏的元素。所以在平时的饮食中，孕妈妈要格外注意对锌和镁的摄取，适当吃一些牡蛎、花生、核桃等坚果，以满足孕期对这 2 种重要元素的需求。

微量元素虽然在体内需求量不多，但绝对是不可缺少、不可忽视的，许多物质的合成和分解离不开它们。少了人体所需的微量元素，孕妈妈的健康会受到影响，长期下去还可能导致不良后果。

孕1月

孕1月，饮食重点问题还是关乎叶酸的补充，有些孕妈妈以为怀孕了就不用继续补充叶酸，有的孕妈妈认为每天服用叶酸增补剂很麻烦，想一次补个够，这都是错误和危险的。

孕1月饮食宜忌

宜

» 孕妈妈别忘了继续补充叶酸，这有助于预防胎宝宝神经管缺陷。

» 在刚怀孕的第一个月，孕妈妈就要形成良好的饮食习惯，不偏素食，也不能只吃荤不吃素，荤素搭配，才是最佳的饮食之道。

» 多吃一些富含叶酸的食物，如菠菜、油菜等绿叶蔬菜以及动物肝脏，有益于胎宝宝神经系统和大脑发育。

» 增加足量蛋白质和维生素的摄入，能有效帮助孕妈妈尽快适应怀孕的需要，这些都依赖于天然的五谷杂粮、新鲜果蔬。

» 准爸爸孕前应注意摄取一些含锌及精氨酸的食物，如豆类、花生、牛肉、鸡肝、葡萄、西红柿等，可以帮助精子提高活力。

不宜

» 工作中靠喝绿茶来提神的习惯恐怕要改一改了，尝试着喝些鲜榨的果汁来补充体力。

» 芦荟、螃蟹、甲鱼、薏米等性味寒凉的食物，它们的活血祛瘀作用可能会导致流产，孕妈妈要尽量避免食用。

» 如果这个阶段出现类似感冒的症状，不要草率地去吃药，因为这可能是小宝宝到来的前兆。

» 怀孕初期，有些孕妈妈会容易犯困、嗜睡，不要以为是工作太累而用咖啡来激发身体的动力，而应考虑到可能会是怀孕。

» 喜欢吃油条的孕妈妈从现在开始就要改掉早餐吃油条的习惯，整个孕期最好都不要吃。

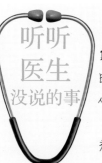

听听医生没说的事

不少孕妈妈是意外怀孕，还没来得及补充叶酸，当我们告诉她们已怀孕的好消息时，她们第一反应就是"完了，还没吃叶酸呐，孩子会不会畸形"。还有的孕妈妈因为没有提前吃叶酸，整个孕期都在惴惴不安中度过，直到一个健康的宝宝出生，心才算彻底放下来。

真的没有必要这样，因为即便孕前没有补充叶酸，但是从发现怀孕时再开始补充仍然可以起到降低胎宝宝发育异常的危险。因为在怀孕后的前3个月，正是胎宝宝神经管发育的关键时期，孕妈妈补充足够的叶酸可以明显降低神经管畸形。

孕1月一日营养食谱推荐

燕麦南瓜粥

原料：燕麦30克，大米50克，南瓜40克。

做法：① 南瓜洗净削皮，切块；大米洗净，清水浸泡半小时。② 大米放入锅中，加适量水，大火煮沸后换小火煮20分钟；然后放入南瓜块，小火煮10分钟；再加入燕麦，继续用小火煮10分钟。

营养：燕麦的锌含量在所有谷物中最高，还富含维生素B_6，能帮助孕妈妈放松心情。

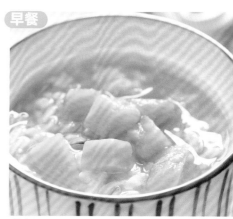
早餐

鱿鱼炒茼蒿

原料：鲜鱿鱼2条，茼蒿3棵，葱花、姜丝、盐、香油、料酒各适量。

做法：① 鱿鱼去头，洗净切丝，焯水捞出；茼蒿择洗干净切段。② 锅中放油加热，下入葱花、姜丝爆炒，再放入茼蒿煸炒至变软，加入鱿鱼丝、盐、料酒，稍加翻炒，淋上香油，出锅装盘即可。

营养：此菜既含蛋白质又富含叶酸，能为受精卵的着床以及胚胎的快速发育提供充足的营养。

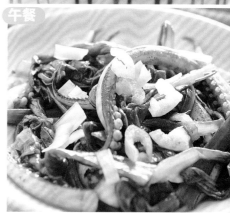
午餐

三鲜炒粉丝

原料：鸡蛋1个，粉丝1卷，鳗鱼干、虾干各20克，胡萝卜1根，葱丝、生抽各适量。

做法：① 胡萝卜、鳗鱼干洗净后切丝；粉丝在凉水中浸泡10分钟，使其软化；鸡蛋打散备用。② 起油锅炒鸡蛋，熟后盛出。③ 将胡萝卜丝、鳗鱼丝放入锅中翻炒，再放入粉丝、虾干翻炒，加生抽煸炒。④ 最后放入炒好的鸡蛋，撒上葱丝。

营养：此菜可滋阴、强体、养胃，有利于优质卵子的形成，并为精卵结合提供充足的能量。

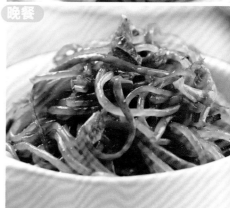
晚餐

蛋肉糕

原料：猪肉馅100克，鸡蛋1个，盐、酱油、料酒、香油、淀粉、葱末各适量。

做法：① 在三分肥七分瘦的肉馅中加入剁得碎碎的葱末，再倒入适量酱油和料酒，调入淀粉和盐，再倒入少许清水搅拌均匀。② 把搅好的肉馅用小勺在碗里（或者用模具固定）按平，在上面打上一个生鸡蛋。③ 把蛋肉糕的雏形放到已经上汽的蒸锅里，大火蒸15分钟。

营养：鸡蛋和猪肉相结合，能够给孕妈妈提供丰富的蛋白质。

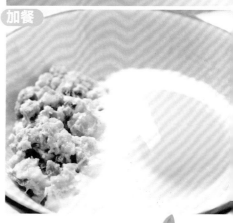
加餐

孕 2 月

恶心、呕吐等早孕反应让孕妈妈觉得吃什么都不香，甚至吃了就吐。这种情况下，孕妈妈不用刻意让自己多吃些什么，只要根据自己的口味选择喜欢吃的食物就可以了。少吃多餐，能吃就吃，是这个时期孕妈妈饮食的主要方针。

孕 2 月饮食宜忌

宜

> 孕妈妈应该随身携带开心果、松子这类坚果，饿了就吃，不仅补充营养，也可以缓解孕早期的孕吐现象。

> 针对孕吐，孕妈妈可以尝试一些凉拌菜，如凉拌黄瓜、凉拌土豆丝等，这样的开胃菜能减少对胃黏膜的刺激。

> 由于早晨体内的血糖较低，容易产生恶心、呕吐的感觉，孕妈妈可以先在床上吃点饼干，再起床。

> 每周吃三四个猕猴桃，即可有效补充叶酸，而且猕猴桃含有丰富的维生素 C，也可强化孕妈妈免疫系统，增强抗病力。

不宜

> 不少孕妈妈在孕早期嗜好酸味的食物，但注意不能多吃。过量食用加工过的酸味食物会影响胎宝宝发育，容易致畸。

> 过敏体质的孕妈妈在孕期要避免食用虾、蟹、贝壳类食物及辛辣刺激性食物，这些易引起过敏的食物会妨碍胎宝宝的生长发育。

> 孕吐不期而至，这是正常的生理反应，孕妈妈切不可自行用止吐药止呕，这样会妨碍胎宝宝的生长发育。

> 尿频是孕妈妈最常有的症状。这是由于子宫变大，向前压迫了膀胱，导致膀胱容量减少，反射性尿意增强。这是生理性的，不需要特别治疗，而且会持续整个孕期。孕妈妈尽量不要憋尿，以免造成尿路感染，加重尿频。

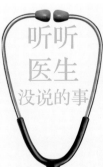

听听医生没说的事

不少孕妈妈常食用酸性食物来缓解孕期呕吐，帮助消化，提高食欲。但一定要注意不宜多吃。若母体摄入过量的加工过的酸味食物，会影响胚胎细胞的正常分裂增生，容易致畸。孕妈妈可改食无害的天然酸性食物，如西红柿、樱桃、杨梅、石榴、柑橘、草莓、葡萄等。

这里也要告诉孕妈妈们一个好记而又有效的原则：不管是孕期所需的哪种营养素，通过食用天然食材来获取，不仅效果远远胜于人工的、非天然的途径所获得的，而且特别安全可靠。

孕 2 月一日营养食谱推荐

早餐

西红柿面片汤

原料：西红柿 1 个，面片 50 克，高汤、盐、香油各适量。

做法：① 西红柿烫水去皮切块。② 油锅炒香西红柿，炒成泥状后加入高汤烧开，加入面片。③ 煮 3 分钟后，加盐、香油调味即可。

营养：一碗热乎乎的酸甜面片汤，开胃又滋补。

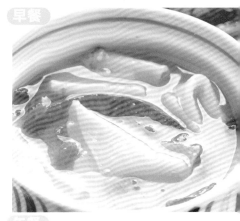

午餐

什锦面

原料：面条 100 克，肉馅 50 克，香菇 1 朵，豆腐 1 块，鸡蛋 1 个，胡萝卜 1/2 根，海带 1 片，香油、盐、鸡骨头各适量。

做法：① 鸡骨头和洗净的海带一起熬汤；香菇、胡萝卜洗净，切丝；豆腐洗净切条。② 把肉馅加入蛋清后揉成小丸子，在开水中烫熟。③ 把面条放入熬好的汤中煮熟，放入香菇丝、胡萝卜丝、豆腐条和小丸子及盐、香油即可。

营养：什锦面营养均衡，含有多种营养素和膳食纤维，易于消化，适合孕妈妈补充体力之用。

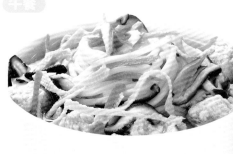

晚餐

什锦沙拉

原料：黄瓜 1/2 根，西红柿 1 个，芦笋 2 根，紫甘蓝 2 片，沙拉酱、番茄酱适量。

做法：① 将黄瓜、西红柿、芦笋、紫甘蓝洗干净，并用冷开水加盐浸泡 15 分钟待用。② 芦笋在开水中略微焯烫，捞出后浸入冷开水中。③ 将黄瓜、西红柿、芦笋、紫甘蓝码盘，挤上番茄酱和沙拉酱，拌匀即可。

营养：什锦沙拉含丰富的叶酸和维生素。

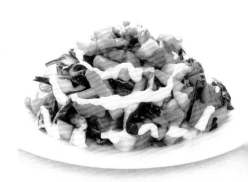

加餐

双色豆腐丸

原料：豆腐、胡萝卜、菠菜各 30 克，面粉、淀粉、青椒碎、红椒碎各适量。

做法：① 胡萝卜洗净擦丝，菠菜洗净剁碎。准备两个碗，豆腐用手抓碎分两份放碗里，加入面粉和淀粉。② 一个碗里挤入胡萝卜汁，一个碗内挤入菠菜汁，加水拌匀。③ 把萝卜丝、菠菜碎拌进去。两种糊分别团成小丸子，下锅汆熟。④ 锅中放油，加水、淀粉搅匀，浇在丸子上，撒上青椒碎、红椒碎。

营养：此菜利于胎宝宝五官的形成。

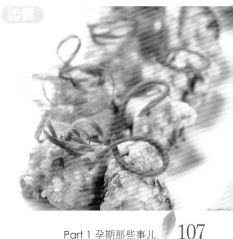

孕3月

孕妈妈虽然会有诸多不适应和不舒服的时候，但一定要坚强应对，尽量为胎宝宝多储备一些优质的营养物质，以满足他的成长所需。这里所说的足量并不是过量补充，本月孕妈妈要坚持多样补充、足量补充和优质补充的饮食原则。

孕3月饮食宜忌

<table>
<tr><td align="center">宜</td><td align="center">不宜</td></tr>
<tr><td>

孕妈妈有时会由于唾液积存而感觉恶心加重，这时可以喝一点稀释过的柠檬汁，能起到缓解作用。

现在每天喝水时应注意，早饭前先喝一杯温水，可以促进胃肠的蠕动，利于排便，防止痔疮。

即便孕吐反应比较厉害，也要在肠胃较舒适时尽量多吃些水果、蔬菜、豆制品或坚果类小零食，以此来保证自己和胎宝宝的营养。

适量的、健康的脂肪对胎宝宝和孕妈妈都是必需的，鸡肉、鱼肉实在吃不下去时，孕妈妈可以吃些核桃、芝麻等保证脂肪的摄取。

</td><td>

孕妈妈不要因为尿频而不去喝水。每天应及时补充水分，每天约需喝8杯水。

孕妈妈要控制奶制品的摄入量，不能既喝孕妇奶粉，又喝牛奶、酸奶，或者吃大量奶酪等，这样会增加肾脏负担，影响肾功能。

本月是流产高发期，孕妈妈一定要特别注意饮食，螃蟹、山楂、发霉的食物、罐头食品尽量不要染指。

有的孕妈妈在早孕期间食欲不佳，靠多食一些调味品如糖精、味精、盐、香料等来提高食欲，这些调味品吃多了对自身和胎宝宝都不利。

</td></tr>
</table>

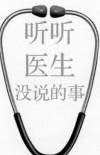

听听医生没说的事

不少孕妈妈在微博里向我们询问能不能喝纯净水的问题，其实，不管是瓶装的纯净水还是桶装的纯净水，里面的成分比较单一，长期饮用，会导致身体缺乏矿物质，所以只能偶尔饮用，不能长期喝。将自来水烧开的白开水是最适合孕妈妈饮用的，如果孕妈妈觉得当地的水质不好，可以装个过滤器。

水是人体的重要组成部分，对孕妈妈和胎宝宝的重要性也是不言而喻的。所以科学地饮水，是至关重要的。

孕3月一日营养食谱推荐

早餐

米饭蛋饼

原料：鸡蛋2个，熟米饭1/2碗，白糖适量。

做法：① 鸡蛋磕入碗中，加入少许白糖搅拌均匀。② 把熟米饭倒入蛋液里，搅拌。③ 平底锅刷油，煎熟即可。

营养：此主食将米饭和面食合二为一，独特的烹饪方法会让孕妈妈大快朵颐。

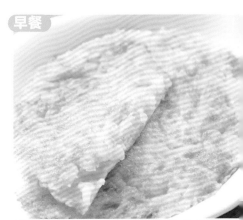

午餐

鲍汁西蓝花

原料：西蓝花1/2棵，百合20克，鲍鱼汁适量。

做法：① 西蓝花洗净，切小块，用沸水烫过；百合洗净。② 锅里放油，倒入西蓝花和百合翻炒，再加入鲍鱼汁和适量水，炒2分钟即可起锅。

营养：西蓝花吸入鲍鱼汁的鲜美之味，口感极佳。另外，西蓝花中的维生素E可帮助孕妈妈安胎保胎。

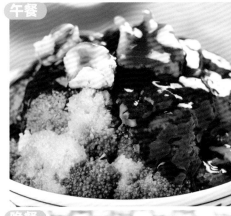

晚餐

三文鱼粥

原料：三文鱼、大米各50克。

做法：① 三文鱼洗净，剁成鱼泥；大米洗净，浸泡30分钟。② 锅置火上，放入大米和适量水，大火烧沸后改小火，熬煮成粥。③ 待粥煮熟时，放入鱼泥，略煮片刻即可。

营养：三文鱼中丰富的不饱和脂肪酸，对胎宝宝大脑的发育极有好处。

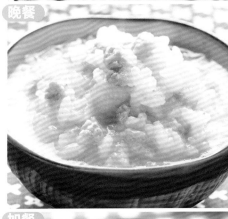

加餐

牛奶花生酪

原料：花生仁、糯米各70克，牛奶、冰糖各适量。

做法：① 花生仁和糯米浸泡2个小时；花生仁剥去花生红衣后，和糯米一起放入豆浆机中。② 加入牛奶到最低水位线；盖上豆浆机，调到果汁档，启动。③ 打好后，倒出花生米浆去渣。④ 取干净的煮锅，加入冰糖和花生米浆煮制，边煮边搅动。

营养：花生酪富含蛋白质、钙和镁，对母子的肌肉和骨骼都有益处。

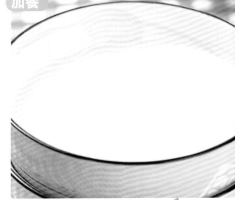

孕 4 月

随着胎宝宝的迅速成长和早孕反应的减轻，孕妈妈的食欲会随之增加，应格外注意增加饮食中蛋白质和维生素的摄取量。另外，由于胎宝宝生长需要源源不断的热量，孕妈妈尤其要保证米和面等主食的摄入量。

孕 4 月饮食宜忌

宜

- 本月孕妈妈的孕吐症状减轻，食欲明显增加，胎宝宝的营养需求也加大了。为了胎宝宝的健康成长，孕妈妈可以解放自己，全面地摄取各种营养。

- 胎宝宝恒牙胚在这个月开始发育，孕妈妈及时补钙会给胎宝宝将来拥有一口好牙打下良好基础。

- 每天喝 500~600 毫升牛奶，多吃鱼类、鸡蛋、杏仁、芝麻、瘦肉，以补充钙质，为胎宝宝的骨骼和牙齿提供足够钙质。

- 孕妈妈遇有便秘时，可多吃一些含植物油脂的食品，如芝麻、香油等，能够帮助通便，或者每天喝杯蜂蜜水。

不宜

- 水果中糖分含量很高，孕期饮食中糖分含量过高，易引发妊娠糖尿病等疾病，所以孕妈妈吃水果要适量。

- 植物中的草酸、膳食纤维，茶、牛奶中的蛋白质均会抑制铁质的吸收，孕妈妈注意补充铁时不要与其同食。

- 冷的东西吃多了会引起腹泻，可刺激子宫收缩，引起流产，孕妈妈要注意避免食用过于寒凉的食物。

- 本月孕妈妈虽胃口大好，但也不能吃生鱼片、生蚝等生食，吃火锅时也一定要将肉片煮熟、煮透。

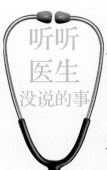

听听医生没说的事

充足的孕期营养是胎宝宝正常发育的保证，尤其是孕中期往后。但并不是吃得越多对胎宝宝越好，吃得平衡合理最重要。来门诊定期产检的孕妈妈对饮食和营养也是特别关注，但是我们产科医生往往没有时间给她们一一讲述，所以现将孕中、晚期孕妈妈每日饮食结构列举如下，让孕妈妈们做到心中有数。

谷类：350~450 克，其中杂粮不少于 1/5；鱼、禽、瘦肉：交替选用约 150 克；鸡蛋：每日 1 个或半个；蔬菜：500 克，其中绿叶菜不少于 300 克；水果：200 克；牛奶、酸奶：250~500 克，或相当量的奶制品（如奶粉 35~70 克）；植物油：20~25 克。

孕 4 月一日营养食谱推荐

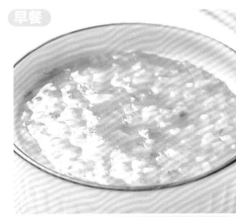
早餐

西红柿猪骨粥

原料：西红柿 2 个，猪骨 300 克，大米 100 克，盐适量。

做法：① 猪骨剁碎；西红柿洗净，切成块；大米洗净，浸泡。② 锅置火上，放入猪骨和适量水，大火烧沸后改小火，熬煮 1 个小时。③ 放入大米、西红柿块，继续熬煮成粥。待粥熟时，加盐即可。

营养：此粥黏糯适口，含有丰富的蛋白质、脂肪、碳水化合物和钙、胡萝卜素等，孕妈妈常喝可预防宝宝软骨病的发生。

虾仁娃娃菜

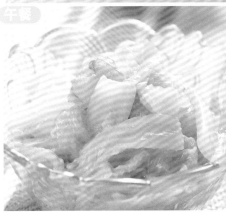
午餐

原料：娃娃菜 1 棵，虾仁 4 只，高汤、香菜末、盐、葱丝、姜丝、香油各适量。

做法：① 娃娃菜洗净，根部打十字花刀焯水过凉；虾仁洗净备用。② 锅内倒入适量高汤，大火烧开后放入娃娃菜，开锅后加入虾仁，大火滚煮片刻，加入适量盐。③ 最后撒上葱丝、姜丝、香菜末，淋上香油。

营养：虾含丰富的优质蛋白质、维生素 A、维生素 B_1、维生素 B_2，有利于胎宝宝此阶段各个器官的快速发育。

鲫鱼丝瓜汤

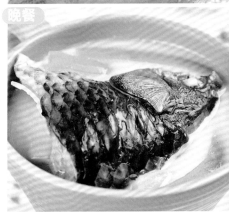
晚餐

原料：鲫鱼 1 条，丝瓜 1 根，姜片、盐各适量。

做法：① 鲫鱼去鳞、去腮、去内脏，洗净，切小块。② 丝瓜去皮，洗净，切成段。③ 锅中放入清水，把丝瓜和鲫鱼一起放入锅中，再放入姜片、盐，先用大火煮沸，后改用小火慢炖至鱼熟，即可食用。

营养：丝瓜富含 B 族维生素和维生素 C，有利于保护胎宝宝视力；鲫鱼富含蛋白质，为本月胎宝宝神经元的形成和发育提供营养。

紫薯山药球

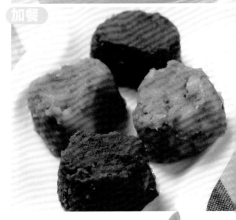
加餐

原料：紫薯 1 根，山药 1/2 根，炼奶适量。

做法：① 紫薯、山药洗净，去皮，蒸烂后压成泥。② 在山药泥中混入适量蒸紫薯的紫水，然后分别拌入炼奶后混合均匀。③ 揉成球形即可。

营养：山药含有氨基酸、胆碱、维生素 B_2、维生素 C 及钙、磷、铜、铁、碘等多种营养素，能满足胎宝宝本周身体发育所需。

孕 5 月

在舒适的孕中期，孕妈妈尤其要合理安排饮食，每餐最好只吃七八分饱，并可由三餐改为五餐，实行少吃多餐的原则。

孕 5 月饮食宜忌

宜

❯ 孕妈妈吃含铁食物如木耳、瘦肉、蛋黄时，宜与水果、蔬菜等含维生素 C 的食物一起食用，吸收效果更好。

❯ 孕妈妈吃海鲜有助于缓解孕期抑郁症，因为海鲜中的脂肪酸等物质，会使孕期抑郁症得到缓解。

❯ 孕妈妈嘴馋的时候，别总想着甜点，可以将黄瓜和胡萝卜切成条当零食吃，帮助补充一天的蔬菜量。

❯ 孕妈妈应适当补充维生素 A 和脂肪，有利于胎宝宝视网膜发育和大脑的发育；可适度吃一些鱼肉及核桃、腰果等。

❯ 孕妈妈最好每周吃动物肝脏不超过 2 次，每次控制在 25 克之内。烹饪前一定要清洗干净。

不宜

❯ 孕妈妈可以遵医嘱服用一些适合孕期服用的钙剂，但切不可盲目乱补或补钙过量，否则会产生很多难以预见的危害。

❯ 人体呈微碱状态是最适宜的，如果孕妈妈一味偏食大鱼大肉，则使体内趋向酸性，易导致胎宝宝大脑发育迟缓，影响智力。

❯ 大麦芽除了能回奶外，还有催生落胎的作用，所以孕妈妈在怀孕期间不可多吃大麦芽。

❯ 有些孕妈妈怕饮食过量影响体型，所以节制饮食，这样容易引起营养不良，会对胎宝宝智力产生不良影响。

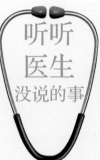

听听医生没说的事

到了孕 5 月，不少孕妈妈向我们反映最近食欲不好了，这是因为随着胎宝宝的生长，孕妈妈胃部受到挤压，容量减少，解决的办法就是选择体积小、营养价值高的食品，要少食多餐，可将全天所需食品分五六餐进食。在热能的分配上，早餐的热能占全天总热能的 30%，要吃得好；午餐的热能占全天总热能的 40%，要吃得饱，晚餐的热能占全天总热能的 30%，要吃得少。

孕5月一日营养食谱推荐

胡萝卜玉米粥

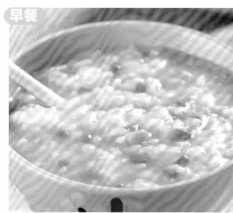
早餐

原料：鲜玉米粒50克，胡萝卜1根，大米60克。

做法：① 鲜玉米粒洗净；胡萝卜洗净，去皮，切成小块，备用。② 大米洗净，用清水浸泡30分钟。③ 将大米、胡萝卜块、玉米粒一同放入锅内，加适量清水，大火煮沸，转小火继续煮至大米熟透即可。

营养：胡萝卜健脾和胃，玉米调中健胃。此粥健脾和胃，符合孕妈妈此时多喝粥的饮食原则。

什锦烧豆腐

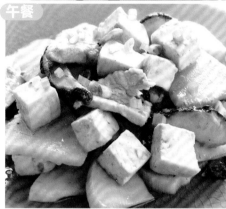
午餐

原料：虾皮10克，豆腐1块，笋尖30克，香菇6朵，鸡肉50克，料酒、酱油、盐、姜末各适量。

做法：① 豆腐洗净，切块；香菇、笋尖、鸡肉分别洗净，切片。② 将姜末、虾皮和香菇煸炒出香味，放豆腐块和鸡片、笋片，加酱油、料酒炒匀，加清水略煮，放盐调味即可。

营养：豆腐和虾皮含钙量较高，可以为孕妈妈补充钙质，预防和缓解腿抽筋。

五彩蒸饺

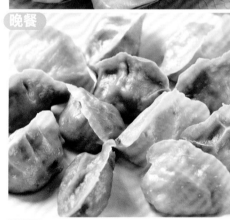
晚餐

原料：紫薯、南瓜各1块，芹菜、菠菜各50克，面粉200克，猪肉馅100克，葱末、姜末、盐各适量。

做法：① 紫薯、南瓜处理好后蒸熟捣成茸；菠菜洗净后焯水，切末；芹菜洗净，稍煮切成末。② 面粉添加适量水，和成面。③ 将紫薯茸、南瓜茸、菠菜末分别与和好的面粉揉成团。④ 将猪肉末、芹菜末、盐、葱末、姜末拌匀，做成馅儿。⑤ 擀面皮，包成饺子，蒸熟即可。

营养：不吃蔬菜的孕妈妈对这道好看又好吃的蒸饺一定不会抗拒。

牛奶水果饮

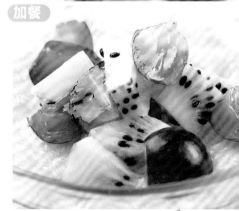
加餐

原料：牛奶250毫升，玉米粒、葡萄、猕猴桃、白糖、水淀粉、蜂蜜各适量。

做法：① 将猕猴桃、葡萄均切成小块备用。② 把牛奶倒入锅中，加适量的白糖搅拌至白糖化开，然后开火，放入玉米粒，边搅动边放入水淀粉，调至黏稠度合适。③ 出锅后将切好的水果丁摆在上面，滴几滴蜂蜜就可以了。

营养：玉米粒和葡萄等水果可以补充牛奶中膳食纤维的不足，还可补充维生素C。

孕6月

本月的胎宝宝像一个"小老头"，这一时期孕妈妈应注意食用润肠食物，以缓解子宫增大压迫直肠所形成的便秘。

孕6月饮食宜忌

<table>
<tr><th>宜</th><th>不宜</th></tr>
<tr><td>

▶ 这时候胎宝宝的视觉和味觉系统已发育成熟，孕妈妈各种健康食物都可以尝试，以培养胎宝宝全方位的口味，避免将来偏食。

▶ 孕妈妈在加餐时可以多吃一些全麦面包、麦麸饼干等点心，可以补充膳食纤维，防治便秘和痔疮。

▶ 孕妈妈可以用红薯、南瓜、芋头等代替部分米、面作为主食，在提供能量的同时，能获得更多的矿物质和营养。

▶ 此时的胎宝宝要靠吸收铁质来制造血液中的红细胞，孕妈妈应多吃一些富含铁质的食物，如瘦肉、鸡蛋、动物肝脏、鱼及强化铁质的谷类食品，如有必要，可在医生指导下补充铁剂。

</td><td>

▶ 补充膳食纤维可以预防便秘，但过多的膳食纤维会降低钙和铁的吸收，所以孕妈妈补充膳食纤维要适度。

▶ 孕期水肿是常见的症状，孕妈妈最好整个孕期都不要吃过咸的食物，以防水肿加重。

▶ 大料、茴香、花椒、胡椒、辣椒等热性香料具有刺激性，很容易消耗肠道水分，使肠胃腺体分泌减少，加重孕期便秘，应避免食用。

▶ 孕妈妈每天食用坚果不宜超过50克。坚果油性较大，而孕期消化功能相对减弱，过量食用坚果很容易引起消化不良。

</td></tr>
</table>

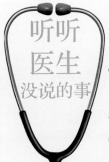

听听医生没说的事

　　贫血是孕妈妈的一种常见病，也是我们被问诊较多的病症，尤其是在本月，不少从未贫过血的孕妈妈都会被检查出来贫血，这是因为孕中期是胎宝宝生长发育最快的时期，会和孕妈妈抢夺铁元素，导致孕妈妈缺铁性贫血。

　　我们会根据孕妈妈的贫血程度来做治疗，轻度贫血需从食物入手进行调理，如果调不过来再吃药。但是患有严重贫血的孕妈妈，除了食补外，还需要遵医嘱补充铁剂等药物。

孕6月一日营养食谱推荐

南瓜香菇包

原料：南瓜1/2个，糯米粉1/2碗，藕粉2小匙，香菇3朵，酱油、白糖各适量。

做法：① 南瓜去皮、煮熟、压碎，加入糯米粉和用热水拌匀的藕粉，揉匀；香菇洗净、切丝。② 锅中倒油，下香菇炒香，加入酱油、白糖制成馅。③ 将揉好的南瓜糯米团分成10份，擀成包子皮，包入馅料，放入蒸锅内蒸10分钟即可。

营养：香菇和南瓜同食，可以促进铁的吸收。

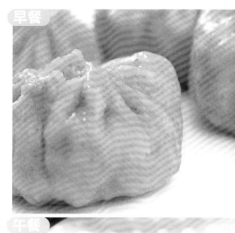

腰果百合炒芹菜

原料：百合50克，芹菜2棵，胡萝卜1/2根，腰果40克，盐、白糖各适量。

做法：① 百合洗净，切去头尾分开数瓣；芹菜洗净，切丁；胡萝卜洗净，切片。② 锅内放油，开小火马上放入腰果炸至酥脆捞起放凉。③ 将油倒出一半，烧热后放入胡萝卜片及芹菜丁，大火翻炒。④ 放入百合、盐、白糖，大火翻炒后盛出，撒上腰果。

营养：孕妈妈摄入一些坚果，有利于胎宝宝大脑的发育。

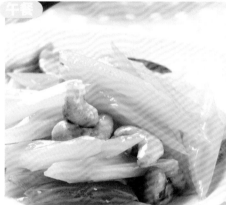

豆角肉丝家常炒面

原料：瘦肉100克，面条200克，豆角80克，盐、香油、淀粉、葱花各适量。

做法：① 瘦肉洗净，切丝；豆角择洗干净，切段；面条煮到9成熟，拌上香油放凉。② 肉丝加入盐、淀粉腌制。③ 锅中倒油，油温5成热时将肉丝放入，变色后捞出。④ 爆香葱花，倒入豆角翻炒，炒至变软，倒入肉丝和调味汁，倒入面条炒散。

营养：此菜能让孕妈妈和胎宝宝在贫血高发期远离贫血。

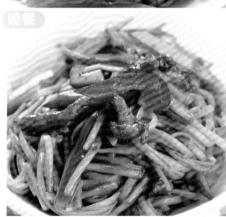

田园蔬菜粥

原料：西蓝花、胡萝卜、芹菜各30克，大米100克，香菜末、盐各适量。

做法：① 西蓝花、胡萝卜、芹菜洗净，西蓝花掰小朵，胡萝卜、芹菜切丁；大米洗净，浸泡30分钟。② 锅置火上，放入大米和适量水，大火烧沸后改小火，熬煮20分钟。③ 放入胡萝卜丁煮熟，再放入西蓝花、芹菜丁，稍煮。④ 最后加盐调味，撒上香菜末。

营养：蔬菜粥补充维生素的同时还能有效缓解孕妈妈便秘。

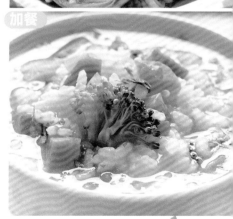

孕7月

在胎宝宝增长智力的关键时刻，孕妈妈多吃些核桃、芝麻、花生等健脑食品，以及豆类和谷类等营养含量较高的五谷杂粮，才能为胎宝宝提供充足、均衡的营养。

孕7月饮食宜忌

宜

➤ 针对易出现的牙龈出血、肿胀，孕妈妈可以通过多吃蔬菜和水果，帮助牙龈恢复健康，如橘子、梨、番石榴、草莓、苹果等。

➤ 患妊娠期糖尿病的孕妈妈用糙米或五谷米饭来代替白米饭，可延缓血糖的升高，控制血糖。

➤ 孕妈妈多吃一些含胶原蛋白丰富的猪蹄、羊蹄等，有利于增加皮肤弹性，预防和缓解妊娠纹。

➤ 习惯素食的孕妈妈，豆制品是再好不过的健康食品了，它可以提供孕期所需的很多营养，如优质的蛋白质。

➤ 孕妈妈本月可能会发现自己水肿了，尤其是下肢显得更为严重。正常的水肿，卧床休息后就可以自动消失，如果长时间不消失的话，就要食用一些消肿的食物，如冬瓜、鲫鱼、鸭汤等。

不宜

➤ 孕妈妈切不可为了减轻水肿，自行使用利尿剂，那会引起胎宝宝心律失常、新生儿黄疸等，危害胎宝宝的健康。

➤ 喝牛奶可以补充钙质，但孕妈妈千万不要拿牛奶当水喝，若大量饮用可使蛋白质摄入增加，加重肾脏负担。

➤ 吃完葡萄不能立即喝水或者牛奶，容易引起腹泻，最好在30分钟以后再喝。

➤ 孕妈妈不能毫无节制地补充脂肪，以免引起营养过剩，体重增加过快，最好坚持优质、少量的原则。

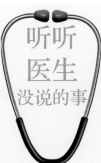

听听医生没说的事

水肿问题也是在门诊中孕妈妈咨询率很高的一种常见不适，在这里教大家一个鉴别的方法。如果孕妈妈清晨起床时水肿会消退，或者把脚抬高1小时，腿部和脚踝的水肿会减轻，血压和体重正常，也没有蛋白尿，这就是轻度水肿，可不必处置。如果腿部肿胀严重，用手指按下去会有明显的凹陷，清晨起床时或把腿抬高1小时也不会好转，就属于水肿异常，需要来院就诊。

孕 7 月一日营养食谱推荐

早餐

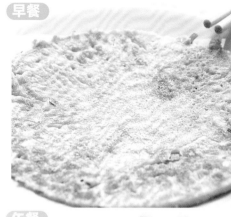

鸡蛋软煎饼

原料：鸡蛋 1 个，面粉 100 克，淀粉、葱花、盐各适量。

做法：① 将面粉、淀粉加盐，倒入凉水搅拌成糊；再把葱花倒入糊中；鸡蛋打入糊中，搅散。② 选平底锅，锅底刷上油，锅热后转小火，倒入 1 勺面糊，均匀摊开，一面凝固后煎反面，至两面金黄时即可。

营养：香香软软的鸡蛋煎饼能调动起一天的好胃口。

午餐

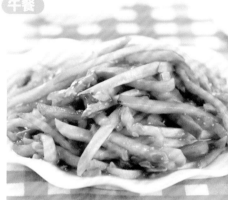

糖醋西葫芦丝

原料：西葫芦 1 根，木耳 1 小把，蒜末、花椒粒、盐、陈醋、白糖、淀粉各适量。

做法：① 西葫芦洗净，去子，切丝；木耳泡发后洗净，切丝。② 锅内放油，放入花椒粒，炸至变色，捞出花椒。③ 油锅里放入蒜末，煸出香味，倒入西葫芦丝翻炒，再倒入木耳丝炒匀。④ 盐、白糖、陈醋、淀粉和水调成汁，沿锅边淋入锅里，翻炒均匀。

营养：西葫芦含有多种 B 族维生素，可保持细胞的能量充沛。

晚餐

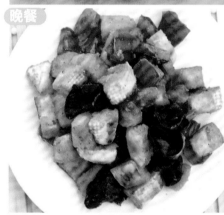

炒馒头

原料：馒头 1 个，木耳 2 朵，西红柿 1 个，鸡蛋 1 个，盐、葱末各适量。

做法：① 馒头掰小块；木耳泡发、洗净、切块；西红柿洗净、切块；鸡蛋打散。② 锅加热，刷一点油，将馒头块倒入锅中用小火烘，盛出备用。③ 锅里加油，放入木耳翻炒，倒入鸡蛋液，再加西红柿和适量水，最后加盐和馒头块翻炒均匀，撒上葱末即可。

营养：木耳和鸡蛋含铁丰富，可满足胎宝宝对铁的需要量。

加餐

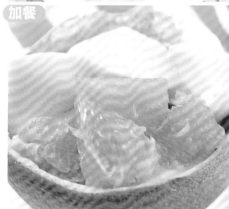

橙香奶酪盅

原料：橙子 1 个，奶酪布丁 1 盒。

做法：① 在橙子 2/3 处切一横刀，用小勺挖出果肉。② 果肉去筋去膜，撕碎备用。③ 在橙子内填入奶酪与撕碎的橙肉，拌匀即可。

营养：奶酪被称为浓缩的牛奶，蛋白质和钙含量十分丰富，对胎宝宝此时呼吸系统的发育和听力的发展十分有利。

孕8月

从孕8月开始，孕妈妈就进入孕晚期了，这时，孕妈妈的不适感逐步增加，有时候就像刚怀孕那样，出现手麻脚肿、腰腿疼痛等状况，但是，不要太担心这些状况，合理饮食加上愉悦的心情，一定能孕育出一个健康的宝宝。

孕8月饮食宜忌

宜

▶ 随着胎宝宝的长大，子宫挤压胃部，孕妈妈会觉得胃口不好了，这时可以少食多餐，多吃一些有养胃作用、易于消化吸收的粥和汤菜。

▶ 从现在到分娩，最好多吃些豆类食品，可以满足孕妈妈和胎宝宝本阶段对营养的需要。

▶ 每天进食五六餐，每餐进食量减少，睡前喝一杯牛奶，可以缓解孕晚期因胎宝宝压迫而产生的胃部疼痛现象。

▶ 将芝麻、核桃磨碎了放在锅里炒，加少量糖搅拌均匀，每天早晚一勺，对孕妈妈和胎宝宝的眼睛很有好处。

不宜

▶ 现在，孕妈妈要少吃碳水化合物和脂肪，多吃蛋白质、维生素含量高的食物，以免胎宝宝生长过大，造成分娩困难。

▶ 为了避免体重增加过度，孕妈妈还是戒了饼干、糖果、炸薯条等热量比较高的零食吧。

▶ 民间有去胎火、解胎毒的说法，有些孕妈妈擅自服用消炎解毒丸等给胎宝宝"排毒"，孰不知，这些中成药有导致流产的可能。

▶ 孕期失眠不适合用催眠药物。它不仅会使孕妈妈产生药物依赖，还会影响胎宝宝的发育。

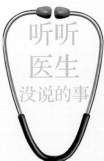

听听医生没说的事

孕妈妈一般到了中晚期都会有点便秘，这是不断增大的胎宝宝压迫肠胃引起的，不用特别担心。建议孕妈妈早上喝杯蜂蜜水，适当吃点儿香蕉，多喝水，多吃水果和蔬菜，另外平时可以多出去散散步，加强一下大肠的蠕动。

轻微的便秘几乎每个孕妈妈都会遇到，通常不影响正常的作息和生活。但如果比较严重的，就要到医院问诊了。

孕8月一日营养食谱推荐

早餐

培根菠菜饭团

原料：培根1袋，米饭1碗，菠菜、香油、海苔碎、盐各适量。

做法：① 菠菜洗净后放入沸水中，加入少许盐略焯，捞出放入凉水中，挤干水分，切成末。② 菠菜末放入碗内，调入香油拌匀，再加入米饭，撒入海苔碎拌匀。取一小团拌好的菜饭捏成椭圆形饭团。③ 用培根将饭团裹起来，放入不粘锅内小火煎5分钟即可。

营养：菠菜富含铁和胡萝卜素，对胎宝宝眼睛的发育很有好处。

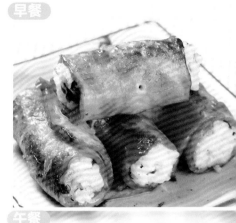

午餐

冬瓜面

原料：面条100克，冬瓜80克，油菜2棵，生抽、醋、盐、香油、姜末各适量。

做法：① 冬瓜洗净，切片；油菜洗净，撕成片。② 锅中倒油，油热后煸香姜末，放入冬瓜片翻炒，加生抽和适量水，加盖烧煮。③ 加醋和盐，即可出锅。④ 面条和油菜一起煮熟，把煮好的冬瓜连汤一起浇在面条上，再淋点香油。

营养：冬瓜的利水功效很强，可帮助孕妈妈预防和缓解孕晚期水肿。

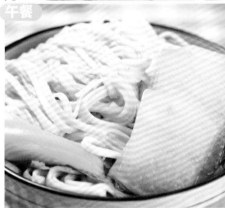

晚餐

海参豆腐煲

原料：海参2只，肉末80克，豆腐1块，胡萝卜片、黄瓜片、葱段、姜片、盐、酱油、料酒各适量。

做法：① 剖开海参腹部，洗净体内腔肠，以沸水加料酒和姜片焯烫，捞起切寸段；肉末加盐、酱油、料酒做成丸子；豆腐切块。② 海参放进锅内，加清水、葱段、姜片、盐、酱油、料酒煮沸，加入丸子和豆腐，煮至入味，最后加胡萝卜片、黄瓜片稍煮。

营养：海参能提供优质的营养素，让胎宝宝更健壮。

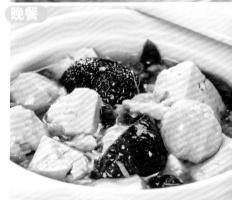

加餐

橙子胡萝卜汁

原料：橙子2个，胡萝卜1根。

做法：① 橙子洗净去皮；胡萝卜洗净，去皮切块。② 将胡萝卜和橙子一同放入榨汁机榨汁即可。

营养：这道饮品具有强效的抗氧化功效，同时也是清洁身体和提高身体能量的佳品，非常适合胃口不佳的孕妈妈饮用。

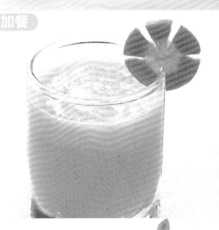

孕9月

这个月胎宝宝已经相当成熟，孕妈妈要开始为分娩做准备了，在营养的摄入上，孕妈妈要根据自己的身体情况，来做有针对性的调节，以保证顺利分娩。需要强调的是，胎宝宝在最后2个月能够在体内储存一半的钙，孕妈妈可适当补充一些。

孕9月饮食宜忌

宜

> 胎宝宝体内的钙一半是在最后2个月储存的，所以在这最后的时刻，孕妈妈依然要保证补充足够的钙。

> 胎宝宝肝脏以每天5毫克的速度储存铁。如果此时铁摄入不足，可影响胎宝宝体内铁的存储，出生后易患缺铁性贫血。

> 随着腹部不断变大，消化功能继续减退，更易引起便秘。所以孕妈妈要多吃些薯类及含膳食纤维多的蔬菜。

> 这个月，孕妈妈适当吃一些淡水鱼，有促进乳汁分泌的作用，可以为出生后的宝宝提供充足的初乳。

不宜

> 不要因为体重增加而节食或者少吃一餐。孕妈妈和胎宝宝都需要从健康的饮食中获得营养和热量。

> 由于现在孕妈妈胃部容纳食物的空间不多，所以不要一次性地大量饮水，以免影响进食。

> 孕妈妈此时尤其不要吃生食或不干净的食物，以免腹泻而引起早产。

> 如果便秘情况严重，需要治疗，一定要听医生的指导。不过，到了孕晚期，应绝对禁用泻药。

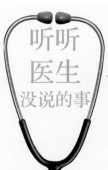

听听医生没说的事

产检的时候，总有孕妈妈指着其他孕妈妈的肚子问我们："医生，为什么我的肚子这么小，她的肚子好大啊！"实际上，怀孕的时候肚子大小是不一定的，有的显怀，有的不怎么显怀。此外，孕妈妈肚子的大小会受到体型的影响，一般来说，身材娇小的孕妈妈要比身材高大的孕妈妈更显怀。每次产检的时候医生都会测量体重和宫高、腹围，只要在正常值之内就可以，不用过分担心。

孕9月一日营养食谱推荐

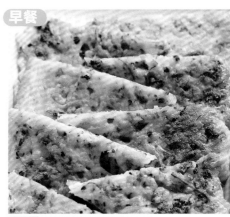
早餐

田园土豆饼

原料：土豆块、青椒、红椒丁各30克，玉米粒40克，沙拉酱、淀粉各适量。

做法：① 土豆放进微波炉，烤7分钟后取出，压成土豆泥；青椒丁、红椒丁、玉米粒焯水沥干。② 青椒丁、红椒丁、玉米粒、沙拉酱倒入土豆泥中拌匀。③ 土豆泥捏成饼，将做好的饼坯裹上干淀粉。④ 锅里加油，放入饼坯两面煎成金黄色。

营养：营养丰富的土豆饼是孕妈妈的大爱。

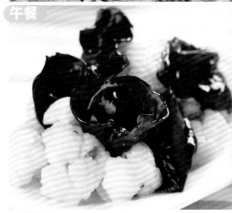
午餐

凉拌木耳菜花

原料：菜花1/2棵，木耳3朵，胡萝卜1/2根，盐、醋、香油各适量。

做法：① 菜花洗净，掰成小朵儿；木耳泡发，洗净；胡萝卜洗净，切成条。② 菜花、胡萝卜、木耳分别焯水，沥干。③ 将菜花、木耳、胡萝卜搅拌在一起，加入盐和醋调味，淋上香油即可。

营养：菜花质地细嫩，味甘鲜美，是很好的血管清理剂，还富含维生素K，可防止孕晚期和分娩时的出血。

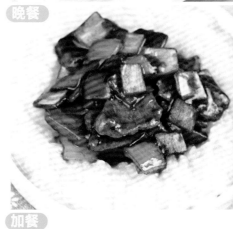
晚餐

猪肝烩饭

原料：米饭1碗，猪肝1/2个，瘦肉1/3碗，胡萝卜1/2根，洋葱1/2个，蒜末、水淀粉、盐、白糖、酱油、料酒各适量。

做法：① 瘦肉、猪肝洗净，切成片，调入酱油、料酒、白糖、盐、水淀粉腌10分钟。② 洋葱、胡萝卜洗净，切成片后用开水烫熟。③ 锅中放油，下蒜末煸香，放入猪肝、瘦肉略炒；依次放入洋葱片、胡萝卜和盐、酱油，放水加热，加水淀粉，淋在米饭上。

营养：猪肝能帮助孕妈妈预防缺铁性贫血。

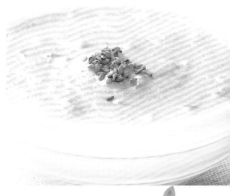
加餐

牛奶香蕉芝麻糊

原料：牛奶1袋（250毫升），香蕉1根，玉米面1/3碗，白糖、芝麻各适量。

做法：① 将牛奶倒入锅中，开小火，加入玉米面和白糖，边煮边搅拌，煮至玉米面熟。② 将香蕉剥皮，用勺子研碎，放入牛奶糊中，再撒上芝麻即可。

营养：牛奶、香蕉、芝麻能让孕妈妈精神放松；同时对胎宝宝皮肤的润滑和白皙有很好的促进作用，还能补充钙和铁。

孕 10 月

这个月胎宝宝已经相当成熟，孕妈妈要开始为分娩做准备了，在营养的摄入上，孕妈妈要根据自己的身体情况，来做有针对性的调节，以保证顺利分娩。需要强调的是，胎宝宝在最后2个月能够在体内储存一半的钙，孕妈妈可适当补充一些。

孕 10 月饮食宜忌

宜

▶ 孕妈妈多吃豆类、糙米、牛奶、动物内脏，可补充硫胺素（维生素 B_1），避免产程延长。

▶ 在临近预产期的前几天，孕妈妈要适当吃一些热量比较高的食物，为分娩储备足够的体力。

▶ 新生儿极易缺乏维生素 K，所以在孕晚期，孕妈妈可以多吃一些西蓝花、紫甘蓝、麦片和全麦面包来帮助宝宝获得维生素 K。

▶ 为了保证宝宝出生后的奶水供应，不爱喝汤的孕妈妈也要喝一些能催奶的汤了。

不宜

▶ 这个月即使胃口很好，也不能吃得过多，避免因为胎宝宝过大和孕妈妈体重过重带来的不良影响。

▶ 由于桂圆安胎，抑制子宫收缩，会加长分娩时间，还有可能促使产后出血，所以分娩时不宜多吃桂圆。

▶ 分娩时也不宜多吃鸡蛋，因为鸡蛋不易消化吸收，会增加肠胃负担，还可以引起腹胀、呕吐等，反而不利于分娩。

▶ 吃不好睡不好、紧张焦虑，容易导致疲劳，将可能引起宫缩乏力、难产、产后出血等危险情况。

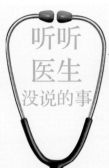
听听医生没说的事

虽说孕妈妈要为分娩的体力消耗适当补充能量，但是建议孕妈妈在临产前最好不要吃大鱼大肉等不易消化的食物。因为即便是顺产的孕妈妈在分娩的时候，也可能会出现宫缩乏力或难产等情况，需要立即进行剖宫产，由于情况危急，也顾不上手术前什么禁食不禁食了，所以为了保险起见，孕妈妈产前吃点粥、面条等易消化吸收的食物，做好两手准备。

孕10月一日营养食谱推荐

早餐

紫苋菜粥

原料：紫苋菜1棵，大米2小匙，香油、盐各适量。

做法：① 紫苋菜洗净后切丝；大米淘洗干净。② 锅内加适量清水，放入大米，煮至粥将成时，加入香油、紫苋菜、盐，煮熟即成。

营养：此粥具有清热止痢、顺胎产的作用。特别是产妇临盆时进食，能利窍、滑胎、易产，为产妇临盆前的保健食品。

午餐

奶油白菜

原料：白菜1棵，牛奶1/2袋（120毫升），盐、高汤、水淀粉各适量。

做法：① 白菜切小段，将牛奶倒入水淀粉中搅匀。② 锅烧热，倒入白菜，再加些高汤，烧至七八成烂。③ 放入盐，倒入调好的牛奶汁，再烧开即成。

营养：此菜口味清淡，营养丰富，孕妈妈食用，可以帮助减少盐的摄入。

晚餐

牛肉卤面

原料：挂面100克，牛肉50克，胡萝卜1/2根，红椒1/4个，竹笋1根，酱油、水淀粉、盐、香油各适量。

做法：① 将牛肉、胡萝卜、红椒、竹笋洗净，切小丁。② 挂面煮熟，过水后盛入汤碗中。③ 锅中放油烧热，放牛肉煸炒，再放胡萝卜、红椒、竹笋翻炒，加入酱油、盐、水淀粉，浇在面条上，最后再淋几滴香油即可。

营养：这道面食适合在产前补充体力，兼有补血的效果。

加餐

小米面茶

原料：小米面1/2碗，芝麻仁1把，麻酱、香油、盐、姜粉各适量。

做法：① 将芝麻仁去杂，用水冲洗净，沥干水分，入锅炒焦黄色，擀碎，加入盐拌在一起。② 锅内加适量清水、姜粉，烧开后将小米面和成稀糊倒入锅内，略加搅拌，开锅后盛入碗内。③ 将麻酱和香油调匀，用小勺淋入碗内，再撒入芝麻、盐即可。

营养：此面茶能补中益气，增加营养，助顺产。

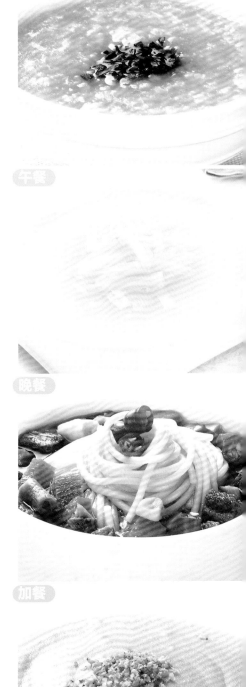

孕期保健与生活细节

为了让胎宝宝在妈妈的肚子里健康地成长，孕妈妈需要从生活和工作的各个方面来为胎宝宝创造一个优质的内外环境，这可不是一朝一夕的事，孕妈妈一定要坚持下去。

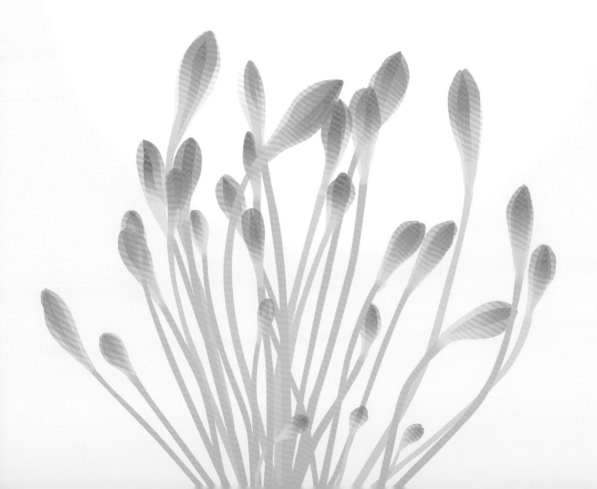

孕早期保健

从怀孕开始至 12 周末称为孕早期。孕早期是胚胎发育的关键时期，也是致畸的敏感期，要特别注意避免病毒感染，避免有毒有害环境因素影响。怀孕初期最容易流产，孕妈妈得特别小心避免用力的动作，也不要过度疲劳。

远离微波炉

对于怀孕早期的孕妈妈，微波炉可能是一个敏感的刺激。正常情况下，微波炉是安全的，孕妈妈可以安心使用。但如果家用微波炉使用时间较长，或者密闭性不好，则应尽量远离微波炉。尽量不要将微波炉放在卧室里，不用时要立即拔掉电源。开启微波炉时，不要站在旁边，等停止运行时再过去处理食物。下面给孕妈妈介绍一下如何检测微波炉是否漏辐射。

1 在微波炉门周围贴上纤细的纸条，微波炉开启时，纸条被吹动，则表明微波炉漏辐射。

2 在微波炉门上夹一张纸，如果能用手将纸拽出，表明微波炉密闭性不好，不宜使用。

3 漏辐射的微波炉或密闭性差的微波炉，不只孕妈妈不宜使用，其他人也不宜使用。

尽量少用手机

手机虽然看起来很小，但在使用时也会产生电磁辐射，而且使用手机时不可能与之保持一定距离，所以更容易对孕妈妈和胎宝宝造成伤害。怀孕早期尽量使用家庭座机。

手机刚接通时辐射最大，在接通瞬间应将手机远离头部。信号不好时，辐射也会增加。

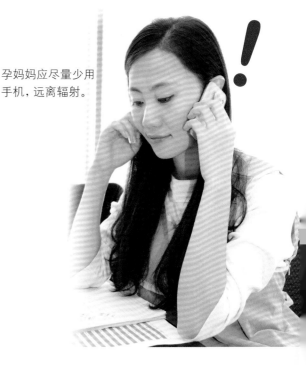

孕妈妈应尽量少用手机，远离辐射。

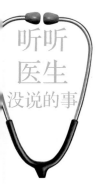

听听医生没说的事

不少孕妈妈在看门诊的时候向我们大倒苦水，说一怀孕感觉到处都是辐射，电脑手机倒还罢了，就连吹个头发、看个电视也说有辐射，弄得自己什么都不敢做了。的确，生活中的辐射令孕妈妈防不胜防，但是也并没有那么吓人，就拿高辐射机器复印机来说，相信没有哪个孕妈妈会整天在复印机旁复印东西吧，偶尔使用一下不会有什么影响的。

孕期用不用穿防辐射服

现代办公多用电脑，很多孕期女性担心胎宝宝受到辐射影响，在孕期，甚至孕前就开始穿防辐射服了。但实际上防辐射服并不像它所宣传的那么有用。有实验证明，目前市场上的防辐射服对单一来源的辐射有效。单一来源辐射就是指一对一的辐射关系，比如将手机放到折好的防辐射服里，手机很可能没有信号，然而这不能证明防辐射服在生活中能防止所有的辐射。

生活中的辐射环境是复杂的，你的前后左右都有辐射来源。在这种状态下，辐射在防辐射服内经反射，信号反而被防辐射服收集，加大了防辐射服内的辐射量。这个结果也已得到了实验证明。

不过，已经开始穿防辐射服的孕妈妈们也不必担心。由于现代技术的发展，各种电器的辐射量都远远低于安全标准，即使穿上防辐射服也是安全的。

穿不穿取决于孕妈妈心情，虽然实验已证明防辐射服对多源辐射没用，但如果孕妈妈觉得穿防辐射服能让自己更安心，那么穿上也无妨。

洗澡要选择淋浴

孕妈妈洗澡最好采取淋浴方式，千万不要贪图舒适把自己整个泡在浴缸里。怀孕后，阴道内乳酸含量降低，对外来病菌的杀伤力大大削弱，泡在水里有可能引起尿道病菌感染，甚至造成早产。

怀孕初期感染疾病的危险性较高，应尽量避免到公共浴室洗澡，如果是不得已，应掌握好时间，尽量选择在人少的早晨去，此时水质干净，浴室内空气较好。怀孕晚期就不要去了。

而且，洗澡时间不宜过长，控制在 20 分钟以内最佳。

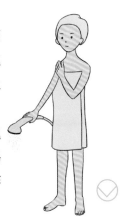

淋浴最适合孕妈妈。

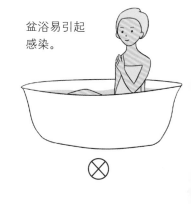

盆浴易引起感染。

听听医生没说的事

每年在门诊或急诊中都会遇到个别因为洗澡不慎摔倒导致流产、早产或者因为洗澡时间过长导致胎宝宝宫内缺氧窒息的事情，作为医生我们也很痛心。所以在这里有必要告诉广大孕妈妈们，不管怀孕的哪个阶段，孕妈妈都不要在温度很高、不通风的浴室里待很久，20 分钟最佳，最长也不要超过半个小时。另外，一定要穿防滑的拖鞋，以免摔倒发生危险。

用清水清洗私处

很多孕妈妈会在孕3月发现阴道分泌物增加了，这是体内孕激素持续旺盛分泌导致的，是正常现象，孕妈妈不必惊慌。

随着糖原的增加和多种激素的影响，孕妈妈可能还会出现外阴瘙痒及灼热症状，此时使用清水清洗外阴，可缓解症状。

孕妈妈需要注意的是，激素和糖原的影响会使孕妈妈患上各种阴道炎，所以除非是遵医嘱，孕妈妈最好不要用药物或冲洗液清洗外阴和阴道。

孕妈妈不宜开车

确定怀孕后，孕妈妈最好不要开车了。开车时路况不明，孕妈妈容易出现焦虑、紧张等情绪，这些情绪会通过内的分泌的形式直接作用于胎宝宝，给宝宝将来的性格埋下潜意识隐患。

如果有特殊原因，孕妈妈必须在孕早期开车，那么也应注意开车安全，保证系好安全带，时速应保持在每小时60公里内，连续驾车时间不宜超过1小时。

进入孕中期，孕妈妈腹部可以看到明显隆起时，应停止开车。一方面，此时驾驶位不太适合孕妈妈需要稍微向后仰的坐姿；另一方面，隆起的腹部也增加了急刹车时向前冲撞的危险。

自然面对嗜睡、忘事

孕早期，孕妈妈易疲倦、嗜睡，此时没必要硬撑，想睡就睡吧。孕妈妈可以选择在状态好的时间段把当天中比较重要的工作完成，并把这个情况告诉领导及同事，获得他们的体谅。这种劳逸结合的工作方式，对胎宝宝和孕妈妈的身体有好处。

怀孕后，孕妈妈会发现自己记忆力不如从前，请放轻松，这也是孕期的表现之一。孕妈妈可以利用小笔记簿来做备忘，或者关照同事提醒自己。

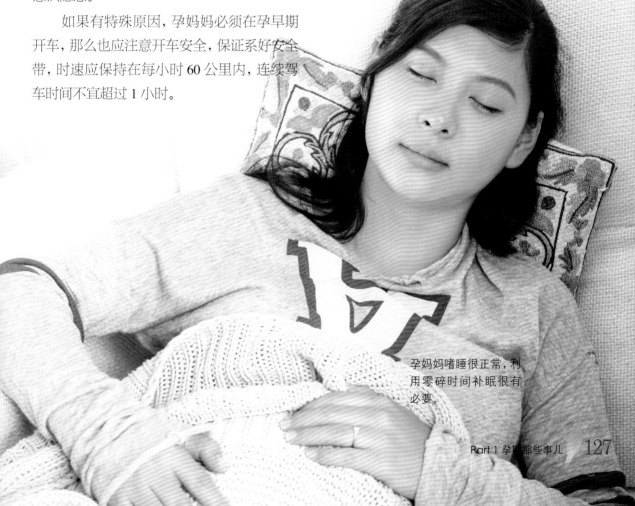

孕妈妈嗜睡很正常，利用零碎时间补眠很有必要。

及早预防妊娠纹

从怀孕早期就应开始着手预防妊娠纹的产生了。适度按摩肌肤，尤其是按摩那些容易堆积脂肪产生妊娠纹的部位，如腹部、臀部下侧、腰臀之际、大腿内外侧、乳房等，可以有效增加皮肤的弹性，减轻或阻止妊娠纹的产生。

按摩的同时也可做些皮肤护理，选用一些橄榄油可保持肌肤滋润，让按摩更容易进行，如果是专业的预防妊娠纹的按摩油效果会更好。可以自己做也可以到美容院，但要注意应选择那种天然的能增强皮肤弹性的按摩霜；也可以在洗澡时用软毛浴刷轻轻按摩腹部的皮肤，增强皮肤的弹性。

重点部位预防妊娠纹的方法

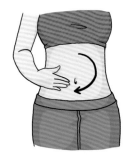 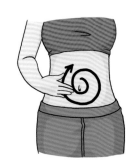 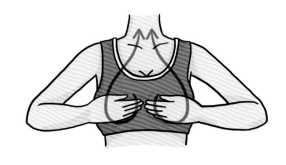

腹部：由肚脐开始，在肚脐周围顺时针方向画圈，慢慢地由小到大，按摩腹部皮肤。

乳房：从乳沟处开始，用指腹由下往上、由内至外轻轻按摩，直到推进至下巴、脖子。

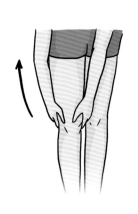 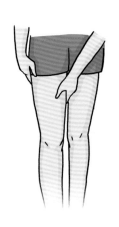 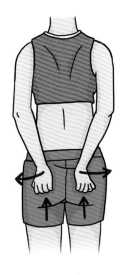

大腿：由膝盖开始，从大腿后侧往上推向髋部。

臀部：将双手放在臀部下方，用手腕的力量由下往上、由内向外轻轻按摩。

孕早期避免性生活

准爸爸要节制自己的性欲，一旦发现妻子怀孕后，应在孕 12 周内避免性生活，以免造成妻子流产。因为此时胚胎正处于发育阶段，特别是胎盘和母体宫壁的连接不紧密，此时如果进行性生活，易造成流产。即使性生活十分小心，由于孕妈妈盆腔充血，子宫收缩，也可能造成流产。

长时间蹲着不可取

孕妈妈不要做长时间弯腰或下蹲的家务活。孕妈妈长时间蹲着，容易引起骨盆充血最终导致流产。擦地、洗衣服、长时间蹲着上厕所等都需要注意，不宜时间太久。尤其家中的卫生间里如果使用蹲式马桶，则最好改为坐便器，以方便孕妈妈使用。

孕妈妈居室宁静很重要

孕妈妈的居室一定要安静，这能使孕妈妈得到良好的休息，并能保持宁静的心境。环境静，人心就静，心静气血就容易调和，这有利于孕妈妈和胎宝宝的健康。如果孕妈妈居住的屋子紧挨马路，声音总是很嘈杂，应想办法改善居住环境。如实在不行，最好让孕妈妈转移地方，如到父母家去暂住一段时间。

居住环境要通风、不潮湿

屋子或附近环境如果太潮湿对孕妈妈和胎宝宝都不好，因为环境过于潮湿，容易滋生细菌病毒，增加患病概率。另外，现在有不少公共场所采用完全密闭形式的窗户，比如机场候机厅、图书馆、阅览室等，这使室内容易积聚人群呼出的废气，新鲜空气却没法流进来，孕妈妈最好避免去这样的场所。如果孕妈妈的工作单位是中央空调，最好工作一两个小时就到户外透透气，呼吸一下新鲜空气。

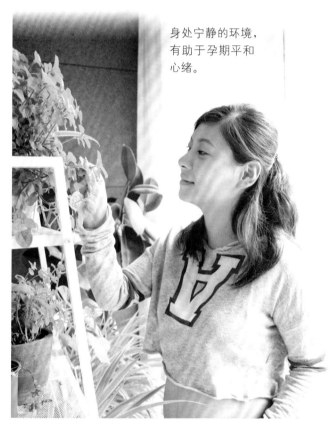

身处宁静的环境，有助于孕期平和心绪。

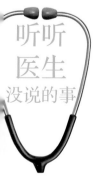

听听医生没说的事

几乎每个月我们都会在门诊中遇到因为性生活导致少量出血的孕妈妈，一般情况下没有什么大问题，但还是要提醒孕妈妈和准爸爸，在怀孕后的前 3 个月和后 3 个月，都要尽量避免性生活，可以将性生活安排在孕中期，也就是怀孕 4~7 月。一定要注意姿势和力度，不要压迫孕妈妈的腹部。

为了胎宝宝的健康，建议孕妈妈和准爸爸在性生活上要谨慎、小心，万不可疏忽大意。

孕中期保健

孕中期，孕妈妈的肚子就开始"显山露水"了，此时更应该注重日常保健和生活细节，让孕妈妈更加从容地面对孕期的一切。

开始做乳房护理

孕期对乳房多关注一点点，会让你在母乳喂养之路上前行一大步，对，就是这么简单而神奇！适当的孕期乳房护理能够帮助你的乳腺发育，疏通乳腺导管，从而促进分娩后的泌乳。同时孕期乳房护理能够改善皮肤弹性，防止乳房松弛下垂。

❋ 坚持支托

乳房日益增大，此时不能为了舒服和方便就不戴胸罩，要记住胸罩的作用就是维持正常而又美观的乳房外形。所以一定要选购合适的胸罩，并且坚持每天穿戴，包括哺乳期。注意胸罩不能太紧也不能太松，太紧了不舒服且压迫乳房，太松了则起不到支撑的作用。

❋ 经常按摩

孕中期时，要经常按摩乳房，方法为：由乳房周围向乳头旋转按摩。每天早晨起床和晚上睡觉前，分别用双手轻柔按摩5~10分钟，不仅可以缓解孕期乳房的不适和为哺乳期做准备，还能在产后使乳房日趋丰满而有弹性。

❋ 坚持清洁

清洁乳房不仅可以保持乳腺管的通畅，还有助于增加乳头的韧性、减少哺乳期乳头皲裂等并发症的发生。

❋ 坚持护理

如果乳房胀得难受，可以每天用毛巾热敷，并进行轻柔的按摩，以促进胸部血液循环和乳腺的发育。

从孕6个月起，很多孕妈妈的乳房开始有些许乳汁分泌出来，并在乳头上结成痂，所以每天要对乳房做好护理。用橄榄油将乳痂软化，再用温清水（不用香皂）清洁干净。手指涂上橄榄油，捏住乳头轻捻，滋润乳头的皮肤。

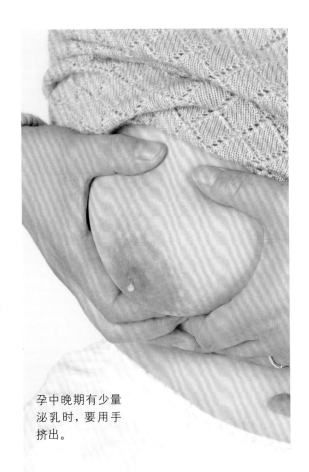

孕中晚期有少量泌乳时，要用手挤出。

纠正乳头凹陷

先天形成的乳头凹陷很可能会影响乳汁的顺畅排出，从而影响产后的哺乳，因此要在孕期及时纠正。孕36周开始，孕妈妈可将拇指和食指相对地放在乳头左右两侧，缓缓下压并由乳头向两侧拉开，牵拉乳晕皮肤及皮下组织，使乳头向外突出，重复多次。随后捏住乳头向外牵拉。每日2次，每次5分钟。或者用一手托住乳房，另一手的拇指和中指、食指抓住乳头转动并向外牵拉，每日2次，每次重复10~20次。

由于刺激乳头时可能会引起孕妈妈的子宫收缩，过早进行纠正的话有可能会引起流产、早产，所以孕妈妈一定要在保证进入孕中晚期之后再进行纠正。

要及时调换文胸

发现胸部有改变即可开始换穿孕妇文胸。无钢圈文胸或运动型文胸较舒适，也可以选择可调整背扣的文胸，因为它可以依胸部变化来调整文胸的大小。最好选择支撑力较强的文胸，以免在孕期胸部变大后会自然下垂。在怀孕晚期可以考虑选择哺乳型文胸，为产后哺乳做准备。

另外，孕妈妈选对文胸后也要正确地穿文胸，才能最大限度地保护乳房。

戴文胸的正确方法

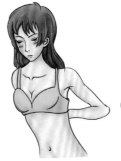 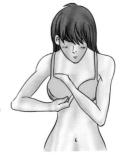

1. 将上身向前弯曲45°，让乳房自然恰当地倾入罩杯内，再扣上背扣。

2. 用手将乳房完全托住放入罩杯，并把胸部侧边的肌肉充分推入罩杯内。

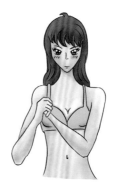 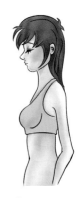
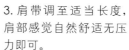

3. 肩带调至适当长度，肩部感觉自然舒适无压力即可。

4. 调整背部的横带和胸前罩杯位底部成水平。

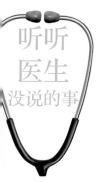

听听医生没说的事

现在因为奶粉总是出现问题，越来越多的孕妈妈都准备母乳喂养，那些乳头凹陷或扁平的孕妈妈就很着急，担心不能母乳喂养。其实，大多数孕妈妈都可以成功实现母乳喂养，即便是有凹陷和扁平的乳头。除手动牵拉外，可用乳头吸引器帮忙。最好在孕晚期开始使用乳头吸引器，使乳头向外突出。

乳头的形态和状态是可通过后天手段而改变、修正的，孕妈妈对此要有信心，凡事不要过于悲观。

用蛋清巧除妊娠纹

进入孕中期，胎宝宝和子宫快速变大，孕妈妈的体重也快速增加，孕妈妈皮肤的代谢速度无法跟上子宫增长速度，皮肤的弹性纤维和胶原纤维超过弹性限度的伸长，纤维发生断裂，妊娠纹就出现了。若孕4月没有出现，到孕5月，最晚到孕6月，纵横交错的妊娠纹就会出现在大多数孕妈妈的乳房、腹部、臀部、大腿。下面教给孕妈妈一个巧除妊娠纹的小窍门：洗净腹部后按摩10分钟，把蛋清敷在腹部皮肤上，10分钟左右后擦掉，再做一次腹部按摩，可让皮肤吸收更好一些。

蛋清巧除妊娠纹的方法

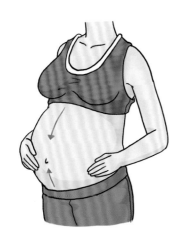

1. 将蛋清从腹部上下两侧分别向肚脐方向均匀抹平。

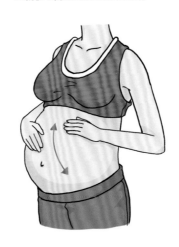

2. 沿肚皮来回轻擦。

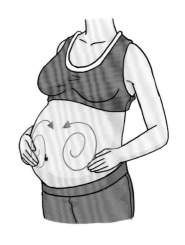

3. 左右手以顺时针方向不断画圈按摩。

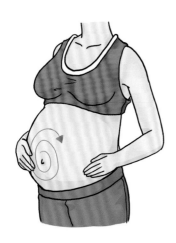

4. 以肚脐为起点，顺时针方向不断画圈按摩。

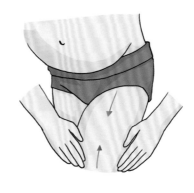

5. 以膝盖为起点，由下往上或由上往下轻轻涂抹并按摩。

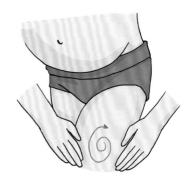

6. 沿大腿从下往上打圈涂抹，直至完全吸收。

孕5月可以去旅行

孕中期，孕妈妈和胎宝宝都进入了相对的稳定期。孕妈妈的早孕反应已经消失，腹部的隆起虽然对孕妈妈的行动有些影响，但还没有到非常不便的地步，无论是乘坐飞机，还是坐车都没什么问题，此时是孕妈妈最适宜出门旅行的时期。

孕妈妈容易疲劳，所以在旅行前应做好计划，尽量避开人多、嘈杂的地方，旅途也不宜太长，最好选择车程较近的，有青山绿水、新鲜空气的地方。

旅行除了准备宽松舒适、方便替换的衣服外，最好还多带一个小型的海绵枕头或软垫，可以让孕妈妈在乘坐飞机、火车、汽车时靠着休息。行李、食物不需要带太多，以免增加旅途负担。

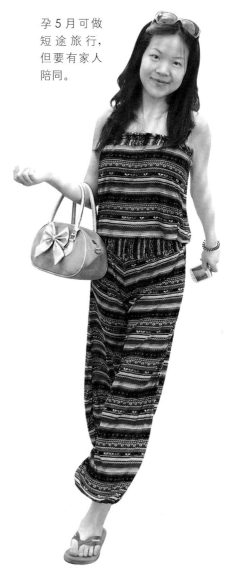

孕5月可做短途旅行，但要有家人陪同。

家有孕妈妈，不宜铺地毯

长期没洗的地毯中藏着很多灰尘和细菌，不利于孕妈妈健康，灰尘中的小颗粒进入孕妈妈呼吸系统，易引起过敏。地毯还是螨虫栖身的处所，螨虫在这里排泄，排泄出的小颗粒极易被孕妈妈吸入，引发过敏性哮喘。为了孕妈妈有一个健康而安全的环境，室内的地毯应暂时拿掉。

科学摆放脚，缓解下肢水肿

孕中期孕妈妈易出现下肢水肿，久坐的孕妈妈可以在座位底下放个脚凳，若没有脚凳，也可用鞋盒代替。坐着时，将脚放到脚凳上，可缓解脚部和下肢的压力。孕妈妈也可以准备一双舒适柔软的拖鞋，工作时穿着宽松的拖鞋也能缓解足部压力。坐一段时间后，适当地做伸展运动，抬腿并适当按摩小腿，以缓解压力。

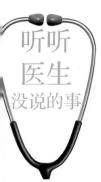

听听医生没说的事

水肿的孕妈妈千万别听信药店和网上的说法随意用药，其实无论什么原因引起的妊娠水肿，药物治疗都不能彻底解决问题，必须改善营养和日常习惯，增加饮食中蛋白质的摄入，以提高血浆中白蛋白含量，才能将组织里的水分带回到血液中。另外应减少盐及含钠食物的进食量，少食咸菜，以减少水钠潴留。

水肿是孕期常见症状，多问问医生的意见，不盲目自我诊断、用药，是最科学、明智的。

孕中期的坐、立、行走

孕中期，孕妈妈的腹部已经很大了，生活中坐、立、行走都应注意。

孕中期坐、立、行宜忌

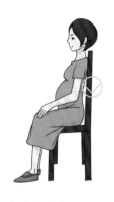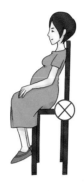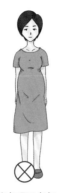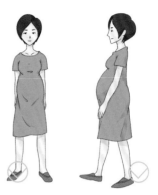

整个背部宜靠住椅背。　　背部不贴紧椅背有危险。　　两脚间距过窄，不利于支撑身体。　　双脚间距适当放宽，重心更稳。　　迈步不要太大。

坐：孕妈妈坐时，宜把后背靠在椅子背上，必要时还可以在腰部放一个靠垫或小枕头。

若孕妈妈由躺卧位变坐位，应先侧身，使肩部前倾，然后屈膝，用肘关节支撑起身体后，使腿自然垂于床下，再缓慢起身坐起来。

立：孕妈妈由坐姿起身时宜缓慢有序，不能再像孕前一样"风风火火"，以免腹腔肌肉过分紧张，压迫子宫。

若孕妈妈需保持站姿，宜选择让自己身体最舒适的姿势站立，而且应不断地转换重心，如把重心从脚趾移到脚跟，从一条腿移到另一条腿等。

行走：孕妈妈行走时宜保持身直，或上身稍稍向后仰，双肩放松，步子不宜迈得太大、太急，鞋子应选择舒适、厚底的运动鞋；行走时间不宜过长，一旦感觉疲劳就要坐下来休息一会儿。

孕妈妈如何上下楼梯

从孕中期到孕晚期，孕妈妈上下楼梯一定要平稳，动作放缓慢，切不可风风火火，以免发生危险。

上下楼正确姿势

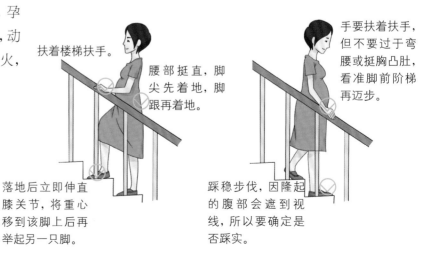

扶着楼梯扶手。

腰部挺直，脚尖先着地，脚跟再着地。

落地后立即伸直膝关节，将重心移到该脚上后再举起另一只脚。

手要扶着扶手，但不要过于弯腰或挺胸凸肚，看准脚前阶梯再迈步。

踩稳步伐，因隆起的腹部会遮到视线，所以要确定是否踩实。

不要随意摆放花草

有些花草可能会让孕妈妈产生不适，所以孕妈妈的居室不宜出现这类花草：茉莉、丁香、水仙等具有浓郁香味的花卉，容易引起孕妈妈食欲下降，甚至恶心、呕吐、头痛；万年青、五彩球、洋绣球、迎春花等可能导致孕妈妈皮肤过敏；夜来香、丁香吸进氧气，呼出二氧化碳，会与孕妈妈争抢氧气。

适度接触阳光

孕期要经常与阳光亲密接触，特别是在冬季，更要多做户外运动，不要隔着玻璃晒太阳，应让皮肤直接接受阳光照射。

但要注意的是，尽管晒太阳对孕妈妈及胎宝宝有很大的好处，但在太阳下晒得时间过长，也会产生不利影响。其原因在于，一定强度的日光也可使皮肤受到紫外线的伤害，进而产生皮炎。特别是在强光的照射下，孕妈妈的皮肤没有足量黑色素的保护，更容易使皮肤发炎。因此，孕妈妈要恰当掌握晒太阳的时间。

附身弯腰步骤示意

缓慢降低身体重心。

在不压迫腹部的情况下拾起东西。

缓慢站直。

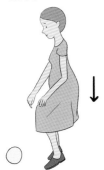
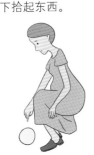
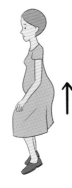

俯身弯腰要注意

孕中期后，膨大的腹部会给孕妈妈的脊椎造成很大压力，并引起孕妈妈背部疼痛，因此孕妈妈要尽量避免俯身弯腰，以免给脊椎造成过重的负担。

若孕妈妈必须要俯身弯腰时，应注意正确的姿势：扶住腹部，屈膝并把全身的重量分配到膝盖上，蹲下后，慢慢地、轻轻地向前俯身。孕妈妈在捡拾东西时，一定要蹲稳了才能进行，以免没控制好重心摔倒。

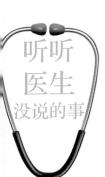

听听医生没说的事

如果孕妈妈分不清哪些花草适合在房间里摆放，那就选盆最简单的吊兰或绿萝，既可以美化环境，又可以净化空气，还能增加房间内空气的湿度。常用电脑的上班族孕妈妈也可以在电脑桌上放盆绿萝，可吸收电脑辐射。

绿色植物对缓解孕妈妈心情，改善居室环境，有非常明显的作用。科学地摆放一些绿色植物，对孕期容易情绪烦躁的孕妈妈，很有好处。

胎宝宝在妈妈肚子里的全部活动

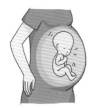
听到声音时会做出反应。

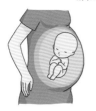
有时候身体会缩成一团。

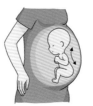
常常会伸展背部。

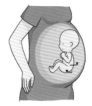
有时只是呼吸，妈妈的肚子也跟着动。

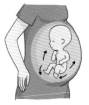
有时候会尽力伸展四肢。

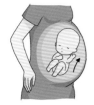
有时候会手舞足蹈。

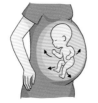
生气或高兴时会用力踢妈妈肚子。

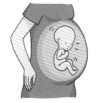
常常会打嗝。

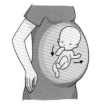
喜欢练习来回翻滚。

自觉在家测胎动

❋ 胎动的感觉

胎动的感觉有许多种：扭动、翻滚、拳打脚踢、肚子一跳一跳的、冒泡泡、像鱼在游泳、像虾在跳……胎宝宝在肚子里的动作千变万化，所以每个孕妈妈的胎动感觉会有所不同。在不同的孕周，胎动感受也会有所变化。

孕 16~20 周：这个时候胎宝宝运动量不是很大，孕妈妈通常觉得这个时候的胎动像鱼在游泳，或是"咕噜咕噜"吐泡泡。

孕 20~35 周：此时胎宝宝活泼好动，孕妈妈能感觉到拳打脚踢、翻滚等各种大动作，甚至还可以看到肚皮上突出的小手小脚。

孕 35 周~分娩：此时胎宝宝几乎撑满整个子宫，胎动较以前减弱。

❋ 累计每天的胎动次数

这是最简单的计算方法，你可以做一个简单的表格，每天早上 8 点开始记录，每感觉到一次胎动，就在表格里做个记号，累计 30 次后，就说明胎宝宝一切正常，不用再做记录。如果从早 8 点到晚 8 点，胎动次数都没有达到 10 次的话，建议你尽快去医院检查。

❋ 计算固定时间内的胎动次数

孕妈妈每天测试 3 小时的胎动，分别在早上、中午、晚上各进行 1 小时。将所测得的胎动总数乘以 4，作为每天 12 小时的胎动记录。若每小时少于 3 次，或减少 50% 者，则提示胎儿有可能缺氧。

听听医生没说的事

我们医生也知道，真正坚持数胎动的孕妈妈少之又少，那如果我告诉你们的确有孕妈妈因为感受到胎动异常及时就医，从而最终保住了宝宝的生命，也有粗心的孕妈妈直到产检的时候才得知胎儿已经宫内窒息了，相信有很多孕妈妈会加入到数胎动的行列里来。

相信每个孕妈妈都是爱胎宝宝的，那么这份爱要细化、落实到孕期实际生活和护理中，才能发挥出最大的意义。

不要突然吹风扇或空调

炎热的夏季，孕妈妈出汗多，借助风扇或空调纳凉是必要的。但是如果出汗多时，不要马上吹风扇或空调，因为此时全身毛孔张开，汗腺大开，邪风易趁虚而入，轻者伤风感冒，重者高热，对孕妈妈和胎宝宝极为不利。因此，孕妈妈应避免突然吹风扇或空调。

可做些简单家务

孕妈妈可以在家里擦擦桌子，洗洗菜，洗洗碗，步行去买菜，做点饭菜。适当的体力劳动能使人体气血和畅，做家务起到的运动效果也能帮助孕妈妈顺利分娩。孕妈妈做家务时要确保姿势平稳、正确。扫地时双脚前后站立，后腿弯曲，将重心前后移动就可以，尽量不要弯腰。

避免把工作带回家

做妈妈了，再也不能像以前那样忘我地工作了，职场孕妈妈需要慢慢调适新的生活节奏。做好工作计划，在工作时间全心全意地工作，下班的时候就应马上回家休息。为了肚子里的胎宝宝，孕妈妈要合理作息，学会保护和爱惜自己和胎宝宝，这样才能做个快乐轻松的职场孕妈。其实工作也是胎教的一部分，说不定胎宝宝不经意间就喜欢上你的工作和专长了呢。

留张珍贵大肚照

孕妈妈在拍大肚照时，除了拍摄效果要达到自己的要求以外，一些拍照细节也不能忽略：

1 选择专门给孕妈妈拍摄的影楼，这样专业性会比较强，而且有很多孕妇服装可以选择。

2 与化妆师沟通，尽量少用化妆品，不要用含铅的化妆品，尤其是唇彩，不要吃到肚子里。

3 既然是拍大肚照，一定至少要有一组露出肚子的照片。不要害羞也不要遮遮掩掩的，大方地把骄傲的大肚子露出来，还可以涂些亮亮的橄榄油。但要注意对腰腹部的保暖。

4 拍摄的环境不要太封闭，以免空气不好。拍摄的时间不要太久，避免孕妈妈太累了。

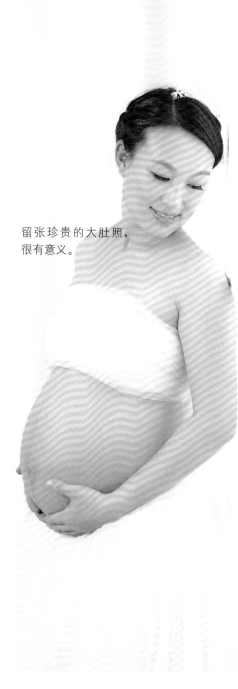

留张珍贵的大肚照，很有意义。

孕晚期保健

此时的胎宝宝发育已经接近成熟了，孕妈妈的肚子越来越大，生活越来越不方便了，千万不要一个人外出走太远。另外，一些重的家务活就留给准爸爸来做吧！

护腰枕让孕妈妈更舒服

到了孕晚期，由于受到增大的子宫的压迫，影响胎宝宝的氧气供给，采用左侧卧睡眠，可以缓解子宫供血不足的状况，有利于胎宝宝生长发育和孕妈妈顺产。孕妈妈可以使用护腰枕，它可以托住腹部和腰部，培养孕妈妈正确的睡姿，减轻孕期不适感。

孕晚期起床动作要缓慢

到了孕晚期，为了避免发生意外早产，任何过猛的动作都是不允许的。孕妈妈起床时，如果睡姿是仰卧的，应当先将身体转向一侧，弯曲双腿的同时，转动肩部和臀部，再慢慢移向床边，用双手撑在床上，双腿滑到床下，坐在床沿上，稍坐片刻后再慢慢起身站立。

确定医院需注意事宜

选择一家好的分娩医院不仅能让妈妈和宝宝得到较好的照顾，也能让妈妈心情更加愉悦，有利于产后哺乳。选择分娩医院要综合多个因素，孕妈妈可从以下方面考虑：

☐ 医院的信誉和口碑，尽量选择信誉和口碑较好的医院。

☐ 离家的远近，如果医院离家太远，会给家人的照顾带来很多困难。

☐ 母子分室还是同室。这两种方式各有利弊。母子分室可以让宝宝得到专业的看护，妈妈产后能得到较好的休息；而母子同室能让妈妈和宝宝保持亲密接触。孕妈妈可根据自己的需要进行选择。

☐ 医院设施是否先进，是否有相关新生儿服务。医院是否提供新生儿游泳和按摩、抚触等服务，针对新生儿的检查制度是否完善等。

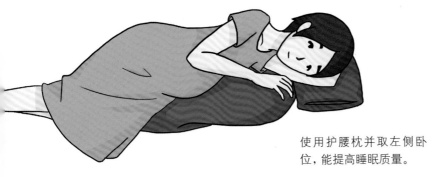

使用护腰枕并取左侧卧位，能提高睡眠质量。

放缓生活节奏

孕晚期，孕妈妈身体负担增加，生活节奏宜放缓，工作量、活动量都应适当减少。如果身体情况不乐观，大龄孕妈妈在孕 32 周后还可以申请休假。

不过，在孕妈妈暂时离开工作岗位前，应为工作交接做好准备。找一个适当的时间，与上司、接任者和同事对细节问题进行沟通，并商量好保持联系的方式、时间，以保证在孕妈妈休假期间工作顺利进行，同时也让孕妈妈获得一个相对清静的假期。

确认入院待产包

小宝宝马上就要来了，没有准备待产包的准爸爸一定要抓紧时间，火速购置，已经准备了待产包的准爸爸也要再次检查一下，以便及时查漏补缺。

❋ 待产包什么时候准备

怀孕六七个月的时候准备待产包是最合适的，不仅时间充裕，而且胎宝宝情况稳定，孕妈妈有较好的体力和精力挑选母婴用品。如果是孕晚期准备待产包，孕妈妈行动不便，就需要准爸爸多辛苦些了，一定要在入院前将待产包准备齐全。

❋ 待产包准备什么，准备多少

很多医院会提供部分母婴用品，所以，孕妈准爸最好事先向准备分娩的医院了解一下，以免重复；也可以向刚刚生过宝宝的新妈妈请教，她们的经验往往最实用、有效。

一般用品不宜大量采购，尤其是奶粉，在不确定新妈妈是否乳汁充足的时候，最好先少买一点，以免浪费。另外，宝宝长得很快，衣服随季节的变化准备两三套就可以了。

❋ 待产包如何放置

准爸爸要将新妈妈和小宝宝的用品按照衣服、洗漱、餐具、证件等分别放置在不同的袋子里，然后再一起放入一个大包，这样使用时就不需要大范围翻找了。一旦孕妈妈有临产征兆，拎包就走，方便快捷。

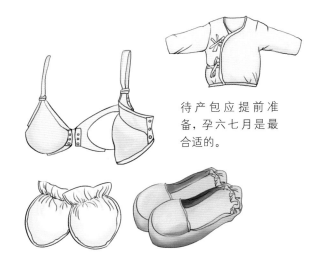

待产包应提前准备，孕六七月是最合适的。

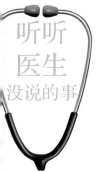

听听医生没说的事

每每看到孕妈妈入院生产，准爸爸大包小包往医院里扛，找个东西都几乎把所有的包翻遍了的时候，我们就会上前提醒他最好将新妈妈和小宝宝的用品按照衣服、洗漱、餐具、证件等分别放置在不同的袋子里，然后再一起放入一个大包，这样使用时就不需要大范围翻找了。

的确，没有经历过分娩场合的人想象不到当时会有多乱，尤其是准爸爸，既担心母子安全，又得把一切用品打点好，所以一定要提早做好准备，多充分都不过分。

用枕头帮助睡眠

不少孕妈妈在孕晚期这几个月中，因为腹部太大，往往睡不好觉，此时，一个小小的枕头就可以解决孕妈妈的烦恼。

用枕头帮助睡眠的几种方式

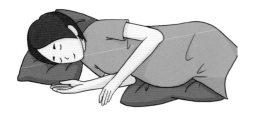

垫在腹部下，支撑腹部。

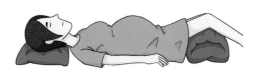

垫在大腿下，抬高大腿。

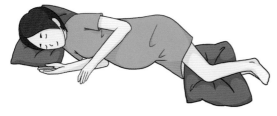

垫在两腿之间，减轻腿部压力。

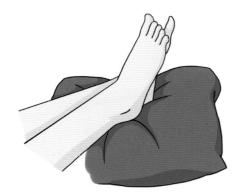

垫在双脚下，抬高双脚。

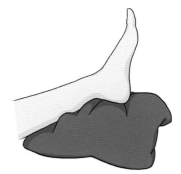

只垫一只脚，抬高下肢。

适宜每天洗澡

这个时期，由于内分泌的改变，新陈代谢逐渐增强，汗腺及皮脂腺分泌也会随之旺盛，孕妈妈比常人更需要沐浴。孕妈妈要尽可能每天洗澡以保持皮肤清洁，预防皮肤、尿路感染，以免影响胎宝宝健康。淋浴或只擦擦身体也可以，特别要注意保持外阴部的清洁。头发也要整理好。洗澡时要注意水温的调节，水温以38~42℃为宜。

坚持数胎动

即使到了孕晚期，孕妈妈也应坚持数胎动。胎动每12小时大于30次为正常，如果胎动过少（少于20次预示可能缺氧，少于10次有生命危险），则应及时去医院就诊。

掌握去医院的时间

轻松感：当胎宝宝的头部下降到骨盆腔时，胃部压迫感消失，胃的周围感觉很舒畅，你会感到特别轻松，一般在预产期前一两周。

尿频：尿频，但没有尿急、尿痛。

假痛：下腹常常感觉不规则的酸痛或收缩，走动或变换姿势可以减轻，这并不是真正的分娩阵痛，所以称假痛，常发生于产前几周或前几天。

胎动：一直活跃的胎动变得迟缓。

子宫颈：子宫颈会变软、变薄并稍有扩张。一般出现在分娩前几天，但是这种变化你无法察觉，只有检查阴道才能知道。

见红：分娩前一两天，阴道会有像月经一样的黏液分泌，如果是褐色，可以再观察，如果出血是鲜红色且量多无黏性，应立刻去医院待产。也有阵痛开始仍未见红的。

阵痛：子宫收缩时的表现，就是出现真临产症状。

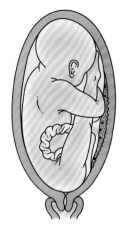
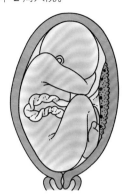

胎位不正时，要注意提早2周入院。

胎位不正提前2周住院

正常情况下，胎宝宝在母亲腹中是"头朝下，屁股朝上"的，但有3%~4%的胎宝宝是"头朝上，屁股朝下"，这就属胎位不正中的臀位。

这种情况在胎位不正中较多见，但危害不是最严重的。臀部易造成难产，需要比预产期提早2周左右住院，并在医生帮助下进行纠正，以自然分娩或剖宫产结束妊娠。

严禁性生活

此时胎宝宝已经成熟，子宫已经下降，宫颈逐渐缩短。如果这时性交，会增加胎膜早破、宫内感染的概率，还可能会造成早产和胎儿、新生儿感染。

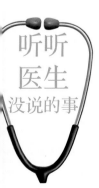

听听医生没说的事

对于一切正常的孕妈妈来说，有临产症状的时候再去医院也来得及，但是对于那些有妊娠高血压综合征、妊娠糖尿病等疾病的孕妈妈来说，最好跟医生商量一下住院的时间，医生会根据你的实际情况提前跟住院部申请床位。

还要提醒孕妈妈，住院的时候一定要带齐你所有的产检报告和病历本，因为住院部的医护人员需要审核才能安排住院事宜。

孕妈妈的身体护理

怀孕了，更要注意皮肤和身体的保养和护理，每天都清清爽爽，干干净净的，会让孕妈妈更加自信、漂亮。

细心护肤变身"孕美人"

怀孕后更要注意皮肤的保养，细腻、亮白的肌肤会让你的魅力大增，甜美的笑容也会出现在你的脸上。自信美丽的孕妈妈才会孕育出聪明可爱的宝宝，所以，从现在开始，认真对待自己娇嫩的肌肤吧。

✿ 第一步：洗脸

洗脸可是皮肤护理最基础、最关键的一步。怀孕后，皮肤的自我调节能力也会变差，脸上看起来粗糙、暗淡、没有光泽，改变这种状况的小诀窍就是做好皮肤的清洁工作。

孕妈妈可以选择市面上专为孕妇设计的清洁用品，早晚各洗一次脸，温和地去除脸上的污垢。

如果本身是油性皮肤的孕妈妈，就要在一天内多清洗几次，用清水洗即可。洗脸时要采用打圈手法，彻底清洁的同时也做了最初步的养护，可使后续护肤更加有效。

✿ 第二步：润肤、活肤

洁面之后，可使用润肤水或保湿水，一定要选用孕妇专用的。用化妆棉蘸取少量的"水"擦拭面部，也可将润肤水拍打在脸上，这不仅是对肌肤进行二次清洁，去掉残留的死皮、脂肪粒、黑头等，也是让皮肤快速充盈、充满弹性的手段。而且，这一步还具有"承上启下"的作用，为肌肤更好地吸收后面的营养成分做准备。

✿ 第三步：深层滋润肌肤

滴几滴孕妇专用的润肤乳或者保湿精华，均匀地拍在脸上，不仅可以使肌肤更滋润，还能帮助改善敏感脆弱的肤质，提亮肤色。

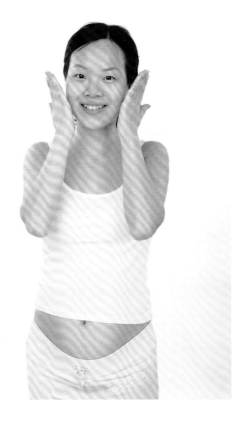

怀孕更不能忽视皮肤的保养，但要选用自然健康的护肤品。

正确选用护肤品

自从一怀孕，很多孕妈妈就舍弃了所有的化妆品包括保养品，这让那些原本爱美爱保养的孕妈妈很不舒服。其实，孕期不能用护肤品的观念是错误的，因为那样对皮肤的损伤更大，一旦导致皮肤严重缺水或是斑块形成，此后都很难恢复。

孕妈妈完全可以选择没有刺激成分、不含香料等的保湿润肤品，也就是人们常说的"基础类保养品"。现在市面上有专门的孕妇专用护肤品，孕妈妈需要到正规商场或超市选择正规品牌的产品。

孕期皮肤干燥怎么办

由于孕激素的关系，不少孕妈妈皮肤失去了以前的柔滑，略显粗糙，甚至会很干燥，有些区域甚至会出现脱皮现象，建议皮肤干燥的孕妈妈试试下面的方法来改善皮肤状况。

1 孕妈妈不要频繁地洗脸，因为皂碱会将皮肤上的天然油脂洗净，最好改用婴儿皂、甘油皂洗脸。

2 需使用能给皮肤增加水分的护肤品，涂抹在干燥区内并轻轻地加以按摩。

3 沐浴时不应浸泡太久，否则容易造成皮肤脱水，可以在水中加些浴油，尽可能少用普通肥皂，可使用不含皂质、pH 值属中性的沐浴露或婴儿香皂。沐浴后，最好在全身涂抹润肤油。

4 要特别注意饮食营养平衡，增加镁、钙等矿物质的摄取，如肉类、鱼、蛋，还要增加必要的脂肪酸和维生素，如绿色蔬菜、水果、坚果、谷物、牛奶、鱼油、豆类等；减少咖啡、酒、茶的摄取，并注意多喝水。

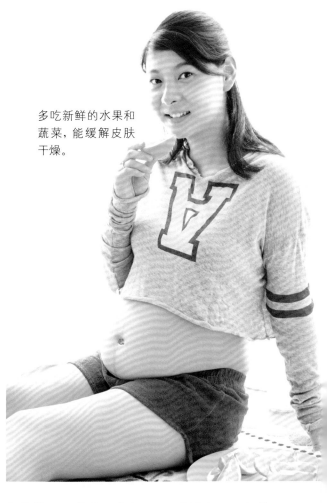

多吃新鲜的水果和蔬菜，能缓解皮肤干燥。

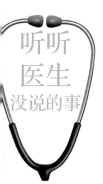

听听医生没说的事

都说十个孕妇中有九个是丑的，这是怎么回事呢？其实，也不是说女人一怀孕就变丑，更多的是孕妈妈疏于打理自己，细数来门诊检查的众多孕妈妈，大部分都担心化妆品会影响胎宝宝而拒绝使用，每天只用香皂或洗面奶做基本的洗脸程序。即便脸上干燥的起皮或者长痘、长斑全当看不见一样。有时不太忙的时候，我们会提醒孕妈妈注意一下脸部的皮肤保养。有孕妈妈觉得挑选护肤品很麻烦，那就不妨选择适合婴儿用的护肤品，安全性一般会比较高。

面部出现色斑怎么办

孕期由于激素水平改变，加上一些孕妈妈停用了防晒护肤品，在接触紫外线后就容易出现色斑。尤其在妊娠中后期，孕妈妈皮肤变得敏感，对紫外线抵抗力减弱，皮肤容易晒黑，面部出现黄褐斑，额头和双颊出现蜘蛛斑。所以，孕妈妈有必要采取一些保护措施，来赶走各种色斑。

专家建议无论是任何季节，孕妈妈出门时都要做好防晒措施，打把遮阳伞、带上宽沿的帽子或者戴副太阳镜，这种"物理防晒"最简单安全，而且还能增加时尚感。此外，孕妈妈也可以适当选择一些安全性能高、无香精香料成分的防晒霜，出门前15分钟涂抹，但晚上回家时一定要记得清洗干净。

注意身体细节的清洗

除了身体大面积的清洗外，还要特别注意小地方及皱褶处的清洁。其中尤以肚脐最容易被人疏忽，所以平常洗澡时可先用棉花棒沾点婴儿油或乳液来清理肚脐的污垢，使污垢软化后再轻柔洗净；通常无法一次清除干净，这时不要太过勉强，以免因为用力过度而伤害肚脐周围的皮肤，造成破皮出血，这样反而容易引起感染，对孕妈妈及胎宝宝造成严重伤害。

护理眼部皮肤

眼部的皮肤是全身最薄弱的地方，所以孕妈妈眼部护理也马虎不得。选择一款轻薄滋润的孕妇专用眼部护理产品，可促进眼周血液循环，达到消除水肿、淡化黑眼圈的效果，让你的眼睛神采依旧，成为最靓的"电波"孕美人。

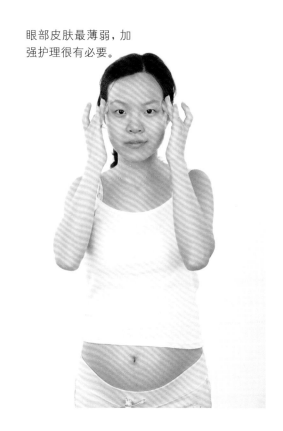

眼部皮肤最薄弱，加强护理很有必要。

听听医生没说的事

孕妈妈长黄褐斑或者蝴蝶斑了，一定不能盲目去美容院做祛斑处理，因为处理黄褐斑和蝴蝶斑的最好方法就是用妊娠纹霜加以修饰，然后再慢慢调理改善，切勿试着去漂白，那会破坏皮肤的分子结构，形成永久性伤害。孕妈妈一定要记得，不管是身体哪里有什么不舒服，包括皮肤，首先要想到医生，听从医生的建议才是上策。

如何护理头发

有的孕妈妈觉得孕期洗头发很麻烦，干脆直接剪成短发，方便打理，这不失为一个好办法。不过，长发的孕妈妈也不必纠结，不管头发长短，只要掌握正确的洗发和护发方法，都能在孕期拥有飘逸的头发。

❋ 洗发水的选择

孕妈妈的皮肤十分敏感，为了防止刺激头皮影响到胎宝宝，孕妈妈要选择适合自己发质且性质比较温和的洗发水。一般来说，怀孕前用什么品牌的洗发水，如果发质没有因为雌激素的改变而发生太大的改变，最好继续延用。如果突然换用以前从未使用过的品牌，皮肤可能会不适应，容易导致过敏。

有些孕妈妈在怀孕时头发会变得又干又脆，这是因为头发缺乏蛋白质，如果使用能给头发补充蛋白质营养的洗发水和护发素，情况会得到改善。

❋ 洗头后湿发的处理

洗完头后，如何处理湿发也是孕妈妈的困惑。顶着湿漉漉的头发外出或上床睡觉非但不舒服，而且容易着凉，引起感冒。

其实干发帽、干发巾就可以很好地解决这个问题。戴上吸水性强、透气性好的干发帽、干发巾，很快就可以弄干头发，不过要注意选用抑菌又卫生、质地柔软的干发帽、干发巾。

❋ 千万不可染发

染发剂和冷烫精可引起细胞染色体的畸变，影响胎宝宝的正常生长发育，少数孕妈妈还会对其产生过敏反应。

❋ 正确洗头发

短发的孕妈妈，头发比较好洗，可坐在高度适宜、可让膝盖弯成90°的椅子上，头往前倾，慢慢地清洗。长发的孕妈妈最好坐在有靠背的椅子上，请家人帮忙冲洗。

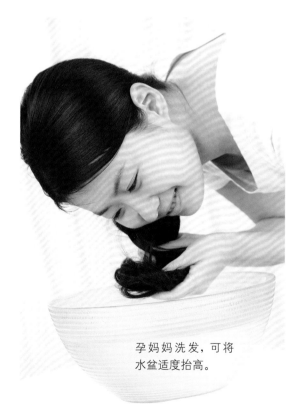

孕妈妈洗发，可将水盆适度抬高。

孕妈妈穿衣打扮

怀孕后的女性依然可以美丽动人，只要选对了服饰，再加上合理的搭配，你将成为最漂亮、最有个性的孕妈妈，并以独特的孕味展示于职场和生活中。因怀孕而不知道怎样穿衣的孕妈妈们，赶快行动起来，穿出最美的自己吧。

穿出时尚"孕"味

孕妇装色彩以柔和、小清新为主，宜选择粉色、橙色、淡黄色、浅紫色、苹果绿等，夏天可选择凉爽的水蓝色。这些柔美颜色既让孕妈妈心情平静，也增添了一份可人气质。

背带裤：面料舒适、穿着方便、腹部宽松、好搭配、适合任何月龄，所以必备一两条。

裙子：A字裙、背带裙或连衣裙。纯棉的、丝绸的都可以，那种宽松的公主裙款式连衣裙，别具女人味。必备两三条。

松紧裤：质地纯棉的居多，或者棉麻的，唐装款式的颜色很多，可根据喜好挑选。松紧裤的腰可以随着月份的增大而调节，方便至极。必备三四条。

上衣：夹克衫、唐装。夹克衫和唐装的一大特色就是宽松舒适，唐装的样式和颜色很多，所以选择的余地很大。最好能选择那种可以机洗且不掉色的。必备两三件。

职业套装：简洁合体，整体端庄，适合白领孕妈妈。基本款式有容易搭配的单件上衣、衬衫或裤装，以及不可或缺的背心裙、变化多端的一件式短洋装或长洋装、上班休闲均适用的套装等。必备一两套。

家居服：家居孕妇装以易穿脱为主，门襟和开口都不要太复杂，选择简便的袢带即可，也可以选择套头设计的。在服装风格上，孕妈妈可选择有格子或碎花的衣服，可以给家居生活带来轻松、闲适的气氛。

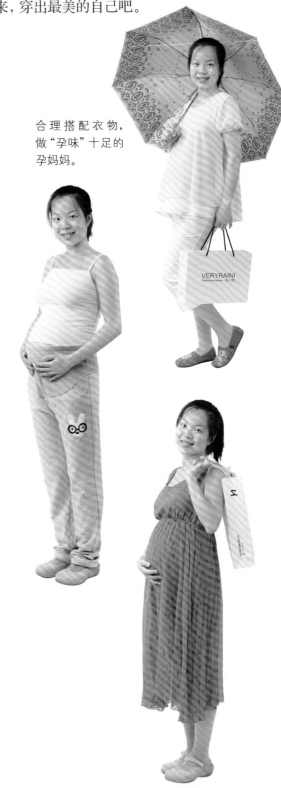

合理搭配衣物，做"孕味"十足的孕妈妈。

仪容不可忽视

孕妈妈的仪容也是胎教,虽然孕妈妈的体型变胖了,但也应打扮得漂漂亮亮的。一个保持着美丽的孕妈妈,会在孕期和分娩后更具韵味。

孕妈妈美不美,气质很关键,只要孕妈妈举止大方,衣着整洁,自然就会呈现出一种美丽来。当然,孕妈妈也可以通过穿着颜色明快、合适得体的孕妇装和梳干净整齐的发型,来让自己更加精神。

暂时停用指甲油和洗甲水

指甲油以及洗甲水之类的化妆品往往含有一种名叫酞酸酯的物质。酞酸酯若长期被人体吸收,不仅对人的健康十分有害,而且最容易引起孕妈妈流产及胎宝宝畸形,尤其是男宝宝,更容易受"伤害"。

慎用美白祛斑化妆品

皮肤增白及祛斑类化妆品中因为含有无机汞盐和氢醌等有毒的化学药品,经常接触会导致染色体畸变率升高,还可能导致 DNA 分子损伤。这些有毒物质还可经母体胎盘转运给胎宝宝,使细胞生长和胚胎发育速度减慢,导致胚胎异常。所以,孕妈妈最好不要用美白祛斑的化妆品,尤其在怀孕前 3 个月内。

胎宝宝不喜欢口红

口红是由各种油脂、蜡质、颜料和香料等成分组成的。其中油脂通常采用羊毛脂,羊毛脂除了会吸附空气中各种对人体有害的重金属微量元素外,还可能吸附大肠杆菌进入胎宝宝体内,而且还有一定的渗透性。

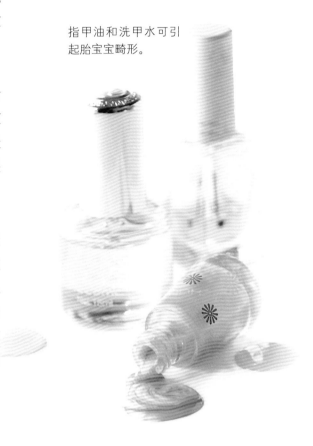

指甲油和洗甲水可引起胎宝宝畸形。

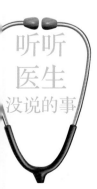

听听医生没说的事

有的孕妈妈打电话或者在微博里问我,公司要求每一位女员工必须化妆怎么办,如果是这样,孕妈妈可以选择化个简单的淡妆,注意要选择质量好的化妆品,唇彩和口红就不要涂了,可以用适合孕妈妈使用的纯植物性的唇膏代替,另外要注意下班后及时卸妆。

而且,现在市面上有许多孕妈妈专用的保养和化妆品,这对于必须化妆上班的孕妈妈是一个可以放心的选择。

做乐观的孕妈妈

孕妈妈的情绪可以影响胎宝宝的情绪，所以孕妈妈要保持心情轻松愉快，情绪稳定，避免精神紧张等不良刺激，和胎宝宝一起，快快乐乐地度过每一天。

孕期情绪与宝宝息息相关

孕妈妈的不良情绪不利于胎宝宝的健康和心智发展，因此孕期孕妈妈要尽量保持一个好心情，这对孕妈妈和胎宝宝都十分有好处。经常保持良好情绪的孕妈妈，体内的有益物质会让孕妈妈的身体处于最佳状态，十分有益于胎盘的血液循环供应，促使胎宝宝稳定地生长发育，并且不易发生流产、早产及妊娠并发症。

孕妈妈的好心情还能使自己食欲增强，预防孕期抑郁，有利于安胎和养胎。常做情绪胎教的胎宝宝，出生后性情平和，情绪稳定，不经常哭闹，能很快地形成良好的生理规律，如睡眠、排泄、进食等，一般来讲智商、情商都较高。

对于孕期问题重视而不大惊小怪

孕妈妈刚刚怀孕，属于比较不稳定的状态，容易产生矛盾、恐惧、情绪激动或内向性等心理现象，孕妈妈最担心的就是胎宝宝能否顺利成长，特别是大龄孕妈妈或不容易怀孕的女性，其压力更是不言而喻，这些都是常见的。孕妈妈不仅要有心理准备，还要学会调节自己的心理和情绪，就把这看成是人生中难得的一次心理训练吧。

对于怀孕过程中出现的各种问题，比如头晕、恶心、呕吐、厌食、生理指标不正常等，既要给予足够的重视，又不要大惊小怪。你可以问一问自己的母亲、有怀孕经历的朋友或者看看书，还可以向医生咨询。即使是发生了与别人不一样的现象，只要不会危及你和宝宝的健康，就不用过分担心。因为人与人之间存在个体差异，在正常范围内出现小小的差别是不足为奇的。

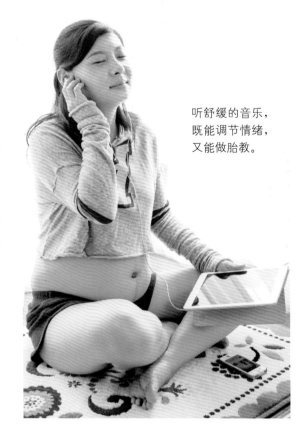

听舒缓的音乐，既能调节情绪，又能做胎教。

好方法给孕妈妈更多好心情

有心理压力的孕妈妈，要给自己找一个快乐的理由，多想些开心的事情，多做些自己感兴趣的活动。

买一本关于编织的书，买些五颜六色的毛线，学着为小宝宝织点小东西，这个过程会让你很兴奋，也很有成就感。

每天或每周记一次怀孕日记，记录下你的体重，你的日常饮食安排，你的感觉和变化，还有你对宝宝的畅想。

读一些自己感兴趣的书，如让你开心的漫画书，或漂亮的图文书。选几本怀孕育儿的书，多学习会让你对自己更有信心。

每天照着孕期营养食谱做几个自己想吃的菜，到孕期结束，你会突然发现自己厨艺大增。

听一些放松心情的音乐，这也是音乐胎教的重要一环。

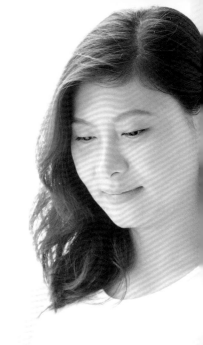

看轻松愉快的书籍，
能转移孕期压力。

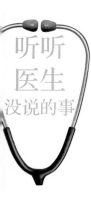

听听
医生
没说的事

虽说焦虑、愤怒、紧张等坏情绪，对母子不利，但是偶尔的不良情绪是正常的，对胎宝宝没有什么影响，不必大惊小怪。真的有孕妈妈晚上因为看了枪战片半夜到医院挂急诊，询问电视里的枪声会不会震坏宝宝的耳朵，还有的孕妈妈一时嘴馋，吃了一次麻辣香锅，总觉得胎动不正常，来医院又是好一通检查。有时我们医生也很无奈，说轻了，是孕妈妈太不将怀孕当回事，说重了又太将怀孕当回事。教给孕妈妈一个至理箴言——从思想上轻视它，从行动上重视它，怀孕也是如此。

及时缓解坏心情

在 10000 名孕妈妈中，有 8%~10% 的人会有不同程度的孕期抑郁症。如果你也有这种症状，那也很正常，但要及时缓解你的坏心情。如果这种抑郁的情绪得不到缓解，则会增加产后抑郁症的概率。所以，如果你感觉到情绪低沉、嗜睡，或者食欲缺乏、心烦意乱，可不要自己闷在心里，应该及时向丈夫或好友倾诉一番。如果你担心或害怕某种意外情况，可以及时咨询医生。

不必过分担心胎宝宝

因为太担心胎宝宝，很多孕妈妈喜欢用小概率的思考方式来对待问题，一点很小的事情，就担心会给胎宝宝的未来造成巨大影响。如果孕检医生告诉你没有问题，就不需要将小概率放大，给自己增加压力。

不必忧虑会变"丑"

很多孕妈妈会为脸上的蝴蝶斑、肚皮上的妊娠纹、变大的骨盆、变形的乳房、变肥的体态而烦恼。这些担心是必然的，也直接关系到我们今后面对社会和家庭的自信心。其实，孕妈妈们大可不必为此忧虑。

据统计，大约 80% 的孕妈妈，只要稍加注意，都可以在产后 2 年内逐渐恢复到以前的体重。一般能做到自己给宝宝哺乳、产后及时进行恢复性训练、孕期注意控制体重过度增长的孕妈妈，都能够恢复得比较好。

多与人交流缓压

孕晚期孕妈妈心情烦躁，或对即将到来的分娩而焦虑时，不妨找周围的孕妈妈或者妈妈们一起聊聊，询问别的孕妈妈是否有同样的感觉，或者问问已经有宝宝的妈妈们是如何度过这段时期的。

其实，几乎所有的孕妈妈都经历过孕期焦虑情绪，而几乎所有的焦虑最终都是"无效焦虑"，大多数胎宝宝都是平安、健康地来到这个世界的。

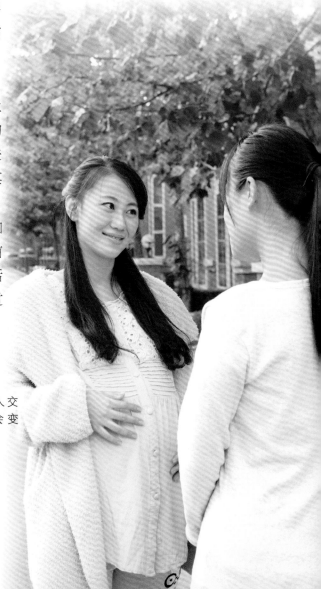

多和过来人交流，心情会变靓许多。

80后、90后孕妈妈警惕患心理性难产

不少年轻孕妈妈产力不错，胎位、产道正常，胎宝宝大小也适中，却因心理压力过大导致难产，这些难产的孕妈妈，以80后、90后出生的独生女居多。尽管助产设备、医生的水平都比以前有所提高，可孕妈妈却因为怕疼而非常紧张。更有许多80后孕妈妈，整天念叨着生孩子多么痛，最后甚至担心得睡不着觉。这种情况要多与有经验的亲友交流，多听听她们真实的经历，可减轻压力。

忌产前过于恐惧分娩

孕妈妈在产前过于恐惧，会使身体产生过多的应激激素，这样一来，疼痛就会增加，产程也会拖更久，对分娩会有不利的影响，甚至会造成难产。焦虑、恐惧等不良情绪均可造成产妇大脑皮质功能紊乱，使得子宫收缩不协调、宫口不开、产程延长等。因此，孕妈妈必须保持良好的情绪，为分娩做好充分的心理准备。下面介绍几种产前放松的小方法：

听着轻音乐小睡一会儿。

给最好的朋友打个电话。

读一本好玩的小说或漫画书。

泡个热水澡。

拿着食谱给自己做一顿大餐。

整理一下你买来的宝宝服，以及很多可爱的宝宝用品。

给自己未来的宝宝画一张像。

继续写怀孕日记。

练习深呼吸。

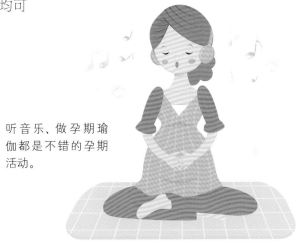

听音乐、做孕期瑜伽都是不错的孕期活动。

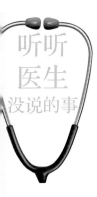

"抽个血都吓得要死，我可生不了孩子，还是剖吧""医生，我怀孕的时候都没运动过，肯定难产，我肯定生不下来啊"，这样的声音对任何一个产科医生来说都太熟悉了，有时我们也搞不懂，明明生育是女性与生俱来的能力，为什么现在的女性都说自己生不了孩子呢？究其原因，还是害怕，还没生就打了退堂鼓。顺利分娩是自然赋予女性的本能，所以不需要额外担心。现在的医疗设备和水平完全可以保证妈妈和宝宝的平安和健康。

孕期健康运动

怀孕期间，适当、适度的锻炼对于孕妈妈和胎宝宝都十分有利。但孕期锻炼要讲究方式、方法，不可盲目、鲁莽地进行操作，孕妈妈运动前一定要了解并掌握这些事项。

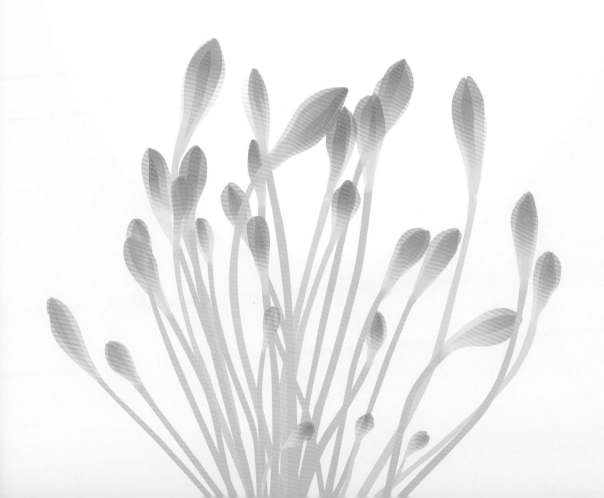

运动让妈妈宝宝都受益

孕期运动的意义主要有 2 个方面，一方面是适当适时地对胎宝宝进行运动刺激和训练，促进胎宝宝的身心发育；另一方面是孕妈妈进行适当的运动，可增强自身体质，并且保证正常妊娠及顺利分娩。

适当运动，母子更健康

孕妈妈在怀孕阶段根据个人的具体情况进行适当的运动和锻炼，对自己和胎宝宝都是有好处的。

❋ 增强心肺功能

适当的运动能增强心肺功能，可以预防和减轻由怀孕带来的气喘或心慌等现象，增强身体耐力，为最后的顺利分娩做好准备。

❋ 帮助消化防便秘

运动能帮助消化和排泄，促进新陈代谢，减轻和改善孕期的便秘现象，同时增进食欲。

❋ 减少水肿等不适

运动可促进腰部及下肢的血液循环，减轻孕期的腰酸腿痛、下肢水肿等压迫性症状。

❋ 改善睡眠

适当的运动还能帮助孕妈妈改善睡眠不佳的状况。

医学专家还发现，孕妈妈在运动时胎宝宝也随之运动，胎心每分钟会增加 10~15 次，表明胎宝宝对运动的适应性反应很好，出生时的健康状况会比一般新生儿好。

运动让顺产更轻松

适度的运动能增强腹肌、腰背肌和盆腔肌肉的力量与弹性，不仅能防止因腹壁松弛而导致的胎位不正或难产，还能缩短分娩时间，减少产道撕裂伤和产后大出血等可能。

而且，孕妈妈的身体锻炼得越好，在分娩的时候就越有力气，可以使分娩轻松些，甚至能缩短生宝宝的时间。

孕期运动能让你产后快速恢复体形

孕期运动可以消耗过多脂肪，避免孕期体重过快增长，也能减少生育巨大儿的可能。同时，孕妈妈在怀孕期间保持强壮的力量和结实的肌肉，产后就更容易迅速地恢复怀孕前的曼妙身材。

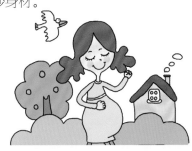

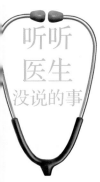

听听医生没说的事

有的孕妈妈很奇怪，你跟她说适当运动有助于顺产，她会跟没听见一样，左耳朵进右耳朵出，但是你若说适当运动，产后能很快恢复体形，她就立马来了精神，详细地询问该如何运动。不管是什么原因吧，孕妈妈不能老休息，得适当活动活动，还是那句话，孕妈妈不是病人，遛遛弯、散散步没坏处。

有时间的时候，跟准爸爸一起散散步，既能达到锻炼身体的目的，又能增进夫妻感情，胎宝宝在这种氛围下也会更健康地发育，何乐而不为呢！

运动前需要注意这些

孕妈妈对运动的选择要慎重。比如说，孕妈妈练习瑜伽可增强体力和盆骨、肌肉张力，增强身体的平衡感。但有些孕妈妈的柔韧度并不适合瑜伽运动，就不应强求。

不同孕期的运动方式

孕妈妈在选择运动项目时不能只从自己的兴趣、爱好出发，而是应该考虑到活动的强度，尤其在孕早期3个月和孕晚期3个月，应严禁作跳跃、旋转等激烈、大运动量的锻炼，以免引起流产和早产。

在整个怀孕期间都应避免腹部挤压、剧烈震动腹部的运动，如快跑、跳跃、仰卧起坐、

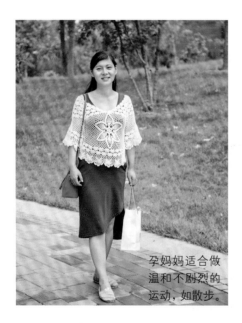
孕妈妈适合做温和不剧烈的运动，如散步。

跳远、突然转向等。那些易发生危险的运动，如滑雪、潜水、骑马等也不要参加。

孕妈妈可以选择散步、慢跑、骑自行车、跳舞、游泳、孕妇瑜伽、孕妇操、晚期的分娩操、太极拳等运动。

不适合做运动的孕妈妈

并非所有的孕妈妈都适合做运动。如果有心脏病，或是肾脏泌尿系统的疾病，或是曾经有过流产史，是不适合做孕期运动的。

前置胎盘或是孕妈妈阴道出现了不规则出血、提前出现宫缩等现象，是绝不能做任何运动的，必须静养。

运动环境和时间很重要

孕期运动的地点和时间也是很重要的。如果条件许可，孕妈妈应尽可能到花草茂盛、绿树成荫的地方。这些地方空气清新、氧气浓度高，尘土和噪声都较少，对孕妈妈和胎宝宝的身心健康大有裨益。城市中下午4~7点间空气污染相对严重，孕妈妈要注意避开这段时间去锻炼和外出，这有利于孕妈妈和胎宝宝的身体健康。

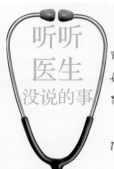
听听医生没说的事

我们也会建议孕妈妈适当做点运动，但是这个运动的类型是有讲究的，总的原则就是以慢、柔、稳为准，符合这个原则的运动才可以。另外，运动的环境也要讲究，如果是雾霾天或者扬尘天，那在户外运动还不如不运动的好，孕妈妈们要学会变通，别医生说运动好，就跟拿了通行证似的跑去健身房又蹦又跳，肯定是不行的。

运动有讲究，孕期更是如此，要多听取医生和专业人士的意见，才能最好地发挥运动的好处，避免出现意外。

最适合孕妈妈的运动

适合的才是最好的，孕妈妈一定要根据自己孕前的运动和身体情况选择适合自己的运动，千万不可强求。

孕妈妈散步有讲究

不去闹市散步。这些地方的空气中汽车尾气含量很高，过多吸入会对胎宝宝的大脑发育造成影响。

散步刚开始时最好步子放慢一些，散步距离约 1 公里，先每周 3 次，后逐渐增加距离。

散步时尽量避开有坡度或有台阶的地方，特别是在孕晚期，以免摔倒。

天气太热时不要去散步，夏季不宜在上午 10 点至下午 3 点之间去散步，以免暑热伤身。

散步时要穿舒适宽松的衣服和舒服的鞋。

散步时最好由丈夫陪同，除了保证孕妈妈的安全外，还可以增加夫妻间的交流，培养准爸爸对胎宝宝的感情。

缓解不适的运动方式

运动名称	作用	方法
扩胸运动	缓解胳膊的肿痛，对消化不良也会起到一定的作用	双手举过头顶，慢慢吸气，然后呼气，缓慢放下双臂，伸直置于胸前，再放于身体两侧，最后放到背后。重复 5 次，感觉手臂紧张时停止
颈部运动	可缓解颈部和肩部的疼痛	下巴靠在胸部，头部按顺时针和逆时针方向各缓慢转动 3 次，放松颈部和肩部的肌肉，缓解紧张
肩部运动	可缓解因不良姿势造成的上背部疼痛	两手臂弯曲，手指尖置于双肩处，肘关节向前做画圈动作，然后再向后做，每次做 10 次，感到上背和肩部肌肉紧张时停止
背部运动	可缓解上背部的肌肉和上肢肌肉的疼痛	向两侧伸开双臂，同时手掌打开，做画圈动作。幅度由小到大，共做 10 次。然后反方向画圈，动作由大到小，共 10 次。每节可重复 2 次
伸腿弯腿	有利于血液循环，防止静脉曲张和腿、脚的水肿	站立，依次抬高双腿，使踝关节弯曲，脚趾朝向自己。换不同的方向转腿，然后坐下，再做同样的动作。注意，不要让脚趾绷得太直太紧，以免抽筋
伸展小腿	缓解腿部抽筋，促进血液循环	如果发生腿部抽筋，就平坐地板上或床上，两腿平伸。让准爸爸一只手压住你抽筋的膝盖，另一只手抓住脚，把脚趾向你头部的方向牵拉，慢慢施加压力，直至缓解抽筋

孕期舒缓瑜伽

孕妈妈练习瑜伽可以增强体力和骨盆、肌肉张力，增强身体的平衡感，提高整个肌肉组织的柔韧度和灵活度。同时加快血液循环，还能够很好地控制呼吸。练习瑜伽还可以起到按摩身体内部器官的作用，有益于改善睡眠，让孕妈妈健康、舒适，形成积极健康的生活态度。

❋ 墙上俯卧撑

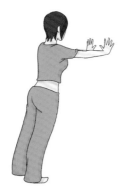

1. 面对墙一臂距离站立，双脚分开，与肩同宽，两手掌贴墙。

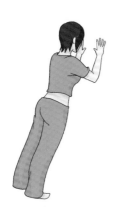

2. 慢慢呼气的同时屈臂，注意从头到脚保持一条直线。

❋ 站立蹲式

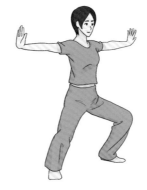

1. 双脚分开大约 1.5 个肩宽，双臂平伸，掌心朝外，掌根用力向外推，呼气时屈腿下蹲。

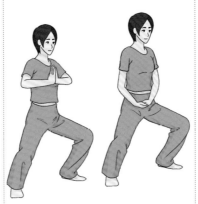

2. 如果感觉以上动作有难度，可以将双手在胸前合十，或者放于身体前方。

❋ 面朝上的桌式

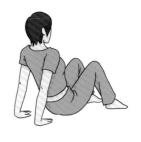

1. 坐在瑜伽垫上，双腿弯曲，双脚打开，与肩同宽，双手放于臀部后方一掌的位置，指甲朝向臀部。

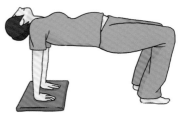

2. 吸气，臀部上抬，让膝盖、髋骨、头在同一个平面上，并且与地面平行，保持 3~5 个呼吸。（一定要有家人保护，如果孕妈妈觉得手腕用不上劲儿，可以在手上垫上毯子或薄被来缓解手腕的不适感。）

说到这个瑜伽，孕妈妈需要特别注意，对于那些谁都能做到的初级瑜伽动作，孕妈妈可以自己练练，但是一旦动作有难度，练习时必须有专业人员的指导，什么时候开始做，什么时候不宜做，哪些动作不适宜应听从专业人员的指导。

脚腕运动，缓解腿脚水肿

随着胎宝宝体重的日益增加，为了能轻松行走，孕妈妈需要使自己的脚腕关节变得柔韧有力，这时可以做做脚腕运动。这既能锻炼脚腕，又能缓解妊娠后期的脚部水肿。

孕妈妈需要坐在床上或地板上，抬起右脚，左右摇摆脚腕并转动脚腕。换左脚重复以上动作，左右脚各10次。

颈部运动，缓解颈肩不适

下巴靠在胸部，头部按顺时针和逆时针方向各转动两三次，这个颈部小运动可以放松颈部和肩部的肌肉，缓解紧张。注意要缓慢地转动，直到颈部或肩部的肌肉紧张时停止。

肩部运动，缓解上背部疼痛

孕妈妈如果觉得肩部和上臂疼痛，不妨试试下面这个小运动，可缓解因不良姿势造成的上背部疼痛：

两手臂弯曲，手指尖置于双肩处，肘关节向前做画圈动作，然后再向后做，每次做10下，感到上背和肩部肌肉紧张时停止。

缓解腰酸背痛的运动

孕中期后，孕妈妈因为子宫的长大，人体重心前移，腰背肌肉紧绷，容易造成腰痛，甚至会辐射到臀部及大腿背侧。此时，脊椎运动就不可忽视了。而脊椎又是人们平时最难运动到的一个部位，推荐孕妈妈们做脊椎伸展运动，这是减轻腰酸背痛的最好方法。运动时需仰卧，双膝弯曲，双手抱住膝关节下缘，头向前伸贴近胸口，使脊柱、背部及臀部肌肉成弓形，然后放松，每天坚持练数次。

在日常生活中孕妈妈也不宜久站、不宜提重物、不宜穿高跟鞋，以减轻脊椎的压力。

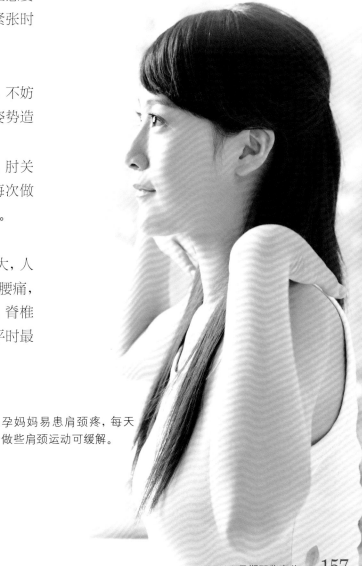

孕妈妈易患肩颈疼，每天做些肩颈运动可缓解。

分娩前的助产运动

为了更安全顺利地迎接小宝宝，孕妈妈最好是在预产期前 2 周，开始练习分娩促进运动，这对顺产大有裨益。

分娩前的准备运动

方法一：浅呼吸。孕妈妈仰卧，嘴微微张开，进行吸气和呼气，呼气与吸气之间要间隔相等的轻而浅的呼吸。这个方法可以解除腹部的紧张感。

方法二：短促呼吸。孕妈妈仰卧，双手握在一起，集中体力连续做几次短促呼吸，这个动作是要集中腹部的力量使胎宝宝的头慢慢娩出。

方法三：肌肉松弛法。肘关节和膝关节用力弯曲，接着伸直并放松。该动作是利用肌肉紧张感的差异进行放松肌肉的练习。这个方法如果每天练习 30 分钟，会收到很好的效果。但是运动因人而异，如果孕妈妈觉得不适，请立即停止运动。

直立扩胸运动促使胎宝宝入盆

如果到了预产期还没有动静，孕妈妈要加强运动。直立扩胸运动能促使胎宝宝入盆，同时还能锻炼盆底肌肉，增加产力。不过，一定要让准爸爸陪在身边，以免有意外发生。

练习方法：两脚站立，与肩同宽，身体直立，两臂沿身侧提至胸前平举，挺胸，双臂后展，坚持 30 秒。做这一动作时注意扩胸时呼气，收臂时吸气。

散步是最好的放松运动

在分娩之前，最好的运动方式就是在准爸爸的陪同下多散步。在散步的同时，孕妈妈稍稍调整一下自己的步伐，还可以达到减压的效果。

首先要以放松短小的步伐向前迈，一定要以一个感觉舒适的调子进行，手臂自然放在身体两侧。同时，散步时还可训练分娩时的呼吸方法：用鼻子深呼吸，然后用口呼气。

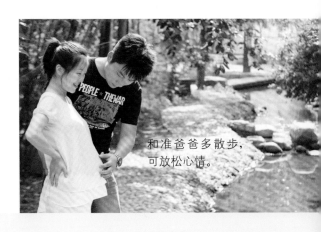

和准爸爸多散步，可放松心情。

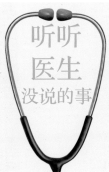

听听医生没说的事

如果到了预产期或者过了预产期，胎宝宝还没有动静，孕妈妈不妨试着洗个澡或者轻柔地刺激自己的乳房，可以帮助催生。有的孕妈妈听说过了预产期宝宝在肚子里就会不健康的传闻，千方百计求我们赶紧给剖宫产，其实，剖宫产不是万能的，既然是手术就一定存在风险。还是建议孕妈妈要配合医生的检查，听取医生的建议，不要动不动就剖。

促进顺产的运动

下面简单的运动，可以帮助孕妈妈顺利分娩。

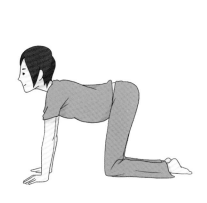 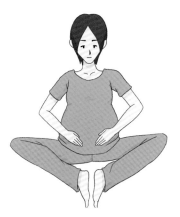 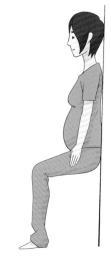

1. 跪在床上或垫子上，用双臂支撑，头部、背部和臀部尽量保持在一条直线上，上下轻轻摇摆骨盆，可加强腰部肌肉力量。

2. 盘腿坐，两脚掌相对，双手轻按腹部或膝盖，可拉伸大腿与骨盆肌肉。

3. 背部靠墙站立，两脚分开，与肩同宽，靠着墙慢慢上下滑动身体，有助于打开骨盆。

分娩前宜进行扭骨盆运动

孕妈妈在分娩前经常进行适宜的扭动骨盆运动，可以减轻耻骨分离引起的疼痛。具体方法如下：

1. 仰卧在床上，两腿与床成 45°，双膝并拢。

2. 双膝并拢带动大小腿向左右摆动。摆动时两膝好像是一个椭圆形，要缓慢有节奏地运动。双肩和双脚板要紧贴床面。

3. 左腿伸直，右腿保持原状，右腿的膝盖慢慢向左倾倒。

4. 右腿膝盖从左侧恢复原位后，再向右侧倾倒。此方法两腿交换进行。

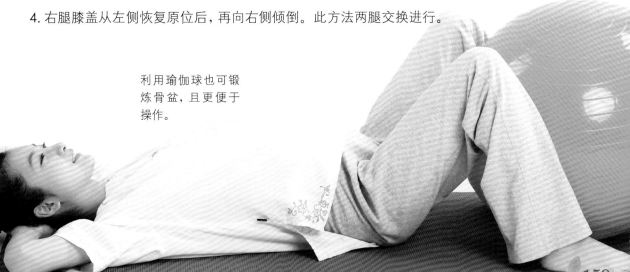

利用瑜伽球也可锻炼骨盆，且更便于操作。

练练分娩热身操

不要想着到分娩前夕只能卧床休息了，此时的锻炼更有必要，不仅可以增加体内含氧量，还能缓解孕后期的不适症状，更锻炼了分娩时相关部位的关节和肌肉，为分娩做好更充分的准备。当然，你是否能锻炼，还需要咨询你的医生，以免发生意外。

❋ 盘腿坐

作用：伸展肌肉，放松腰关节。

方法：

1 盘腿而坐，背部挺直，双手置膝盖上，两眼紧闭，全身放松。

2 呼吸，双手向下按压。再呼吸，再向下按压。慢慢加大力度，使膝盖向地面靠近。

❋ 骨盆运动

作用：缓解骨盆关节和腰部肌肉的压力，强健下腹部肌肉。

方法：

1 双手双膝着地。低头，后背上拱呈圆形。

2 仰头，将面部朝上，重心前移，每呼吸一次做一次重心前移运动。

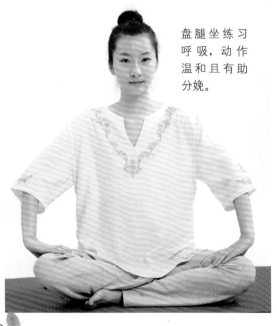

盘腿坐练习呼吸，动作温和且有助分娩。

❋ 脚部运动

作用：增强血液循环，缓解腿、脚肿胀，强健脚部肌肉。

方法：

1 直身坐椅子上，双脚并拢，平放在地上，保持小腿与地面呈垂直状态。

2 脚尖向上跷起，呼吸 1 次，脚尖平放。然后再重复做。

3 左脚置右腿上，左脚脚尖慢慢自上而下活动。然后换右脚，动作同上。

❋ 呼吸运动

这时候浅呼吸不能满足身体对氧的需求，尤其大脑的耗氧量最高。健康的呼吸运动可以清除身体的紧张情绪，将体内废气排出。深深吸气，使肺部完全被气体充满，然后将气息慢慢从口中呼出，让气流带着紧张情绪流出体外。反复这样的深呼吸，胎宝宝和自己的压力都可以得到不断释放。

肩部升降：最大限度地下降或提升双肩，就能达到深呼吸的目的。吸气时肩膀尽量上提，呼气时肩膀下沉放松。要经常有意识地检查双肩是否放松，尤其是感到紧张的时候。

凝神静息：找一处安静的房间，避免强光和噪声的干扰，排除一切杂念，思想专注于呼吸。默念一个词与呼吸同步，比如吸气时想"放"，呼气时想"松"。思想集中在重复的词上，专注于默念的词语。反复进行，直到全身彻底放松，与自我和平相处。

缓解阵痛的运动

从阵痛开始到正式分娩，大概还需经历若干小时，孕妈妈不要一味地坐等一波又一波阵痛的来临，而是要让身体动起来，以分散注意力，缓解阵痛。

缓解阵痛的几个小动作

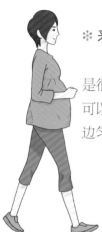

❋ 来回走动

在阵痛刚开始还不是很剧烈的时候，孕妈妈可以下床走动，一边走一边匀速呼吸。

❋ 扭腰

两脚分开，与肩同宽，深呼吸，闭上眼睛，同时前后左右大幅度地慢慢扭腰。

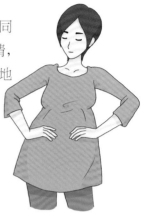

❋ 抱住椅背坐

像骑马一样坐在有靠背的椅子上，双腿分开，双手抱住椅背。

❋ 盘腿坐

盘腿坐，两脚相对，双手放在腹部或膝盖。

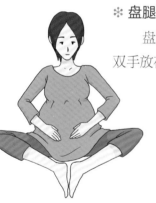

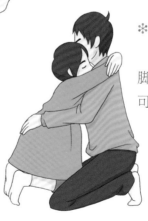

❋ 和准爸爸拥抱

双膝跪地，坐在自己脚上，双手抱住准爸爸，可放松心情。

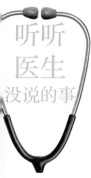

听听
医生
没说的事

常听到孕妈妈在阵痛来临时，大呼小叫，其实，这还不是真正生孩子要用劲的时候，顶多是产程的第一阶段——开宫口。声嘶力竭的哭喊反而会消耗太多力气，等到进入第二阶段也就是生产的时候可能已经精疲力尽了。孕妈妈也不要在病床上滚来滚去，因为滚来滚去不但不能减轻疼痛，反而会令身体不舒服。

生产固然疼痛，但也绝非不能忍受。想想那些已经生产过的姐妹，她们不是也忍过来了吗？所以，孕妈妈面对阵痛第一个要做的——就是要有战胜它的信心！

孕期体重那些事儿

　　为了胎宝宝，孕妈妈常常会在饮食、行为方面陷入误区，多吃少动的不良习惯往往会导致孕期体重的失控。难道孕期体重真的可以无视吗？答案也许并不像你想象中那样。我们一起来学习一下孕期的体重管理吧。

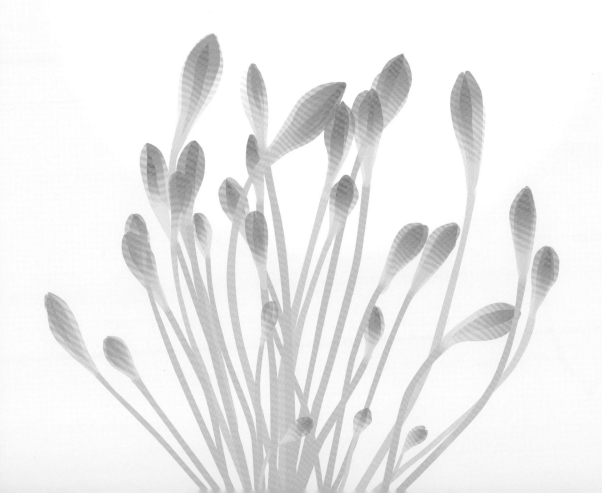

孕妈妈体重应该长多少

在整个孕期，孕妈妈的理想体重是增加 10~14 千克，体重增加过快或过慢都会影响母子的健康。不过体重增加这回事也是因人而异，不能一概而论。

孕期体重都长在了哪儿

孕妈妈不要以为所有增长的重量都是自己身上的肉，也不要以为你增加的重量就等同于胎宝宝的重量。孕期你增加的体重可参看下表，不过，这只是一个平均值，仅供孕妈妈参考。

孕期子宫的肌肉层迅速增长，会让孕妈妈增重	约 0.9 千克
孕妈妈的胎盘	约 0.6 千克
孕妈妈的乳房在整个孕期会增加	约 0.4 千克
孕妈妈的血容量会增加	约 1.2 千克
孕妈妈的体液会增加	约 2.6 千克
孕妈妈会储备一些脂肪以供哺乳	约 2.5 千克
出生时宝宝的体重	约 3.3 千克
整个孕期，孕妈妈增加的重量	约 11.5 千克

孕期体重增长构成图

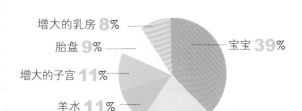

增大的乳房 **8**% 胎盘 **9**% 增大的子宫 **11**% 羊水 **11**% 宝宝 **39**% 增加的血液及脂肪 **32**%

孕期体重超标有哪些危险

✸ 妊娠高血压综合征

怀孕期间如果体重增加过速，容易发生妊娠高血压综合征。这是一种血管的病变，孕妈妈会出现高血压、水肿或是蛋白尿的临床病症，常常会造成胎宝宝生长受限、胎盘早期剥落等情况。

✸ 妊娠糖尿病

孕妈妈大吃特吃，容易使血液中的血糖值上升，使得妊娠糖尿病突然出现，从而导致巨婴症、新生儿血糖过低等合并症的发生。

✸ 难产

如果孕妈妈不加节制地进食，胎宝宝也会很大，不利分娩时胎头的下降和胎头进入骨盆腔，延长产程，引起难产。

✸ 产后肥胖

如果在怀孕期间，孕妈妈体重的增加超过了正常值，要想产后尽快恢复以前的苗条身材可是难上加难了。

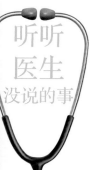

听听医生没说的事

体重严重超标的孕妈妈可不要寄希望于剖宫产。由于腹部脂肪太厚，不利于剖宫手术的进行，只能采取顺产，产程一般都较长，要做好心理准备，家人要提前准备好巧克力、煮鸡蛋等食物。

体重管理是孕期的重要事项，孕妈妈不可掉以轻心。但是孕妈妈也不必过于紧张，只要科学、及时地发现问题，大部分问题都是可以解决和控制在安全合理的范围内的。

孕期体重增长过慢的危害

怀孕期间，如果孕妈妈缺乏健康的饮食，营养摄取不足，体重增加不够，也有不小的危害。

❋ 贫血

孕妈妈没有充足的养分供给，可能会造成母体营养不良，导致贫血的发生，影响胎宝宝正常的成长与发育。

❋ 胎儿生长受限

如果在妊娠 28 周之后体重就不再增加，母体供给胎宝宝的养分自然会不够，胎宝宝的生长和发育会因此而减缓甚至停顿，视为胎儿生长受限。

❋ 新生儿免疫力低下

体重增加缓慢的孕妈妈生出的宝宝可能也会体重过轻、营养不良、抵抗力低下，较体重正常的宝宝患各种疾病的可能性大。

孕期体重增长多少最合适

❋ 先来认识 BMI

BMI 即体重指数（Body Mass Index），是目前常用的用来判断胖瘦的数据。它是通过人的身高和体重的比例来估算一个人的标准体重的一种方法，BMI 在 18.5~22.9 是我们国家成人标准的体重范围。

BMI 的计算公式：

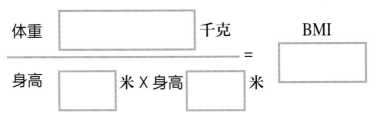

❋ BMI 与体重的关系

怀孕前 BMI 指数	< 18.5	18.5~22.9	> 23
胖瘦类型	偏瘦	标准	偏胖
孕期体重增加目标	12~15 千克	10~14 千克	7~10 千克
这样管理体重	要特别注重饮食的均衡，防止营养不良	正常饮食，适度运动就可	一定要严格控制体重，不可暴饮暴食，定期产检

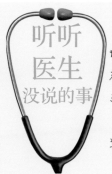

听听医生没说的事

孕晚期胎宝宝发育迅速，孕妈妈的饮食量会相应增加，孕妈妈和准爸爸要自觉地观察一下体重，当体重有飙升的苗头时就要控制淀粉、糖、盐的摄入量，以免引起过度肥胖，引发妊娠期糖尿病、高血压等，不要等到产检的时候医生来提醒你，这些问题自己完全都能尽早规避。

不盲目相信"吃得越多，对孕妈妈和胎宝宝越好"的不科学说法，时刻关注孕期体重，才是明智的。

孕期标准增重表

孕前 BMI 在 18.5 以下 的孕妈妈，请参考蓝色曲线。

孕前 BMI 在 18.5~23.9 之间的孕妈妈，请参考绿色曲线。

孕前 BMI 在 23.9 以上 的孕妈妈，请参考红色曲线。

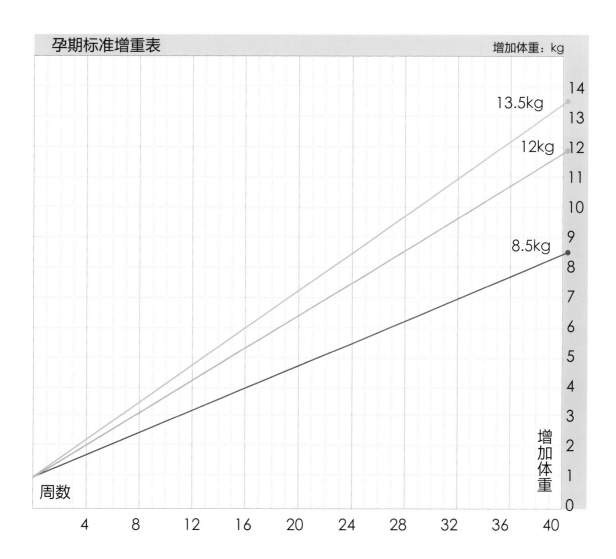

孕妈妈这样控制体重

既然孕期体重增加过快或过慢都有不小的麻烦，因此孕妈妈在整个孕期都要合理地控制体重。怎么控制呢？别着急，专家给您来支招。

孕期体重增加过快的原因

若孕妈妈体重增加过快，宜调整饮食，适当增加和缓的运动量。造成孕妈妈体重增加过快的原因大多是运动少而摄入营养太过丰富。孕妈妈可适当调整饮食，减少油腻食物的摄入，适当多吃一些清淡的蔬菜、水果，

多吃蔬菜、适当吃肉，能保持体重合理增长。

不要挑食，也不要刻意节食，以保证胎宝宝获得均衡的营养。另外，不少孕妈妈不喜欢运动和锻炼，多吃少动，自然体重就会飙升。

同时，孕期肾脏功能的生理性降低，体内水潴留过多，也会造成体重增加过快的假象，孕妈妈宜多加注意。孕妈妈发觉自己体重增加过快时，可以用手指在全身按一按，如果凹进去恢复缓慢，可能是水潴留过多，可通过多吃利尿食物或向医生咨询解决。

孕期体重增加过慢的原因

孕期体重增加过慢，很大程度上跟饮食有关，孕妈妈营养不良，尤其是蛋白质和热量摄入不足，就会使体重增加过慢。另外，不良的生活习惯如熬夜以及孕妈妈长期压力过大，也会导致体重增加过慢。

如果怀孕前就偏胖

怀孕前就偏胖的孕妈妈一定要在孕期严格控制体重，摒弃"一人吃两人补"的陈旧观念，多摄入优质蛋白质和蔬菜水果，并注意适度运动，少吃甜食，饮食和睡眠要规律，定期产检，防止妊娠并发症发生。

听听医生没说的事

孕妈妈不知从哪里听说的吃水果宝宝皮肤就会白，于是就拼命吃水果，结果引发了妊娠糖尿病，这可不是我们危言耸听，门诊里的确有这样的事例。因为成熟的水果中含大量果糖、葡萄糖及其他单糖，特别容易被人体快速吸收。所以，长期大量吃水果，可导致妊娠糖尿病、肥胖症的出现，胎宝宝也可能会长成巨大儿，因此，每天控制食用水果在200~300克就好。

孕期不同阶段，如何管理体重

❋ 孕早期

孕吐反应期，孕妈妈不用过分地控制体重，只要能吃下去就可以，但也不要吃得过多，尤其是油炸等高热量的食物。剧烈的运动一定要禁止，这段时间不可以通过运动来控制体重。

❋ 孕中期

饮食要讲究营养均衡，不偏食不挑食，此外还要适度运动，简单的家务也可以做，让自己的身体更加灵活，为分娩做好充足准备。

❋ 孕晚期

60% 的多余体重一般都是在孕晚期增长的，所以，孕妈妈一定要在饮食上讲究"少而精"。还要注意少食多餐的饮食原则，尤其不要在晚上吃得太多，此时孕妈妈的体重增长应控制在每周 500 克左右。

只长胎不长肉的秘密

有些孕妈妈体重增加了不少，但是做B 超却显示胎宝宝很小，肉全长在自己身上了；而有些孕妈妈虽然体重没增加多少，但是胎宝宝体重却很正常，让其他孕妈妈羡慕不已。那么，怎样才能做到只长胎不长肉呢？这就要靠合理的饮食，再加上适度的锻炼了。

1 孕中期每日摄入谷类 300~500 克，谷类适当选择杂粮如小米、玉米、燕麦等；豆制品 50 克；肉、禽、蛋、鱼 100~150 克；动物肝及动物血每周一两次，每次 50~100 克；蔬菜500 克，深色蔬菜占一半以上；牛奶 250 毫升。

2 孕期对钙的需求量大大增加，应经常食用虾皮、海带、紫菜等含钙、碘丰富的食物。

3 孕晚期谷物摄取量不变，蛋白质摄取量增加。肉、禽、蛋、鱼增至 150~200 克，牛奶 500 毫升。

4 由于胎宝宝较之前增大，宜少食多餐减轻胃部饱胀感，有水肿高血压的孕妈妈要控制盐的摄入量。

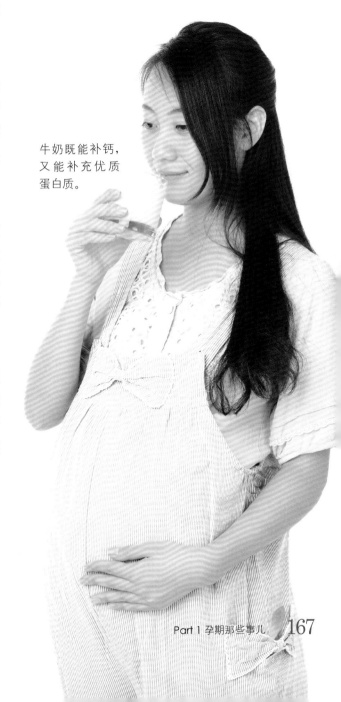

牛奶既能补钙，又能补充优质蛋白质。

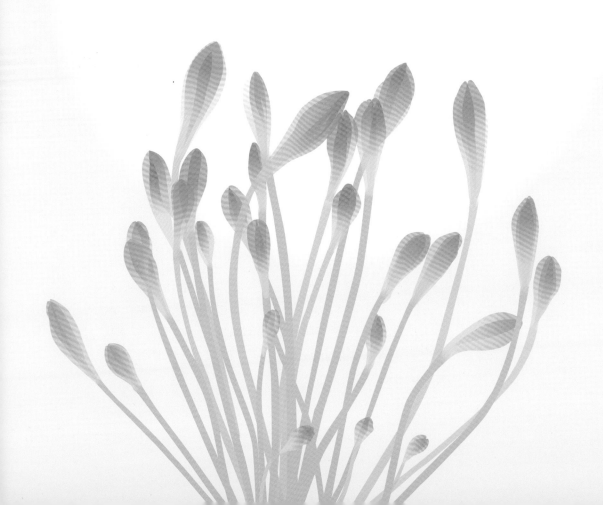

常见孕期不适与异常

　　孕期不适在所难免，孕妈妈要做好心理准备，并学习一些预防及应对不适的方法，以使自己的孕期平安、顺利地度过。

恶心与呕吐

大部分女性怀孕后都会有恶心、呕吐的经历，症状严重时会影响日常进食，还会破坏一天的好心情，不利于孕初期的安胎、保胎工作。为了战胜这一"病魔"，孕妈妈应积极采取措施，科学应对。

胎宝宝的自我保护

怀孕初期恶心、呕吐是生物界保护腹中胎宝宝的一种本能。人们日常进食的各种食物中常含有微量毒素，但对健康并不构成威胁。可孕妈妈不同，腹中弱小的生命不能容忍母体对这些毒素的无动于衷，这些毒素一旦进入胚胎，就会影响胎宝宝的正常生长发育，所以胎宝宝就分泌大量激素，增强孕妈妈孕期嗅觉和呕吐中枢的敏感性，以便最大限度地将毒素拒之门外，确保胎宝宝的生长发育。有恶心、呕吐症状的孕妈妈，可以通过饮食来进行调整，切忌不可随意用药。

孕吐常常发生在早晨起床后，有时会出现在刷牙时，孕妈妈可在起床后吃点小饼干压一压。

饮食调整法

怀孕之后，有些孕妈妈爱吃酸味食物，这是因为酸味能够刺激胃液分泌，提高消化酶的活力，促进胃肠蠕动，增加食欲，利于食物的消化吸收。

营养学家主张孕妈妈的饮食应以"喜纳适口"为原则，尽量满足其饮食的嗜好。但应忌食油腻和不易消化的食物，多喝水，多吃水果、蔬菜。少食多餐，每隔两三个小时进食一次，食物品种尽量多样化。

不可自行用药止吐

在这个阶段，由于恶心、呕吐等反应，孕妈妈可能会出现体重减轻的状况，但因为胎宝宝在初期所需要的营养有限，所以孕妈妈只要减轻的体重未超过怀孕前体重的5%，就不需要太过担心。

但如果妊娠呕吐过于厉害，严重影响孕妈妈的营养摄入，导致体重严重下降、抵抗力降低，就会影响胎宝宝的生长需求，此时就要及时去医院，与产科医生进行沟通，由医生根据症状来决定是否需要服用止吐药物。但孕妈妈绝对不可自行服用止吐药，以防药物不良作用，影响胎宝宝发育。

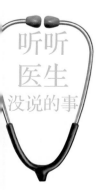

听听医生没说的事

孕早期，有的孕妈妈体重不增反降，于是慌慌张张地来医院看病，一进门就紧张地问我们胎宝宝怎么不长了，待一切检查显示正常后，这才恍然原来是孕吐惹的祸，又是虚惊一场。其实，孕妈妈稍微有点常识，看到孕早期体重减少的时候就能气定神闲，该吃就吃，该喝就喝，啥事都别往心里搁，这才是怀孕的最佳状态。

孕期多了解一些常识，做有准备的准爸爸、孕妈妈，才是明智之举。

流产

出现轻微腹痛、阴道出血等先兆流产症状后，该不该保胎、如何保胎都要经过医生的检查再做决定，自行盲目保胎是十分危险的。

自然流产，无需遗憾

自然流产排出的胚胎，约有 50% 有先天缺陷或遗传病，胎宝宝方面的异常是主要因素。这些有缺陷的胚胎，即使继续妊娠，生出的胎宝宝也是有缺陷的。因此，自然流产在一定程度上，未必是一件坏事。

为什么会习惯性流产

习惯性流产是指连续自然流产 3 次或 3 次以上。习惯性流产每次流产多发生于同一妊娠月份，其表现与自然流产相同。习惯性流产常见原因有黄体功能不全、胚胎染色体异常、环境因素、母体因素以及免疫因素等。

发生习惯性流产的夫妻一定不要盲目就医，应到正规医院接受全面检查，查找病因对症治疗，才能使疾病得到痊愈。夫妻双方应做全面的体格检查，特别是遗传学检查。习惯性流产的女性，切忌精神压力过大，应放松心情，同时保持健康的生活习惯。

流产的信号

流产最主要的信号就是阴道出血和腹痛（主要是因为子宫收缩而引起腹痛），出血的颜色可为鲜红色、粉红色或深褐色，主要根据流量和积聚在阴道内的时间不同而有所变化。

如果孕妈妈发现自己阴道有少量流血，下腹有轻微疼痛、下坠感或者感觉腰酸，可能就是流产的前兆，也是胎宝宝给你传递的"危险信号"，要引起注意，及时治疗。

自然流产在一定程度上，
未必是坏事。

听听医生没说的事

保胎药这玩意儿绝对不能擅自服用，否则有可能会适得其反。当孕妈妈觉得阴道有出血的时候，应该第一时间到正规医院就诊，分析出血的原因，再对症治疗。有的孕妈妈把网络当成了医生，什么事都上网查，对于医生来说，只有亲诊才能最大限度地了解病情，对症治疗。

很多时候，自然流产未必是坏事。虽然事情的结果令人难过，但是要理智地看待这个问题，为孕育下一个健康的宝宝调养好身体、调整好心情，才是合格的准爸爸和孕妈妈。

预防先兆流产

怀孕是一个特殊的生理时期，孕妈妈为了保证自己和胎宝宝的健康，要特别注意饮食起居等细节，而非胚胎因素引起的先兆流产是完全可以避免的。

不要做过重的体力劳动：尤其是增加腹部压力的劳动，如提重物、搬重物等，家务活要量力而行。

要防止外伤：孕期要尽量避免外出旅行等，最好不要穿高跟鞋，避免登高等危险动作。

孕早期避免性生活：性生活时腹部受到的挤压和宫颈受到的刺激均会诱发宫缩。在孕早期，胎盘的附着尚不牢靠，宫缩的话会非常容易导致流产，所以孕早期应禁止性生活。孕中期虽然可以有适当的性生活，但次数和幅度都应少于孕前。

注意阴道清洁：生殖道炎症也是诱发流产的原因之一，所以要特别注意阴部清洁，防止病菌感染。在怀孕期间，阴道分泌物也会增多，因此要格外注意，坚持清洗外阴，一旦发生阴道炎症，要及时治疗。

要避免接触有害化学物质：如苯、砷、汞、放射线等，在孕早期少去公共场所，避免去空气不流通的场所，不要在孕期装修房间等。

保持心情舒畅：孕期精神要舒畅，避免各种刺激，采用多种方法消除紧张、烦闷、恐惧心理，以调和情绪。

加强营养：多选择富含各种维生素及微量元素的食物，如各种蔬菜、水果、豆类、蛋类、肉类等。薏米、山楂、螃蟹、甲鱼等可能引起流产的食物则不能吃。

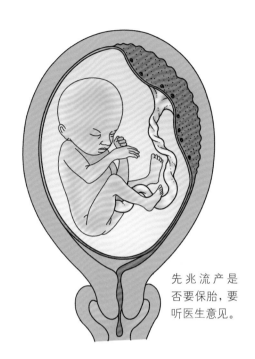

先兆流产是否要保胎，要听医生意见。

先兆流产如何保胎

对于先兆流产的孕妈妈来说，应该怎么保胎呢？卧床休息，严禁性生活，避免重复的阴道检查，少做下蹲动作，避免颠簸和剧烈运动，尽可能避免便秘和腹泻。

焦虑、恐惧、紧张等不良情绪易加重流产症状，家人应给予孕妈妈精神鼓励，让孕妈妈保持心情舒畅，以利安胎。

原则上保胎时间为 2 周，2 周后症状还没有好转的，则表明胚胎可能出现了发育异常，需进行 B 超检查及 β - HCG 测定，以判断胚胎的情况，并采取相应的处理办法。必要时应该终止妊娠。

需不需要保胎，一定要听取医生的意见。

宫外孕

宫外孕又称异位妊娠，也就是在子宫以外的其他位置妊娠。正常的妊娠，应该是精子和卵子在输卵管相遇而结合形成受精卵，然后游向子宫，在子宫着床发育成胎儿。如果受精卵在子宫腔以外的其他地方"安营扎寨"，便是异位妊娠。

宫外孕的主要症状

宫外孕的典型症状可归纳为 3 点，即停经、腹痛、阴道出血，但其症状常常是不典型的。有的孕妈妈因大出血而发生休克，面色苍白，血压下降，这时应考虑是否发生了宫外孕，要及时救治。

停经：月经过期数天至数十天，常常是未察觉的时候发病。

腹痛：下腹坠痛，有排便感，有时呈现剧痛，伴有冷汗。

阴道出血：常是少量出血。

其他症状：可能出现恶心、呕吐、尿频。检查妊娠试验阳性，B 超扫描或腹腔镜可协助诊断。

应急措施

怀疑是宫外孕，应立即送医院救治，千万不可耽误。同时还要避免活动，最好平躺。医生通常要施行急诊手术。

预防方法

减少盆腔感染：约 90% 以上的宫外孕发生在输卵管，约 60% 的输卵管妊娠患者曾患过输卵管炎，所以应预防输卵管的损伤及感染，做好日常保健工作。尽量减少盆腔感染是防止宫外孕的关键。

防止病原体的滋生：绝大多数盆腔感染患者是由于上行性感染造成的，即由阴道内的病原体沿着黏膜上升而感染到盆腔器官，主要是输卵管。

受精卵在子宫外着床

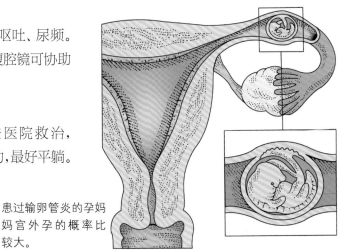

患过输卵管炎的孕妈妈宫外孕的概率比较大。

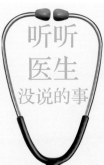

听听医生没说的事

患过宫外孕的女性，其输卵管常常不是完全畅通的，极有可能再次发生宫外孕，所以要特别留意。在停经超过 7 天时，要警觉自己是否怀孕，并尽早明确妊娠位置，及时发现是否为宫外孕。

宫外孕对孕妈妈的身体危害极大，一定要警觉。发现得越早，对身体的伤害越小。一旦确诊，要及时问诊，避免更大的遗憾。

腿脚抽筋

每位孕妈妈儿乎都有机会"体验"到腿抽筋的感受，尤其在晚上睡觉时，会突然疼醒。腿抽筋可以预防，只要饮食、保健得当，完全可以缓解、消除此症状。若检查有缺钙，应注意补钙。

多是缺钙所致

孕期全程都需要补充更多的钙。尤其是在孕中晚期，孕妈妈的钙需求量更是明显增加，一方面母体的钙储备需求增加，另一方面胎宝宝的牙齿、骨骼钙化加速，都需要大量的钙。

当孕妈妈的钙摄入量不足时，胎宝宝就会争夺母体中的钙，致使孕妈妈发生腿抽筋、腰酸背痛等症状，甚至会导致软骨病。另外，孕期腹内压力的增加，会使血液循环不畅，也是造成腿易抽筋的原因。寒冷、过度劳累也会使腿部肌肉发生痉挛。

孕期抽筋巧应对

孕妈妈应适当进行户外活动，多进行日光浴。

饮食要多样化，多吃海带、木耳、芝麻、豆类等含钙丰富的食物，如海带炖豆腐、木耳炒圆白菜、鱼头炖豆腐等。

睡觉时调整好睡姿，采用最舒服的侧卧位。伸懒腰时注意两脚不要伸得过直，并且注意下肢的保暖。

从怀孕第 5 个月起就要增加对钙的摄入量，每天总量为 1000~1200 毫克左右。

泡脚和热敷也有效

睡前把生姜切片加水煮开，待温度降到脚可以承受时用来泡脚。生姜水泡脚不但能缓解疲劳，还能促进血液循环，帮助入睡。用湿热的毛巾热敷一下小腿，也可以使血管扩张，减少抽筋，同时，因为脑部和内脏器官中的血液会相对减少，大脑就会感到疲倦，也有助于睡眠。

如果你不是偶尔的小腿抽筋，而是经常肌肉疼痛，或者你的腿部肿胀、触痛，应该去医院检查。这可能是出现了下肢静脉血栓的征兆，需要立即治疗。

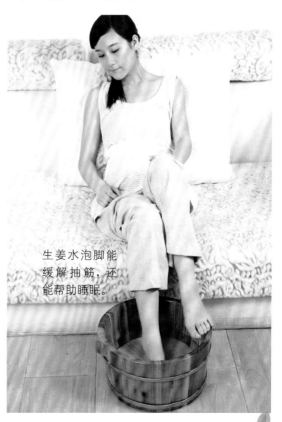

生姜水泡脚能缓解抽筋，还能帮助睡眠。

失眠

良好的睡眠质量对孕妈妈非常重要。但是对于孕晚期的妈妈来说，睡眠往往成了一件可望而不可及的事。不要焦虑，下面介绍一些促进睡眠的好方法，孕妈妈可以试着做一下。

为什么总是睡不着

为什么孕前很少失眠，怀孕了却总是睡不着了呢？这是由体内激素水平的改变引起的。在孕期影响人体的激素主要是雌激素和孕酮，这会令孕妈妈情绪不稳，因此怀孕的女性在精神和心理上都比较敏感，对压力的耐受力也会降低，常会抑郁和失眠。

另外，尿频、饮食不当和腿脚抽筋也会引起失眠。

孕妈妈睡眠姿势有讲究

也许孕妈妈已经听其他妈妈说过左侧睡对胎宝宝好，那么这种说法有依据吗？是不是真的对胎宝宝好呢？

通常而言，睡觉对孕中晚期的孕妈妈常是一种痛苦与负担，尤其会因肚子过重不容易翻转而造成彻夜难眠的情况。而孕妈妈只有休息好了，才能保证胎宝宝的健康成长，因此孕期要选择一个舒适的姿势。

❋ 最好采取左侧卧睡

孕中晚期最好采用左侧卧位的睡姿，因为从生理的角度来讲，在怀孕中晚期，子宫迅速增大，而且大多数孕妈妈子宫右旋，采取左侧卧位睡眠，可减少增大的子宫对孕妈妈腹主动脉及下腔静脉和输尿管的压迫，改善血液循环，增加对胎宝宝的供血量，有利于胎宝宝的生长发育。

❋ 尽量不要仰卧

当孕妈妈仰卧时，增大的子宫就可压迫脊柱前的腹主动脉，导致胎盘血液灌注减少，使胎宝宝出现由于缺氧、缺血引起的各种病症，如宫内发育迟缓、宫内窘迫，甚至还可造成死胎。对孕妈妈来说，由于腹主动脉受压，回心血量和心输出量均降低，而出现低血压，孕妈妈会感觉头晕、心慌、恶心、憋气等症状，且面色苍白、四肢无力、出冷汗等，严重时还可引起低血压，也可引起排尿不畅、下肢水肿、下肢静脉曲张、痔疮等。

❋ 为自己选个侧卧枕

肚子大了之后，孕妈妈会发现一侧躺肚子就会跟着下坠，会有些不舒服，此时孕妈妈不妨为自己选一个舒服的侧卧枕，放在肚子下面，以填补腹部与床面的空间，撑起扭曲下垂的肚子，保持正确的睡姿，使每一位孕妈妈都能安心舒适地进入梦乡，轻松地睡个好觉，这样白天就不容易觉得困了。

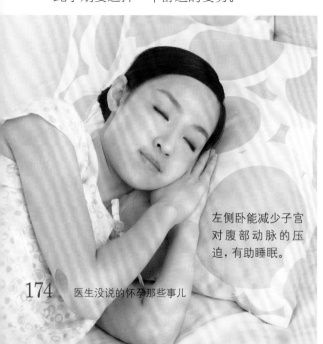

左侧卧能减少子宫对腹部动脉的压迫，有助睡眠。

选择舒适的床上用品

对于孕妈妈来说，过于柔软的床垫如席梦思床并不适合。应该用棕床垫或硬板床上铺9厘米厚的棉垫为宜，并注意松软、高低要适宜。

市场上有不少孕妇专用的卧具，可以向医生咨询，应该选购哪种类型的。千万不要舍不得换掉家中的高级软床垫，因为这可是保证孕妈妈睡眠的重头戏。

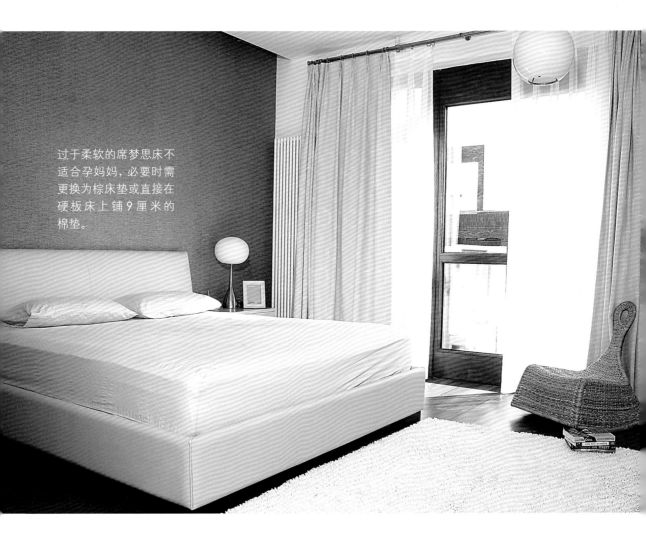

过于柔软的席梦思床不适合孕妈妈，必要时需更换为棕床垫或直接在硬板床上铺9厘米的棉垫。

听听医生没说的事

关于睡姿也是我们在门诊中听孕妈妈问得最多的。有的孕妈妈了解到孕妇最好采取左侧卧位睡觉后，特意让老公每天晚上监督自己睡觉，只要睡姿不正确，就要叫醒换了睡姿重睡。几天下来，夫妻两个就都受不了了，反而弄得都很疲惫，陷入了误区。

其实，要求孕妈妈保持同一姿势睡眠是不现实的。孕妈妈也不必过于教条，只要自己觉得舒服就可以了。

孕期感冒

　　由于妊娠期间抵抗力减弱，身体容易疲劳，所以更易导致感冒。只要弄清楚感冒的病因和对胎宝宝的影响并及时处理防治，就不必过分担忧。那么，一旦孕妈妈感冒了，要怎么护理呢？

轻度感冒处理方法

1 喉咙痛时，可以用浓盐水每隔10分钟漱口及咽喉1次，10次左右即可见效。

2 喝点鸡汤对于减轻鼻塞、流涕等有一定的作用，同时可增强人体抵抗力。

3 在保温杯内倒入42℃的热水，将口、鼻部正对茶杯口，不断吸入热蒸气，每日3次。

4 选用板蓝根冲剂等纯中成药，同时多喝开水，注意休息，并补充维生素C，感冒多数会很快痊愈。

重度感冒处理方法

1 感冒并伴有高热、剧烈咳嗽，可选用柴胡注射液退热和纯中药止咳糖浆止咳。同时，可用湿毛巾冷敷或用30%的酒精擦浴，进行物理降温。

2 抗生素类药物可选用青霉素类药物，而不能用诺氟沙星、链霉素、庆大霉素等。切记所有的药物都应当由医生开处方，不可自行服药。

3 有些孕妈妈感冒时可能会伴有高热，持续的高热可能对胎宝宝造成影响，需要与医生共同商讨治疗方案。

预防感冒的汤饮

　　以下几种汤饮趁热服用，可以有效预防感冒。对于已经感冒的孕妈妈，喝完之后盖上被子，微微出出汗，睡上一觉，有助于降低体温，缓解头痛、身痛。

1 橘皮姜片茶：橘皮、生姜各10克，加水煎，饮时加红糖10~20克。

2 姜蒜茶：大蒜、生姜各15克，切片加水1碗，煎至半碗，饮时加红糖10~20克。

3 姜糖饮：生姜片15克，3厘米长的葱白3段，加水50克煮沸后加红糖。

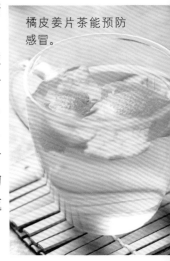

橘皮姜片茶能预防感冒。

便秘、痔疮

孕妈妈容易出现便秘的症状。孕早期出现便秘的原因主要是孕激素抑制肠胃蠕动，从而减缓了食物和液体通过消化道的速度。孕晚期则是因为不断增大的子宫压迫肠道，所以容易发生便秘。便秘时间长或严重时会诱发痔疮。

便秘要引起重视

一般情况下，3 天不排便就是便秘了，而有些孕妈妈即使只有 1 天不排便，也会觉得很痛苦，这也是便秘。而由便秘引发的痔疮更让孕妈妈苦不堪言，所以孕妈妈要引起重视。

便秘使孕妈妈肠静脉的血液回流不畅，时间久了会引起肠壁静脉曲张；便秘会导致肠胀气，因为排出不畅，腹内压力增加，容易形成痔疮；同时，肠道产生的毒性物质被人体再次吸收后，会引起头痛、疲倦、失眠及神经功能紊乱等。孕妈妈如果长期便秘，毒素积累，容易诱发各种不适症状。

预防及缓解便秘的措施

1 喝足够量的水，每天 6~8 杯，如果你不喜欢喝白开水，也可以用新鲜的果汁、蔬菜汁代替。

2 多吃富含膳食纤维的食品，谷物、水果和蔬菜中的膳食纤维可以加速胃肠蠕动。

3 多运动，试着散步或游泳。

4 一有便意马上如厕，及时应答身体的信号，不至于让你的肠道越来越懒。

预防及缓解痔疮的措施

1 养成定时排便的良好习惯，预防便秘，才能预防痔疮的发生。

2 温水坐浴及软膏栓剂治疗为主。孕妈妈使用软膏栓剂时，一定要在医生的指导下进行，不能擅自用药，另外，一些含有类固醇的药物和麝香的药物应尽量避免使用。

3 每天休息时抬高双腿至少 1 小时。

4 洗温水浴（水温不宜过热）。

5 在痔疮部位冰敷或者敷上药棉。

6 不要长时间地坐着或站着。

7 提肛运动。并拢大腿，吸气时收缩肛门，呼气时放松肛门。如此反复，每日 3 次，每次 30 下，以增强骨盆底部的肌肉力量，有利于排便和预防痔疮发生。

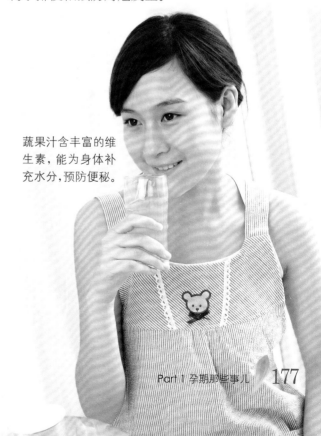

蔬果汁含丰富的维生素，能为身体补充水分，预防便秘。

妊娠高血压综合征

在怀孕 20 周以后，尤其是在怀孕 32 周以后是妊娠高血压综合征的多发期，发生率约占所有孕妈妈的 5%，表现为高血压、蛋白尿、水肿等。

对孕妈妈和胎宝宝的影响

对母体的影响：妊娠高血压疾病易引起胎盘早期剥离、子痫、心力衰竭、凝血功能障碍、脑出血、肾功能衰竭及产后血液循环障碍等。对胎宝宝的影响：早产、胎儿窘迫、胎儿生长受限等。

易患妊娠高血压疾病的人群

初产妇。

体形矮胖者。

营养缺乏。患有原发性高血压、慢性肾炎、糖尿病合并妊娠者，其发病率较高，病情可能更为复杂。

双胎、羊水过多及葡萄胎的孕妈妈，发病率较高。

有家族史，如孕妈妈的母亲有子痫前期史，孕妈妈发病的可能性较高。

预防方法

注意休息：正常的作息、足够的睡眠、保持心情愉快对于预防妊娠高血压有重要作用。

注意血压和体重：平时注意血压和体重的变化。可每日测量血压并做记录，如有不正常情况，应及时就医。

均衡营养：勿吃太咸、太油腻的食物；孕期补充钙和维生素，多吃新鲜蔬菜和水果，适量进食鱼、肉、蛋、奶等高蛋白、高钙、高钾及低钠食物。

坚持体育锻炼：散步、太极拳、孕妇瑜伽等运动可使全身肌肉放松，促进血压下降。

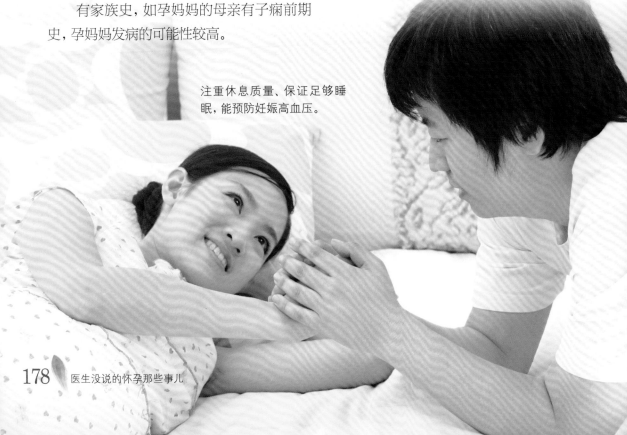

注重休息质量、保证足够睡眠，能预防妊娠高血压。

妊娠糖尿病

妊娠糖尿病发病率，从以前的不到1%已经提高到目前的5%，所以，孕妈妈要积极预防这种病症的发生。

为什么会得妊娠糖尿病

遗传因素。

激素干扰胰岛素：女性受孕以后，激素分泌增多，它们在人体组织外周有抵抗胰岛素的作用，可能会导致糖代谢异常或者胰岛素敏感性不够。

精糖饮食：过多的食糖、精炼碳水化合物会使血糖不平衡，产生胰岛素问题，从而使身体对体内胰岛素不能做出正确反应。

妊娠期糖尿病隐患多多

容易导致胎宝宝过大，不但会增加孕妈妈的负担，同时也会增加宫内窘迫和剖宫产的发生率。

导致胎宝宝胎肺成熟减慢，易患肺透明膜病，也容易造成早产。

新生儿容易发生低血糖，出现吞咽困难、苍白、颤抖、呼吸困难、躁动等症状。严重时可能导致新生儿猝死。

饮食预防

❋ 注意餐次分配

少食多餐，将每天应摄取的食物分成五六餐。特别要避免晚餐与隔天早餐的时间相距过长，所以睡前要加餐。每日的饮食总量要控制好。

❋ 多摄取膳食纤维

在可摄取的份量范围内，多摄取高膳食纤维食物，如以糙米或五谷米饭取代白米饭，增加蔬菜的摄取量，吃新鲜水果，不喝饮料等，但千万不可无限量地吃水果。

❋ 饮食清淡

控制植物油及动物脂肪的用量，少用煎炸的烹调方式，多选用蒸、煮、炖等烹调方式。

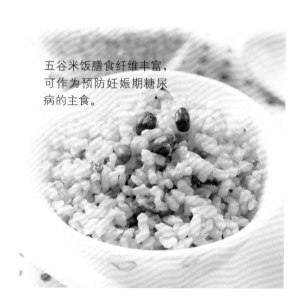

五谷米饭膳食纤维丰富，可作为预防妊娠期糖尿病的主食。

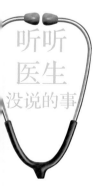

听听医生没说的事

患妊娠糖尿病的孕妈妈要控制饮食量，但是也并不是说不让吃饱饭，每天都饿着。其实，这个控制主要是说的碳水化合物、糖类、脂肪、蛋白质、膳食纤维、维生素的摄入量可不能少，每日蛋白质的进食量要与妊娠期相同的正常孕妈妈基本相同或略高一些。特别要多吃一些豆制品，增加植物蛋白质的摄入。

另外，合理作息、保证充足的睡眠，也是这个时期患妊娠糖尿病的孕妈妈应当做到的。

准爸爸，
怀孕不是一个人的事儿

　　妻子怀孕了，升职为准爸爸的你，心里的喜悦肯定是无法言表的。不过，激动、高兴之余，准爸爸也要意识到，帮助孕妈妈快乐轻松地度过孕期，是目前最重要的工作。因为孕妈妈此时身体承受着巨大的负担，她非常需要你的关怀与照顾。

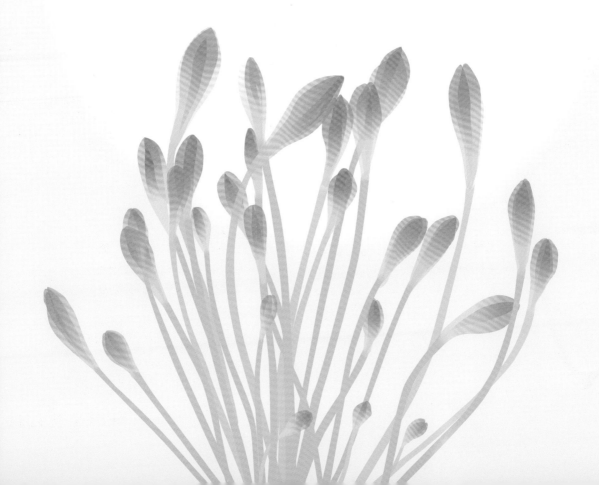

爱宝宝，就要先爱他的妈妈

要想做一个合格的新爸爸，首先得是一个优秀的准爸爸。怎样才能做一个称职的准爸爸呢？就从爱孕妈妈开始吧！

给孕妈妈更多的关爱

怀孕后，由于体内激素的改变，孕妈妈的心理易产生变化，会产生委屈、伤感等情绪。此时准爸爸首先要控制好自己的情绪，不要让妻子激动，要多理解、包容妻子，并及时给妻子安慰，让自己成为消除妻子不良情绪的良方。在她心情不好的时候，递过去一个削好的苹果，或者送上一个亲密的拥抱，都能很好地缓解妻子不良的情绪。尽量每次都陪妻子一起去产检，告诉她，怀孕之后无论她变成什么样子，你都会一如既往地爱她、保护她、关心她、照顾她等。

孕期甜言蜜语不可少

准爸爸宜用语言表达自己的心声，切不可羞于表达。怀孕对孕妈妈来说是一件多么不容易的事啊，准爸爸宜多多鼓励、赞美孕妈妈。每天晚上临睡前，准爸爸把手放在妻子的腹部说："爸爸很爱宝宝和妈妈"，或者当孕妈妈为穿不上孕前的漂亮衣服而沮丧的时候，你由衷地赞美她现在的样子依然很美，对于孕妈妈来说，这是一件很快乐的事。

帮孕妈妈翻身

到了孕中晚期，孕妈妈的肚子会慢慢变大，睡觉时连翻身都不是简单的事。这时，准爸爸一定要牺牲自己一点睡眠时间，让自己变得机警些，夜晚孕妈妈需要翻身时帮帮她，她一定会认为准爸爸真的很体贴，从而在一定程度上缓解对分娩的恐惧。

享受准爸爸的甜蜜按摩

准爸爸在临睡前（或每天固定时间）给妻子轻轻按摩腰腿，可以缓解孕期酸痛和水肿，使孕妈妈放松精神，舒适地进入睡眠。

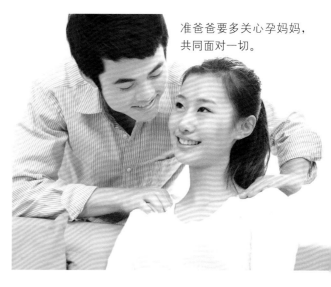

准爸爸要多关心孕妈妈，共同面对一切。

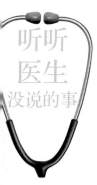

听听医生没说的事

多年的工作经历让我们发现这样一个现象，那些有丈夫相陪做产检的孕妈妈大多是一脸幸福的模样，对孕育宝宝相当有信心，有的孕妈妈即便是自己来产检，但丈夫频繁来电也会让她们眼底里都是满足，尽管嘴上说着"你别来电话了，该叫我号了"。

怀孕可不是孕妈妈一个人的事儿，准爸爸要尽力扮演好自己的角色，提前做一个称职的好爸爸。

准爸爸的陪伴很重要

漫长的孕期时光，因为有了准爸爸的陪伴，显得格外珍贵和甜蜜。当孕妈妈真正把怀孕当成一种享受的时候，她和胎宝宝是最健康的。

陪孕妈妈一起做产检

陪同自己的妻子去做产检是义不容辞的责任，不但可以在精神上给妻子安慰，而且也可以让她感受到你对她的爱和责任，陪她去做产检说明你爱护她，关心她，关心你们的宝贝，这样你的妻子心里就会觉得温暖，心情也会好。孕妈妈心情好了，肚子里的胎宝宝也就会发育得好，所以陪妻子产检不但可以体现一个男人的责任心，还能为将来有一个健康的宝宝奠定基础。

另外，陪妻子去医院做产检，可听到胎宝宝的心跳，或透过超音波亲眼看到胎宝宝，这是一种很美妙的体验，还能给孕妈妈安心、幸福的感觉；若有不乐观的情况出现，也能共同分担、商量，并立即做出适当的决定。

陪孕妈妈做运动

随着体重的增加，孕妈妈肚子越来越大，身体懒懒的，不愿意运动。这时，准爸爸可要做好监督和陪练的工作。因为孕妈妈进行适当的运动既能控制体重，又能提高身体的免疫力，还能改善妊娠的各种不适。早上起床后，或者晚饭后，陪妻子做做孕妇操或瑜伽，哪怕只是简单地散散步，都能起到锻炼的作用。

和孕妈妈一起旅游

孕妈妈不宜独自出门，如果与一大群陌生人做伴也是不合适的，最好是由准爸爸、家人或好友等陪伴前往，不仅会使旅程较为愉快，当孕妈妈觉得累或不舒服的时候，也有人可以照顾。

陪妻子参加孕妈妈课堂

陪妻子参加孕妈妈课堂，可增加自己的怀孕及生产知识，还可以指导孕妈妈做产前运动与练习拉梅兹呼吸法，使生产更顺利，更可降低孕妈妈的焦虑，知道你随时在身旁支持她，从而增加她勇敢面对生产的信心。

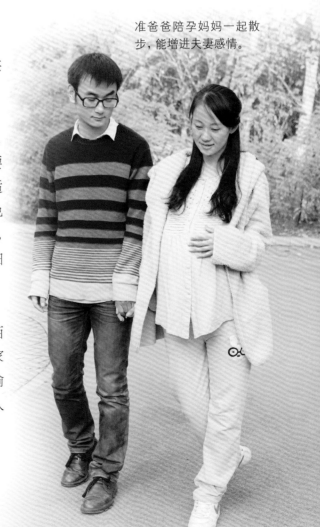

准爸爸陪孕妈妈一起散步，能增进夫妻感情。

准爸爸要小心这些易犯的错误

妻子怀孕后，有的准爸爸小心照护，有的准爸爸大大咧咧，照护不够。准爸爸的行动有时往往会直接影响孕妈妈和胎宝宝的健康，因此准爸爸要注意审视一下自己的一举一动了。

对孕妈妈过度保护

妻子怀孕了，丈夫会特别关心。他们认为孕妈妈活动越少越安全，吃得越多越营养。家务活儿全包下来，什么也不让妻子干，甚至有的还不让妻子上班。其实孕妈妈活动过少，会使体质变弱，不仅增加难产的发生率，还不利于胎宝宝的生长发育。缺乏锻炼，还会使腹肌收缩力减弱，分娩时产力不足，不利于顺产。

给孕妈妈施加压力

有的准爸爸对孕妈妈在生活、饮食和家务劳动上很少关心，特别是精神上的关心和体贴不够。有的甚至施加精神压力，经常对怀孕的妻子说："这回可一定给我生个大胖小子。"害得孕妈妈吃不香、睡不实，总是提心吊胆，怕将来生下女孩。

孕期愉悦、轻松的情绪，准爸爸的体贴、关心对于孕妈妈来说十分重要，因此准爸爸不要给孕妈妈任何压力，应多给她一些关爱，这样才会生出一个健康、聪明的宝宝。

有不良嗜好

很多准爸爸在计划怀孕时能远离烟酒，可是一旦孕妈妈怀孕了，就不那么严格约束自己了，开始偷偷吸烟、喝酒。事实上，孕妈妈对烟味、酒味特别敏感。

另外，准爸爸还要检讨一下自己有没有别的不良习惯，例如不刮胡子、不注意卫生等，这些都可能对孕妈妈的健康和心情产生不利影响。

性生活不节

在孕期里的前 3 个月和后 3 个月里，为了避免流产和早产，应绝对禁止性生活，即使在相对安全的孕中期也要有所节制。

在可以进行性生活的时候，准爸爸要提前清洗干净，动作轻柔不粗暴，不宜过深，频率不宜太快，时间以不超过 10 分钟为度，还要随时关注孕妈妈的反应，当有腹痛等症状时，要及时停止。同时使用避孕套，以免精液中的前列腺素刺激子宫，引起强烈收缩。

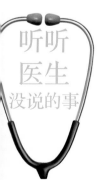

听听医生没说的事

有些孕妈妈会受准爸爸的"嘱托"在门诊询问一下孕期性生活的事宜，又不好意思开口。其实，孕妈妈和准爸爸不要谈"性"色变，在孕期，只要时间、方法得当，是可以享受性生活的，不必担心伤着胎宝宝。而且，适度的性生活还能使孕妈妈心情愉悦，夫妻间更加亲密。

在孕期这个特殊的时期，科学、有节制的性生活是夫妻感情的润滑剂，只要懂得谨慎，不伤害孕妈妈的身体，是没有什么不可以的。

准爸爸的产前准备

妻子怀孕 36 周之后，宝宝随时可能不期而至，所以，准爸爸要比预产期提前至少一个月随时关注妻子的情况，并且做好一切准备。

打包"待产包"

❋ 待产包准备什么，准备多少

很多医院会提供部分母婴用品，所以，最好事先向准备分娩的医院了解一下，以免重复；也可以向刚刚生过宝宝的新妈妈请教，她们的经验往往最实用、有效。

一般用品不宜大量采购，尤其是奶粉，在不确定新妈妈是否乳汁充足的时候，最好先少买一点，以免浪费。另外，宝宝长得很快，衣服随季节的变化准备两三套就可以了。

❋ 待产包如何放置

准爸爸要将新妈妈和小宝宝的用品按照衣服、洗漱、餐具、证件等分别放置在不同的袋子里，然后再一起放入一个大包，这样使用时就不需要大范围翻找了。一旦孕妈妈有临产征兆，拎包就走，方便快捷。

❋ 待产包清单

下面提供的这份待产包清单，可以给准爸爸和孕妈妈当作参考。如果新妈妈住院期间，发现有缺失的物品，可以随时让家人去购买，不必过分担忧。

妈妈用品	梳洗用具：牙膏、牙刷、漱口水、漱口杯、香皂、洗面奶、毛巾 3 条（擦脸、身体和下身）、擦洗乳房的方巾 2 条、小脸盆 2 个
	特殊衣物：大号棉内裤 3 条、哺乳胸罩 2 件、防溢乳垫、便于哺乳的前扣式睡衣、束腹带、产妇垫巾、特殊或加长加大卫生巾、面巾纸、保暖的拖鞋（冬天要带后跟）
	个人餐具：水杯、汤匙、饭盆、吸管
	方便食品：准备一些巧克力或饼干，饿了随时吃
	医疗文件：户口本或身份证（夫妻双方）、医疗保险卡或生育保险卡、有关病历、住院押金等
	其他用品：吸奶器、妊娠油、手机、照相机、充电器等
宝宝用品	喂养用品：奶瓶、奶瓶刷、配方奶（小袋即可，以防母乳不足）、小勺
	婴儿护肤：婴儿爽身粉、婴儿护臀霜、婴儿湿巾、最小号纸尿裤或棉质尿布、隔尿垫、婴儿专用棉签
	服装用品："和尚领"内衣、连体服、护脐带、小袜子、婴儿帽、出院穿着的衣服和抱被（根据季节准备）

提前选好去医院的路线

应提前选好去医院的路线及要乘坐的交通工具，最好预先演练一下去医院的路程和时间。考虑到孕妈妈临产可能会在任何时间，包括上下班高峰期，所以最好寻找一条备用路线，以便当首选路线堵塞时能有另外一条路供选择，尽快到达医院。

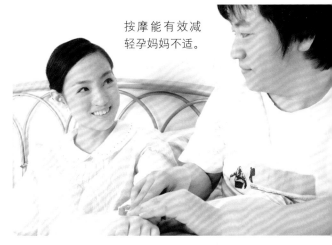

按摩能有效减轻孕妈妈不适。

准爸爸"三招"缓解孕妈妈痛苦

✳ 鼓励与赞美

鼓励孕妈妈表现出色，表现出对她能顺产的信心，要一再表白对她的感激之情。

✳ 按摩高手

在整个生产过程中，要通过对孕妈妈不同身体部位的按摩，达到缓解疼痛的效果，比如背部按摩、腰部按摩，还有腹部两侧按摩。

✳ 制造轻松气氛

为鼓励孕妈妈挺住，在阵痛间隙，可以和她一起畅想即将诞生的宝宝的模样，将来怎样培养他，调侃宝宝会像彼此的缺点，会如何调皮，如何可爱等，要竭尽全力营造轻松食的气氛。

全力支持孕妈妈分娩

✳ 待产期间做好服务

准备可口的食物。此阶段的孕妈妈，阵痛尚未达到高峰，准爸爸可以准备三餐，让孕妈妈有足够的体力面对生产。

协助如厕。孕妈妈在待产的过程中，会因为阵痛而使如厕变得困难，准爸爸可以陪同孕妈妈如厕，减轻孕妈妈的困难。

为孕妈妈减轻腰部疼痛。准爸爸握拳，以手指背面轻压孕妈妈的背部，可有效舒缓疼痛感。

✳ 引导妻子呼吸

如果准爸爸准备一直陪伴在产床旁边，面对分娩只需要掌握一种技能——引导妻子控制呼吸。准爸爸要适时地引导她慢慢地、深深地呼吸。

✳ 别忘了献殷勤

当妻子筋疲力尽地从产房出来，别忘了及时地献殷勤，表示自己的感激和喜悦。一份用来纪念的小礼物，可以将这一刻保存下来。

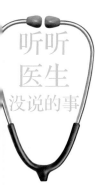

听听医生没说的事

分娩的场景不是每个人都可以忍受的，即使医院允许准爸爸进产房，如果自己没有胆量，也不要因为不敢进产房而感到内疚和不安。如果在分娩中自己先倒下来，给医生添乱，这才是最大的遗憾。

不能进产房陪伴孕妈妈的准爸爸也不要过于难过，在日后的生活中，加倍地体贴、关爱妈妈和宝宝，就是非常好的补偿。

不一样的怀孕经历

　　孕妈妈的身体条件、年龄、孕育状况各有不同，有些特殊的孕妈妈，如偏素食孕妈妈、大龄孕妈妈、怀有双胞胎或多胞胎的孕妈妈更需要特殊照顾，所以整个孕期要有针对性地进行护理。

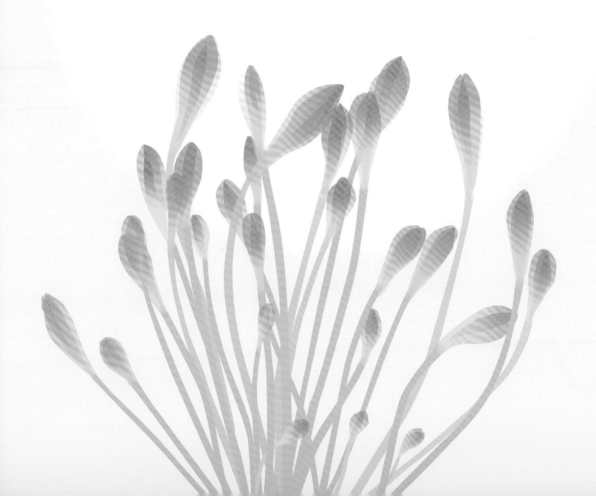

二胎孕妈妈

随着政策的放开，眼下不少孕妈妈都是怀的"二宝"，相对于初产妇来说，二胎孕妈妈对怀孕这些事可谓驾轻就熟，但是也绝不可掉以轻心，马虎大意。

以快乐的心情迎接"二宝"的降临

毋庸置疑，多一个孩子就会多一份责任和压力，既要照顾好"大宝"的学习和生活，又要给肚子里的小宝宝呵护和关爱，还要承担工作的压力，所以二胎孕妈妈要做好充分的思想准备，以一份轻松、快乐的心态来孕育宝宝。

第一胎剖宫产，第二胎能顺产吗

一般说来，第一胎剖宫产，第二胎是有顺产机会的。如果孕妈妈孕育二胎没有上次剖宫产的指征，比如胎宝宝宫内窘迫、子宫收缩乏力、胎位不正等情况，那么第二胎是可以顺产的。如果在怀第二胎时出现以下几种情况之一，则需要选择剖宫产：

第一次剖宫产的指征依然存在，如骨盆狭窄、头盆不称、胎位不正、软产道畸形或狭窄，以及有内外科合并症，如心脏病等。

第二次怀孕时有严重的产科并发症，如重度子痫前期、前置胎盘、胎盘早剥等，不适于阴道分娩。

第二次怀孕时胎宝宝存在问题，如胎宝宝宫内缺氧、多胎妊娠、宫内感染、胎宝宝过大等。

第一次剖宫产的子宫切口愈合不良，如子宫切口厚薄不匀，切口瘢痕处过薄，有子宫切口先兆破裂或破裂，或者第一次手术切口为子宫纵切口、⊥形切口或子宫切口有严重裂伤，进行过修补手术等情况。

第二次怀孕在阴道分娩试产过程中如果产程进展不顺利，或出现胎宝宝缺氧，有子宫切口可疑（或已经）破裂的情况，需紧急进行剖宫产手术。

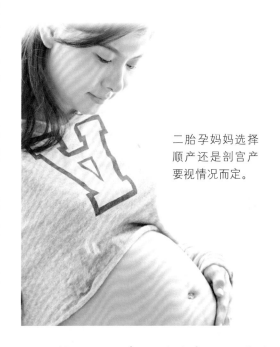

二胎孕妈妈选择顺产还是剖宫产要视情况而定。

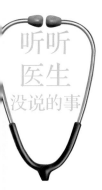

听听医生没说的事

剖宫产后1年，又意外怀上了宝宝，该怎么办？很多头胎剖宫产的妈妈都有这样的疑问和担忧，在这里，我们特别提醒这些孕妈妈，如果计划生二胎的，最好相隔2年以上，因为出意外的代价实在太大了，为了保护自己的身体，在这2年内，一定要做好避孕措施。

而对于不慎怀孕的情况，一旦确定，孕妈妈和准爸爸要及时跟医生沟通，做好充分的孕育准备，避免不必要的危险。

职场孕妈妈

大多数孕妈妈还是要继续工作的，职场孕妈妈身兼员工和孕妇双重身份，自然会辛苦一些，不过，只要放正心态，积极面对，职场孕妈妈一样可以轻松地度过孕期。

忌超负荷工作

职场女性进入怀孕期，需要改变一下自己的想法。在体力上要尽量多休息，以免过度疲劳；而在情绪上，如果总是像以前那样满负荷工作，会把自己搞得很紧张，甚至焦虑不堪，对自己和胎宝宝都没有好处。

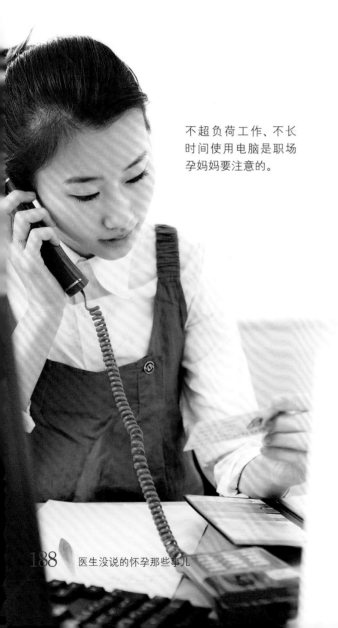

不超负荷工作、不长时间使用电脑是职场孕妈妈要注意的。

工作之余汲取育儿经验

相当一部分的怀孕女性认为，这一阶段，是她们与已生育女同事关系最融洽的阶段，"腹中的孩子几乎成为我的快乐护身符"。那些作为过来人的女同事，提供了相当数量的育儿经验供你借鉴，让你体会到别样的温暖。这些贴心经验，可比你待在家中由婆婆或母亲传授的经验客观得多。

不宜长时间用电脑

电脑开启时，显示器散发出的电磁辐射，对细胞分裂有破坏作用，在孕早期会损伤胚胎的细微结构。孕早期，如果孕妈妈每周用电脑 20 小时以上，流产率和胎宝宝致畸率将大幅度增加，因此每天用电脑的时间尽量控制在 2 小时以内。

适当休息，缓解眼疲劳

孕妈妈怀孕后眼睛特别容易累，眼睛酸涩，注意力也没法集中，但是药用的眼药水可能会对胎宝宝有影响，所以孕妈妈不能随便使用。工作一段时间，就应该休息一下，起来活动活动，不要等到累了再休息。在感到累之前预先休息是提高工作效率的好方法。

把脚垫高，减轻脚部水肿

总是坐着工作，极容易造成足部肿胀，如果可以在椅子下面放一个小板凳，把脚放上去，不仅会舒服很多，还有助于缓解双脚疲劳，减轻脚部水肿，预防静脉曲张和便秘。

重视工作餐

孕妈妈对待工作餐要"挑三拣四"，避免吃到对胎宝宝不利的食物，从营养的角度降低对口味的要求。一顿饭做到米饭、鱼、肉、蔬菜都有，同类食物有好几种。如果工作餐品质实在一般，那就每次只吃个七成饱，带一点坚果、水果、酸奶、可以直接生吃的蔬菜上班，在工作间隙补充营养。

工作餐中的油炸类食品最好不要食用，因为在制作过程中使用的食用油，难免是已经用过若干次的回锅油。这种反复沸腾过的油中有很多有害物质，所以孕妈妈要注意。

另外，孕妈妈要少吃太咸的食物，以防止体内水钠潴留，引起血压上升或双脚水肿。其他辛辣、味重的食物也应明智地拒绝。

孕妈妈最好在午饭前 1 个小时吃个水果，以补充维生素，弥补吃新鲜蔬菜不足的状况。

工作餐尽量按时吃

由于职业的缘故，有些孕妈妈无法保证正常上下班、按时吃工作餐等，生活变得不规律。即使工作不定时，工作餐也应按时吃，不要贪图方便吃泡面等一些没有营养的食物。规律的饮食对孕妈妈和胎宝宝的成长是非常必要的。

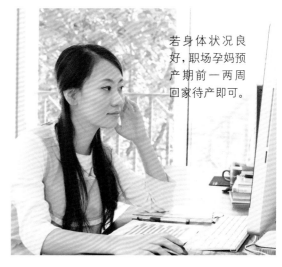

若身体状况良好，职场孕妈预产期前一两周回家待产即可。

该什么时候停止工作

如果孕妈妈工作环境安静清洁，危险性小，或是在办公室工作，同时身体状况良好，那么可以在预产期的前一周或前两周回家等待宝宝出生。

如果孕妈妈的工作长期使用电脑，或经常待在工厂或是暗室等阴暗嘈杂的环境中，那么就应在怀孕期间调动工作或选择暂时离开待在家中。

如果孕妈妈的工作是饭店服务人员、销售人员，或每天的工作至少有 4 小时以上在行走，建议在预产期的前两周半就离开工作岗位回到家中待产。

如果孕妈妈的工作运动性相当大，建议提前 1 个月开始休产假。

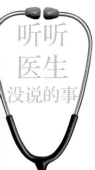

听听医生没说的事

有些孕妈妈上班为了赶时间，常常会忘记吃早餐，而且国人一贯对早餐不是很重视，反而对晚餐很看重。但是，从营养和健康的角度上来讲，早餐和晚餐给人体提供的热能是一样的。所以，为了自己和胎宝宝的健康，应尽量吃过早餐再上班，也可以在前一天晚上准备好可以即热即食的早餐，总之就是切忌空腹上班。

哪怕只是吃一小把坚果、喝一小袋牛奶、吃几片面包，也比早晨饿着肚子要来得健康。

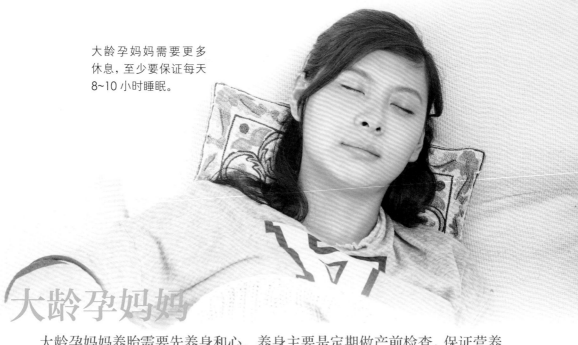

大龄孕妈妈需要更多休息，至少要保证每天8~10小时睡眠。

大龄孕妈妈

大龄孕妈妈养胎需要先养身和心。养身主要是定期做产前检查，保证营养的全面和均衡，并适当运动。养心则是要保持愉快的心情和稳定的情绪，丢掉心理压力。

5招提高大龄孕妈妈免疫力

大龄妊娠的女性心理上要比年轻女性成熟，对孕育和生育顾虑较多，怀孕过程中会经常处于紧张状态。大龄孕妈妈不要过分担心，焦躁的情绪反而会对胎宝宝不利。我们现在要做的是保持一份好心情，同时还要通过提高自身免疫力，给胎宝宝一个更好的发育环境。

❀ 科学饮食

由于年龄的因素，大龄孕妈妈可能只有这一次孕育的机会，所以要更加珍惜。饮食上，既不能过分滋补，也不能只凭自己的喜好进食，应该平衡膳食，讲究粗细搭配、荤素搭配，并注意摄取新鲜的蔬菜和水果，做到营养全面。

❀ 定时进行户外活动

户外活动可以增强大龄孕妈妈的体质，对孕育和分娩都十分有利。但是，大龄孕妈妈最好在医生的指导下进行运动，不可勉强。其实，散步就是一种最适合大龄孕妈妈的运动。

❀ 加强自我保护意识

大龄孕妈妈到医院或人员密集处应戴口罩；饭前便后、外出归来以及打喷嚏、咳嗽和清洁鼻子后，都要立即用流动水和肥皂洗手。

❀ 睡眠充足

大龄孕妈妈孕期需要有更多的睡眠时间，每天保证8~10小时的睡眠。最好在晚上9点多入睡，中午再睡1个小时。如果是上班族无法午睡，晚上还应再早些入睡。有了胎宝宝以后，孕妈妈平时生活起居都要注意。

❀ 注意居室通风

室内空气不流通时，其污染程度比室外严重数十倍，极易引发呼吸道疾病。除坚持通风外，还要及时打扫房间卫生，清理卫生死角，不给病菌以滋生之地。孕妈妈最好每周更换一次卧具。

大龄孕妈妈要控制体重及饮食

大龄孕妈妈在怀孕期间比二十多岁怀孕容易发胖，更易导致体重增加太多，诱发糖尿病。而且体重增加过多，可能使胎宝宝太胖，给分娩带来一定的困难。所以大龄孕妈妈要注意控制体重，一般整个孕期增重不要超过12.5千克，其中胎宝宝占3~3.5千克即可。

在每天的饮食中，摄取适量的蛋白质(肉类、鱼、蛋)、碳水化合物(面、米)。不要吃任何甜味剂，包括白糖、糖浆、阿斯巴甜糖果、可乐或人工添加甜味素的果汁饮料、罐头水果、人造奶油、冰淇淋、冰冻果汁露、含糖花生酱等。

大龄孕妈妈怎样平安分娩

千万不要被"大龄孕妈妈会出现难产"这句话吓住。其实，大部分大龄孕妈妈只要孕期做好充分的保养，就可以平安顺利分娩。

在孕期，大龄孕妈妈首先要做到定期产检。除此之外，如果没有医生认为不可运动的症状，就不可忽视产前动运。散步、孕妇体操等在整个孕期都可以进行，这是非常有利于分娩的。大龄孕妈妈还要坚定信心，坚信自己能将宝宝顺利生出来。

大龄孕妈妈，这两次B超一定要做

对于大龄孕妈妈来说，最担心的就是宝宝的健康。其实，通过B超检查，医生可以及时发现许多引起先天性缺陷的现象。大龄孕妈妈只要了解自己的检查项目，按时去产检就可以了。大龄孕妈妈必要的B超检查一般需要做两次，分别在约12周和22周的时候。这项检查可用来进一步确定怀孕日期及任何发育异常的情况，如唇腭裂、脏器异常。

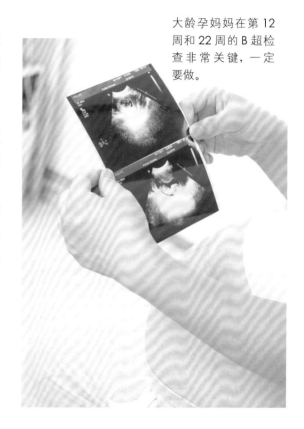

大龄孕妈妈在第12周和22周的B超检查非常关键，一定要做。

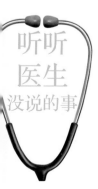

听听医生没说的事

有一个检查我们一直没有提到，那就是羊膜腔穿刺，一般对唐氏筛查结果显示"高危"的人群才会建议做这项检查，以最终确定胎宝宝是否正常。但是随着育龄女性年龄的增加，胎宝宝出现染色体异常的概率也增加，所以大龄孕妈妈应该直接做羊膜腔穿刺，来检测胎宝宝有无染色体异常。

这项检查存在一定的风险，孕妈妈最好要找有这项检查资质的正规医院和有经验的医生来进行。

双胞胎或多胞胎

　　双胞胎、多胞胎是件让人羡慕的事情,不过也需要提醒双胞胎和多胞胎的孕妈妈多加注意,因为这意味着你要比单胎妊娠承担更多的责任和风险。所以需特别注意调整,营养得当,才能生出健康的宝宝。

保证合理的饮食

　　对怀有双胞胎或者多胞胎的孕妈妈来说,你需要更多的热量来满足宝宝的需要。尤其是胎宝宝在孕中期及孕晚期发育迅速,不仅需要丰富的营养物质,还要求全面合理,否则孕妈妈很容易出现贫血,也会导致胎宝宝发育不良。因此,孕妈妈要摄入足够的蛋白质、维生素和矿物质,多吃鱼、鸡蛋、牛奶、瘦肉及豆制品、水果、蔬菜等,必要时可加服铁剂、钙剂等。

可适当增重

　　或许很多孕妈妈听到要增加 11~20 千克的体重会吓一跳,但双胎妊娠孕妈妈的体重肯定要多于单胎妊娠。孕期不单单要注意增加体重,在哪个阶段增重也十分重要。如果孕妈妈能够在怀孕的前半段时间里增重的话,对于整个怀孕的过程都会十分有益。

双胞胎孕妈妈如何运动

　　有很多运动方式不适合怀有双胞胎或多胞胎的孕妈妈,如需要平躺在平面上的运动、耐力运动、热水泡浴和桑拿等。一般建议还是以散步和静养为主。其他的运动方式如果想做还是听从医生的建议,因为双胎或多胎妊娠较单胎妊娠更易发生流产、早产。

　　如果医生允许,你就可以开始你的运动计划。除了散步,一些被认为比较安全的运动还包括:骑固定式自行车、手臂运动、孕妇瑜伽和游泳。很多医生建议怀多胞胎的孕妈妈从怀孕 20 周开始要减少运动量,怀单胎的孕妈妈则在 28 周。注意,如果遇到以下症状你就该马上停止运动:

1 感觉到出现宫缩的症状。

2 感觉到骨盆受到压力。

3 阴道出血。

4 出现水肿,特别是你的脚开始肿胀。

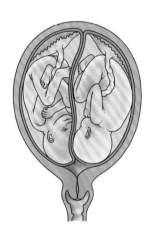

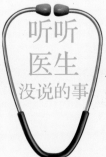
听听医生没说的事

　　怀有双胞胎或多胞胎的孕妈妈产检的时间和次数可能跟单胎孕妈妈不太一样,这是因为子宫内孕育多个胎宝宝,羊水、胎盘的重量也会大,孕期也较单胎易发生流产、早产、胎膜早破或其他妊娠意外情况,所以检查频率较单胎高,需根据医生的嘱咐按时检查,以便及时发现异常,增加安全性。

　　双胞胎孕妈妈要积极配合医生,想想现在有多辛苦,将来就有多幸福,为了两个天使,多跑跑腿算得了什么!

偏素食孕妈妈

大量研究表明，素食对身体很有好处，时下吃素的人也越来越多。但如果你是一位偏素食孕妈妈，就需要调整一下自己的饮食了。因为怀孕后你的身体需要额外的营养，不仅要维持自己的需要，还要供给胎宝宝生长发育的需要。

偏素食孕妈妈这样补

偏素食孕妈妈通常会缺乏下列几种营养素，只要在平时的饮食中多摄取一些含有此类营养素的食物，就可做到全面营养，打造出健康的孕育体质。

❋ 补偿一：蛋白质

蛋白质是人类活动的物质基础，没有蛋白质就没有生命。蛋白质的主要来源有肉、蛋、奶、豆类食品，肉类是比较理想的蛋白质来源，偏素食孕妈妈实在吃不下肉，可多摄取奶、蛋及黄豆制品等，可以每天喝250毫升牛奶、125毫升酸奶，也可以每天吃两三块奶酪。

❋ 补偿二：补铁

吃素容易缺铁，造成贫血、脸色苍白，因此应多吃些黑米、黑芝麻、木耳和樱桃、红枣、紫菜等富含铁的食物。

❋ 补偿三：补充维生素

动物内脏、动物血、动物肉中富含丰富的维生素，但素食者往往无法获得，可多吃些海藻、紫菜、海带等，同时服用一些复合维生素。怀孕期间，偏素食的孕妈妈应定期到医院检查，若出现某种微量元素缺乏时，必须在医生的指导下进行治疗。

不吃鸡蛋和牛奶的纯素食孕妈妈该如何吃

如果任何动物性食物都不吃，则要选黄豆、豆腐及其他黄豆制品，因为这类食物所含的蛋白质是植物蛋白中最好的一种，其中的氨基酸构成与牛奶相近，而胆固醇含量比牛奶低，并含有不饱和脂肪酸。如有可能还应补充蛋白质粉。

另外，纯素食孕妈妈可以多吃紫甘蓝、甜菜等含钙量丰富的蔬菜，也可以在医生的建议下服用钙剂。

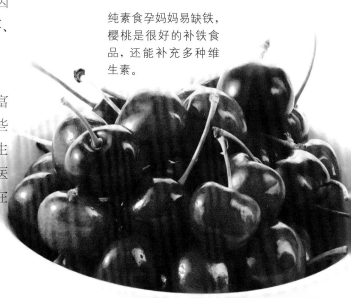

纯素食孕妈妈易缺铁，樱桃是很好的补铁食品，还能补充多种维生素。

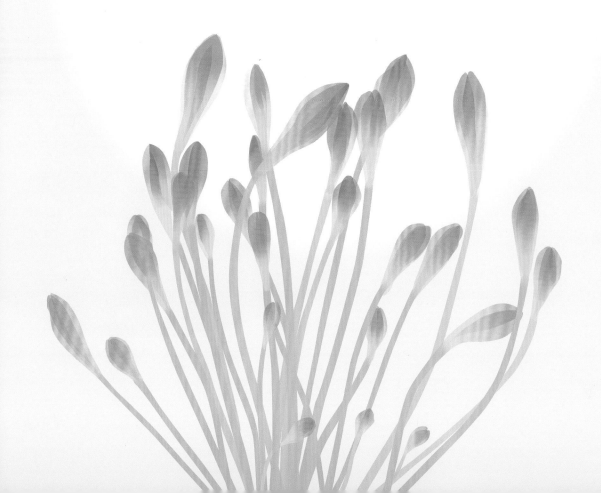

分娩与坐月子

　　经历了人生最辛苦也最难忘的分娩, 爸爸妈妈在忐忑与期待中, 迎来了那个一生都要放在心中细细呵护的小天使。宝宝的降临给全家人的生活带来了朝气和欢乐, 可对于如何进行产后护理, 却让新妈妈焦虑不安, 下面我们就从每一个细小的护理要点谈起, 告诉新妈妈怎样坐月子。

分娩前的准备

宝宝就要降临了，全家都在惴惴不安地等待着，孕妈妈此时需要做的就是尽量休息、保持体力。准爸爸也要做好最后的准备工作，再次确认待产包、去医院的路线等相关事宜。

何时去医院最合适

很多孕妈妈由于过分担心，只要一出现不适就马上去医院，劳力又劳心。其实，孕妈妈在出现以下征兆后再入院比较合适。

1 子宫收缩增强。当宫缩间歇由时间较长，转入逐渐缩短，而宫缩持续时间逐渐增长，且强度不断增加时，应赶紧入院。

2 尿频。孕妈妈本来就比正常人小便次数多，间隔时间短，但在临产前会突然感觉到离不开厕所，这说明宝宝头部已经入盆，即将临产了，应立即入院。

3 见红。分娩前 24 小时内,50% 的孕妈妈常有一些带血的黏液性分泌物从阴道排出，称"见红"，这是分娩即将开始的一个可靠征兆，应立即入院。

分娩前保证充足的休息

与其在忐忑和焦虑中等待分娩的到来，孕妈妈不如在分娩前做些身体准备。

1 保持充足的睡眠，以保证分娩时体力充沛。

2 临近预产期的孕妈妈应尽量不要外出或旅行，但也不要整天卧床休息，轻微的、力所能及的运动还是有好处的。

3 保持身体的清洁。由于孕妈妈产后不能马上洗澡，因此住院之前应洗一次澡，以保持身体的清洁。如果是到公共浴室去，必须有人陪伴，以免发生意外。

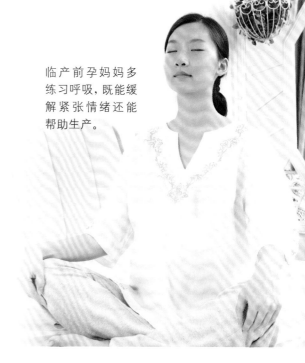

临产前孕妈妈多练习呼吸，既能缓解紧张情绪还能帮助生产。

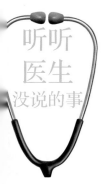

听听医生没说的事

准备自然分娩的新妈妈可让家人准备一些易消化吸收、少渣、可口味鲜的食物，如面条鸡蛋汤、面条排骨汤、牛奶、酸奶、巧克力等，同时注意补充水分。如果吃不好睡不好，紧张焦虑，容易导致疲劳，将可能引起宫缩乏力、难产、产后出血等危险情况。

临产需要大量的体力和精力，所以临产前这一阶段的饮食更要合理、科学，为孕妈妈自然生产做好体力上的保障。

选择最适合自己的分娩方式

✳ 自然分娩

自然分娩不管是对宝宝还是新妈妈，都是最适合、最好的一种生产方式。对新妈妈来说，恢复快，生完当天就可以下床走动了，一般3~5天就可以出院，而且生产完就可以母乳喂养。对宝宝来说，经过产道的挤压，肺功能得到很好的锻炼，皮肤神经末梢经刺激得到按摩，其神经系统、感觉系统发育较好，整个身体协调功能的发展也会比较好。

自然分娩作为人类繁衍最自然的方式，具有很多优势，但并不是所有的新妈妈都适合顺产。最常见的就是产妇患有严重疾病、胎位有问题、胎儿宫内缺氧、脐带多层绕颈等，此时就要考虑剖宫产了。

✳ 剖宫产

剖宫产也称为剖腹产，是指宝宝经腹壁和子宫的切口分娩出来。但若不是必须进行剖宫产，还是应该选择自然分娩。

一般如果计划剖宫产，需要提前预约日期，并且提前一天入院。在手术前会有一些规定或程序需要你执行：

1 手术前的8~12小时禁止吃任何东西，在手术前一晚只能吃清淡的食物。

2 需要抽血化验和尿液检查，然后护士为你备皮以方便手术进行。

3 让家属签署同意手术和麻醉的同意书。

4 由护士给你插入导尿管，以排空膀胱。

5 送进手术室。有的医院不允许家属进入手术室，有的医院可能同意。

✳ 无痛分娩

无痛分娩确切地说是分娩镇痛，分为非药物性镇痛即精神性无痛分娩和药物性镇痛两大类。硬膜外阻滞感觉神经这种镇痛方法是目前采用最广泛的一种无痛分娩方式。

硬膜外无痛分娩，是在产妇腰部的硬膜外腔注入一些镇痛药和小剂量的麻醉药，并持续少量地释放，只阻断较粗的感觉神经，不阻断运动神经，从而影响感觉神经对痛觉的传递，最大程度地减轻疼痛。使用过程中，产妇可根据情况自行按钮给药，基本感觉不到疼痛，是镇痛效果最好的一种方法。

✳ 导乐分娩

导乐分娩是自然分娩的一种方式，只不过在分娩过程中雇请一名有过生产经历、有丰富产科知识的专业人员陪伴分娩全程，并及时提供心理、生理上的专业知识，这些专业人员被称为"导乐"。

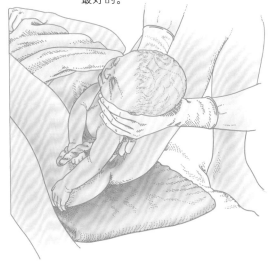

若情况允许，自然分娩是最好的。

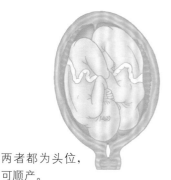

两者都为头位，
可顺产。

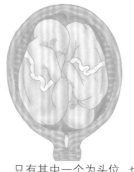

只有其中一个为头位，也
可顺产。

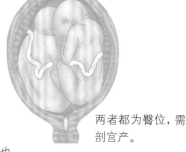

两者都为臀位，需
剖宫产。

特殊妊娠的分娩

❋ 双胞胎分娩

一般情况下，只要双胎中的第一个胎儿为头位或都为头位时，就可采用自然分娩。美国目前的双胎剖宫产率是44%，而三胎或三胎以上都应进行剖宫产。而且多胎妊娠在孕期易出现子宫收缩不良、妊娠高血压综合征、贫血等很多并发症，所以如有下面的剖宫产指征，为了母子的安全，也需要进行剖宫产。

孕妈妈有重度子痫前期，前置胎盘，较重的心、肺、肝、肾等合并症者。

三胎及三胎以上者应进行剖宫产。

估计胎宝宝体重小于1500克或大于3000克。

胎位不正时，如第一胎为非头位时，以剖宫产为宜。

具有单胎妊娠所具有的任一剖宫产指征，如头盆不称等。

❋ 二次分娩

一般来说，头胎自然分娩的产妇经过了第一次的怀孕，子宫颈口已经扩张了一次，第二次分娩时宫颈扩张比第一次更容易一些，分娩的时间相对要短，再次顺产要轻松一点。但这也不是绝对的，如果第二个宝宝是巨大儿或有其他不利于顺生的情况，也要遵照医生的意见采取其他分娩方式。

❋ 剖宫产后再次怀孕的分娩方式

头胎是剖宫产的妈妈再次分娩时，很多都采取剖宫产，其实只要产妇和胎儿情况正常，完全可以选择自然分娩。但如果有胎位不正、宫缩乏力、脐带绕颈、大龄产妇等情况时，还是采用剖宫产比较安全。需要特别提醒新妈妈的是，头胎剖宫产的妈妈再次怀孕至少也要在2年之后，否则容易发生胎盘植入、胎盘粘连、子宫破裂的问题。

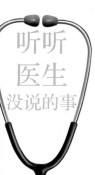

听听
医生
没说的事

经过剖宫产或做过子宫肌瘤挖除术的孕妈妈子宫会留下手术瘢痕，称为瘢痕子宫。生育分娩时薄弱的瘢痕有破裂的可能，可否顺产需慎重估计其瘢痕牢度。医生会综合考虑各种因素后，如认为瘢痕牢度差则会选择剖宫产，如认为瘢痕牢度好可以经阴道试产。

产后护理

顺产的月子期间是 42 天，剖宫产的月子期间是 56 天。这是依据新妈妈身体复原状况而定的，不是我们一般地认为仅是一个月。在这 42 天或 56 天的时间里，新妈妈都要注重生活细节，养好身体，按照坐月子的习惯来生活。

不要盲目地"捂"月子

婆婆和妈妈时代的人认为坐月子就需要捂，比如，不能外出，要包头巾，不能开窗，就是夏天也要穿得厚些，裹得严实些。对于这种情况，你不必照单全收。要知道，不管是哪个季节，你和宝宝都需要新鲜的空气，否则容易得感冒、患肺炎。通风可谓是一种简单、方便、有效的空气消毒方法，可以大大减少居室的病菌，因此主张把门窗关得紧紧的来"捂月子"是不科学的。但是，需要注意的是，通风时你可以和宝宝换到另一个房间去，或者每次只开一扇窗户，别形成对流风，不要让风直接吹到你和宝宝。

至于外出，那就不必了，你和宝宝的身体状况也不允许。如果在夏天，也没必要包头巾，穿得又厚又严的，只要感觉舒服就可以了。

坐月子不等于卧床休息 1 个月

新妈妈刚生完宝宝身体虚弱，需要充分地调养才能复原，所以，新妈妈要注意休息，但完全卧床休息 1 个月，不活动对新妈妈也不利。坐月子期间既不能卧床不动，也不宜过早、过量活动，要劳逸结合，适度锻炼，觉得稍累就躺下休息。

别急着第一天就喝下奶汤

母乳是新妈妈给宝宝最好的礼物。为了尽快下乳，许多新妈妈产后第一天就开始喝催乳汤。但是，过早喝催乳汤，乳汁下来过快过多，新生儿又吃不了那么多，容易造成浪费，还会使新妈妈乳腺管堵塞而出现乳房胀痛。

若喝催乳汤过迟，乳汁下来过慢过少，也会使新妈妈因无奶而心情紧张，泌乳量会进一步减少，形成恶性循环。一般在分娩后一周再给新妈妈喝鲤鱼汤、猪蹄汤等下乳的食物为好。

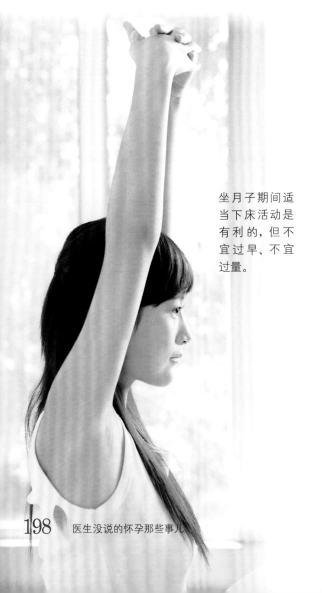

坐月子期间适当下床活动是有利的，但不宜过早、不宜过量。

产后大量出汗很正常

新妈妈自然分娩后一般都会大量出汗，这种情况大概会持续 2 周左右，不必太担心。大量出汗与孕期血容量增加、分娩时消耗大量体力有关。另外，怀孕期雌激素水平明显增加，使孕妈妈身体内潴留一些水分，这些多余的体液在产后就要通过尿液和汗液排出。因此在产后 2 周内，新妈妈会经常出汗。

尽早给宝宝喂初乳

一般来说，当宝宝出生后脐带处理好后，新妈妈就可以尝试给宝宝哺乳了。第 1 天有少量黏稠、略带黄色的乳汁，这就是初乳。初乳含有大量的抗体，从而保护宝宝免受细菌的侵害，减少新生儿疾病的发生。其次，哺乳的行为可刺激大脑，让大脑发出信号，增加乳汁的分泌。因此，在产后第 1 天尽早地给宝宝哺乳，可形成神经反射，增加乳汁的分泌。

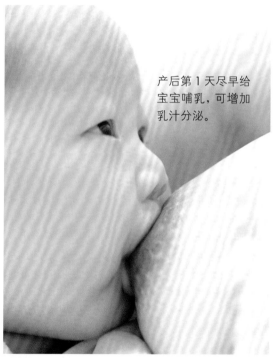

产后第 1 天尽早给宝宝哺乳，可增加乳汁分泌。

及早下床活动有助身体恢复

分娩时新妈妈因消耗了大量体力，感到非常疲劳，需要好好休息，但长期卧床不活动也有很多坏处。一般来说，顺产的新妈妈，在产后 6~12 小时内就可下床活动，每次 5~10 分钟。如果会阴撕裂、侧切，可适当推迟活动时间。第一次下床活动时必须有家人陪同，以防体虚摔倒，并注意不要站立太久。

剖宫产术后 6 小时内应禁食

剖宫产手术，由于肠管受到刺激而使肠道功能受损，肠蠕动减慢，肠腔内有积气，术后易有腹胀感。剖宫产术后 6 小时内应禁食，待术后 6 小时后，可以喝一点白开水，刺激肠管蠕动，等到排气后，才可进食。刚开始进食的时候，应选择流质食物，然后由软质食物向固体食物渐进。

听听医生没说的事

进行剖宫产的新妈妈不要以为手术完了就万事大吉了，重头戏还在后面，从剖宫产术后恢复知觉起，你就应该进行肢体活动，24 小时后要练习翻身、坐起，并下床慢慢活动，即便感觉疼痛也要忍着，这样能增强胃肠蠕动，尽早排气，对新妈妈非常有利。

其实，术后再怎么痛，也比顺产的疼痛小很多，新妈妈还是应听取医生的建议，适当翻身、下地。

侧切伤口护理小妙招

有侧切伤口的新妈妈不用愁，专家来给您支招：

1. 在产后的最初几天里，恶露量较多，应选用消过毒的卫生巾，并经常更换。尤其是在拆线前，每天最好用1:2000聚维酮碘液等消毒液冲洗会阴2次。

2. 大小便后要用温水冲洗外阴，以保持伤口的清洁干燥，防止感染。

3. 伤口愈合不佳时要坚持坐浴辅助治疗，每天1~2次，持续2~3周，这对伤口肌肉的复原极有好处，坐浴药水的配制应根据医生的处方或遵医嘱。

4. 如果伤口在左侧，应当向右侧睡；如果伤口在右侧就应向左侧睡。

剖宫产妈妈防止缝线断裂

剖宫产新妈妈术后要小心，再小心，时刻提醒自己伤口还没有复原。咳嗽、恶心、呕吐时，请护理人员或者家人帮助新妈妈用手压住伤口两侧，以免伤口出现意外。另外，家人还要多帮助新妈妈检查伤口愈合情况，尤其是肥胖者、糖尿病患者、贫血患者等。护理人员还可在新妈妈卧床休息时，给新妈妈轻轻按摩腹部，这不但能促进肠蠕动恢复，还有利于子宫、阴道对残余积血的排出。

腹带的选择和绑法

剖宫产的新妈妈在手术后的7天内最好使用腹带包裹腹部，这样可以促进伤口愈合，但腹部拆线后不宜长期使用腹带。

选择腹带：选择长约3米，宽三四十厘米，有弹性，透气性好的腹带。可以准备两三条以便替换。新妈妈根据下面的方法绑上腹带，拆下时边拆边将腹带卷成圆筒状，方便下次使用。

腹带的正确使用方法

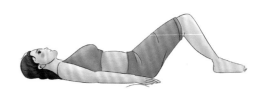

1. 仰卧、平躺、屈膝、脚底平放在床上。

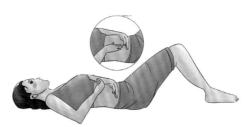

2. 双手放至下腹部，手心朝下向前往心脏处推、按摩。

每一圈半在腰侧斜折一次。

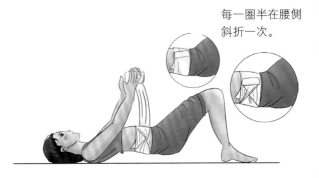

3. 推完，臀部稍抬起，便于缠绕腹带。拿起腹带从髋部耻骨处开始缠绕，前5~7圈重点在下腹部重复缠绕，接着每圈挪高大约2厘米，由下往上环绕直到盖过肚脐，再用回形针固定。

坐月子注意眼睛的保养

俗话说"新妈妈一滴泪比十两黄金还贵重"。这话是有道理的，女性最开始老化就是从眼睛开始的，因此产后眼睛的保养是非常重要的。

新妈妈如果哭泣的话，眼睛会提早老化，有时会演变为眼睛酸痛、青光眼的起因。另外，如果一定要看书报，则每看 15 分钟要休息 10 分钟。有时间可以做一做眼保健操。经常吃些动物的肝脏、蜂蜜、胡萝卜、黄绿色蔬菜，能使眼睛明亮，因为这些食物中富含维生素 A 和维生素 B_2。

月子里不要碰冷水

新妈妈全身的骨骼松弛，如果冷风、冷水侵袭到骨头，很可能落下"月子病"。月子里不能碰冷水，即使在夏天，洗东西仍然要打开热水器用温水。另外，开冰箱这样的事情，也请家人代劳吧。

注意腰部保暖

新妈妈平时应注意腰部保暖，特别是天气变化时要及时添加衣服，避免受冷风吹袭，受凉会加重疼痛。可以用旧衣物制作一个简单的护腰，最好以棉絮填充，并且在腰带部位

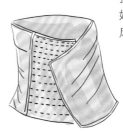

护腰可帮助孕妈妈避免寒气和冷风的吹袭。

缝几排纽扣，以便随时调节松紧。护腰不要系得太松也不要系得太紧，太松会显得臃肿、碍事，也不能起到很好的防护和保暖作用；太紧会影响腰部血液循环。

多种睡姿交替有利于产后康复

新妈妈在产后休息的时候一定要注意躺卧的姿势，这是因为分娩结束后子宫会迅速回缩，而此时韧带却很难较快地恢复原状，再加上盆底肌肉、筋膜在分娩时过度伸展或撕裂，使得子宫在盆腔内的活动范围增大而极易随着体位发生变动。所以，为了防止发生子宫向后或向一侧倾倒，新妈妈在卧床休养中要注意避免长期仰卧位，而应仰卧与侧卧交替。

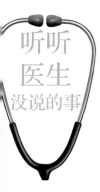

听听医生没说的事

很多新妈妈产后复查的时候都向我们反映说自从有了宝宝，就没睡过一个安稳觉，每天都困得要命。

这里告诉新妈妈一个小秘窍，你要根据宝宝的生活规律来调整休息时间，当宝宝睡觉的时候，不要管什么时间，你也可躺下来休息。不要小看这短短的休息时间，它会让你保持充足的精力。

另外，利用碎片时间闭目养神或者补眠，也很有效果。有时候小睡 10 分钟，醒来后身体会感到比之前有更多的精力。

月子餐

坐月子是改变女性体质的最好机会，是女性健康的重要转折点，只要新妈妈重视饮食调养，合理膳食，就能很快恢复身体，而且还能成功实现母乳喂养。

经典下奶餐

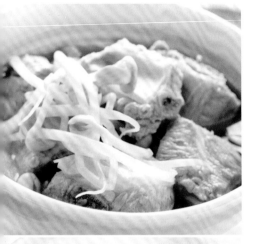

猪排炖黄豆芽汤

原料：猪排骨250克，黄豆芽100克，葱段、姜片、盐、料酒各适量。

做法：① 猪排骨洗净后，斩成段，用开水焯去血沫。② 砂锅内放入清水，将猪排骨、料酒、葱段、姜片一同放入锅内，小火炖1小时。③ 将黄豆芽洗净放入锅内，用大火煮沸，再用小火炖15分钟，放盐调味，拣出葱段、姜片即可。

营养：猪排骨为滋补强壮、养生催乳的佳品，猪排炖黄豆芽汤还可增强体力，缓解产后新妈妈频繁哺乳的疲劳。

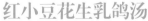

奶汁百合鲫鱼汤

原料：鲫鱼1条，鲜牛奶150毫升，木瓜20克，百合15克，盐、葱末、姜末各适量。

做法：① 鲫鱼处理干净；木瓜洗净，切小片。② 锅中放适量油将鱼两面略煎。③ 加水，大火烧开，再放葱末、姜末，改小火慢炖。④ 当汤汁颜色呈奶白色时放木瓜片，加盐调味，再放鲜牛奶稍煮，出锅前放入百合即可。

营养：此汤有益气养血、补虚通乳的作用，是帮助哺乳妈妈分泌乳汁的佳品，还有清火解毒的功效，对轻微的产后抑郁有很好的食疗效果。

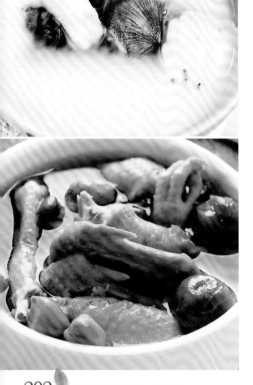

红小豆花生乳鸽汤

原料：红小豆、花生仁、桂圆肉各30克，乳鸽1只，盐适量。

做法：① 红小豆、花生仁、桂圆肉洗净，浸泡。② 乳鸽处理干净后用水清洗，斩块，在沸水中烫一下，去除血水。③ 在砂锅中放入适量清水，烧沸后放入乳鸽肉、红小豆、花生仁、桂圆肉，用大火煮沸后，改用小火煲，等熟透后加盐调味即可。

营养：此汤营养丰富，不仅可以帮助哺乳妈妈分泌乳汁，还能促进妈妈的伤口愈合。

产后第1周

刚生产完，新妈妈的体力需要慢慢恢复，此时应增加一些补养气血、滋阴补阳气的温和食材来调理身体。

木瓜牛奶蒸蛋

原料：木瓜50克，鸡蛋2个，牛奶200毫升，红糖适量。

做法：① 木瓜去皮去子切成块，平铺碗底；鸡蛋、红糖搅匀。② 牛奶加温，加入蛋液内，牛奶和蛋液的比例大概是1:4。③ 把牛奶、蛋液倒入装木瓜的碗里，隔水蒸10分钟即可。

营养：木瓜口感好，糖分低，其中的木瓜酶可促进乳腺发育，对新妈妈有催乳下奶的作用。牛奶和鸡蛋更是新妈妈坐月子的必备营养品。

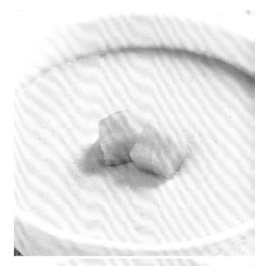

黄花菜炒鹅肝

原料：鹅肝100克，青椒、黄花菜各30克，葱丝、姜丝、盐各适量。

做法：① 将青椒、黄花菜、鹅肝分别洗净，青椒切块，黄花菜切段，鹅肝切片。② 锅中放油，再放姜丝和葱丝煸香，放入青椒。③ 炒至青椒起虎皮色后，将黄花菜倒入锅中一起煸炒。④ 将鹅肝倒入锅中翻炒，临出锅时加盐即可。

营养：黄花菜和鹅肝同食，有很好的催乳和滋补作用。

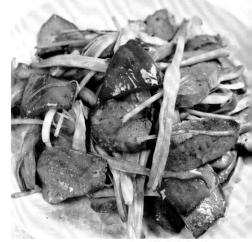

双菇炖鸡

原料：鸡胸肉150克，鸡蛋1个，金针菇、鲜香菇、盐、料酒、水淀粉各适量。

做法：① 鸡胸肉切细长条，加盐及料酒腌约20分钟，蘸蛋液后再加入水淀粉拌匀。② 金针菇去除根部，洗净；鲜香菇洗净，切片。③ 炒锅放油置火上，烧至七成热，先放入鸡胸肉翻炒，再加入金针菇、香菇及所有调味料拌炒，熟软后即可。

营养：这道菜可以强健筋骨，滋补身体，对产后体虚、泌乳少的哺乳妈妈有很大帮助。

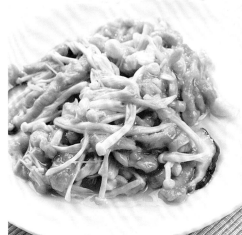

产后第2周

　　产后第2周，新妈妈会感觉身体虚弱、胃口较差，因为新妈妈的胃肠功能还没有复原，所以进补不是本周的主要目的，而是要食用易于消化、吸收的食材，以利于胃肠的恢复。

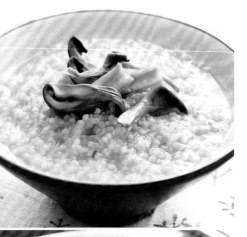

平菇小米粥

原料：大米、小米各50克，平菇30克，盐适量。

做法：① 平菇洗净，焯烫后切成片；大米、小米分别洗净。② 将大米、小米放入锅中，加适量清水大火烧沸，改小火熬煮。③ 待米煮烂时放入平菇，下盐调味，稍煮即可。

营养：此粥能滋阴养胃，补血，改善人体新陈代谢，帮助新妈妈增强体质。

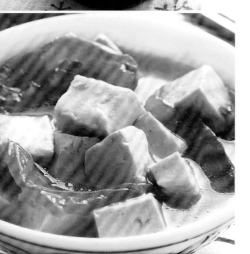

西红柿烧豆腐

原料：西红柿1个，豆腐50克，盐、白糖各适量。

做法：① 西红柿洗净，切片；豆腐切成长方块。② 炒锅放入油，烧热后放入西红柿片炒2分钟。③ 再放入豆腐，加入盐和白糖，略炒即可。

营养：此菜清淡可口，是身体虚弱、口味欠佳的产后新妈妈不可错过的健康美食。

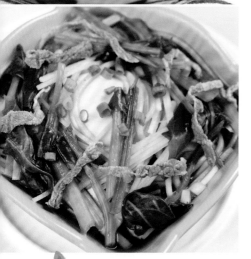

挂面汤卧蛋

原料：细挂面100克，羊肉50克，鸡蛋1个，葱花、姜丝、香油、盐、菠菜叶各适量。

做法：① 将羊肉切丝，并用盐、葱花、姜丝和香油拌匀腌制。② 锅中烧开适量水，下入细挂面，待水将开时，将鸡蛋整个卧入汤中并转小火烧开。③ 待鸡蛋熟、细挂面断生时，加入羊肉丝和菠菜叶略煮即可。

营养：挂面是北方坐月子必备的食物，放入鸡蛋和羊肉、菠菜，能快速补充体力。

产后第3周

经过前2周的调养和适应，新妈妈的体力慢慢恢复，此时应增加一些补养气血、催乳下乳的食材来为宝宝提供更多的母乳。

红豆饭

原料：红小豆30克，大米40克，熟芝麻适量。

做法：① 红小豆洗净，浸泡一夜。② 锅中放入适量水，再放入红小豆，煮至八成熟。③ 把煮好的红小豆和汤一起倒入淘洗干净的大米中，蒸熟，撒上熟芝麻即可。

营养：红小豆可润肠通便、降压降脂、补血消肿。

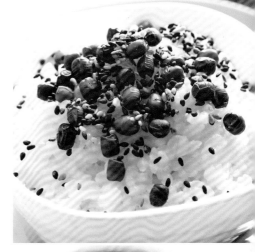

枸杞红枣蒸鲫鱼

原料：鲫鱼1条，红枣2颗，葱姜汁、枸杞子、料酒、盐、清汤、醋各适量。

做法：① 鲫鱼处理好，洗净，焯烫后用温水冲洗。② 鲫鱼腹中放2颗红枣，将鲫鱼放入汤碗内，倒进枸杞子、料酒、醋、清汤、葱姜汁、盐。③ 把汤碗放入蒸锅内蒸20分钟即可。

营养：鲫鱼搭配红枣和枸杞子，有很好的补血通乳作用。

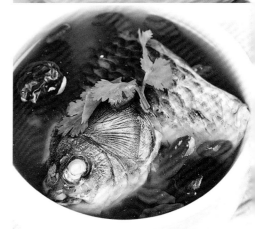

黄豆莲藕排骨汤

原料：黄豆、莲藕各20克，排骨60克，香菜末、盐、酱油、高汤、醋、姜片各适量。

做法：① 排骨洗净、切段；莲藕去皮，洗净切块；黄豆洗净，泡2小时。② 锅中放油，倒入排骨段翻炒，放入高汤、姜片、黄豆、盐、醋、藕块。③ 开锅后移入砂锅中，炖至肉骨分离，出锅时撒入香菜末。

营养：排骨含有钙质，加醋炖煮可以使钙质溶入水中，容易被新妈妈吸收。

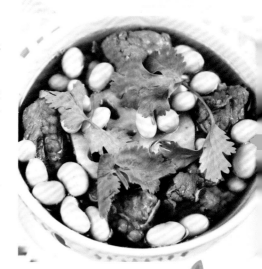

产后第 4 周

　　催乳成为新妈妈当前进补最主要的目的。哺乳期大概为一年左右的时间，所以产后初期保证良好的乳汁分泌和乳腺管畅通，会给整个哺乳期提供保障。

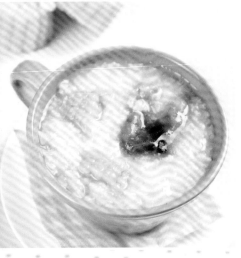

猪蹄粥

原料：鲜玉米50克，猪蹄60克，葱段、姜片、盐各适量。

做法：① 猪蹄洗净切成小块，在开水锅内焯一下；鲜玉米洗净，切成圆段。② 砂锅加水，放猪蹄、姜片、葱段，开锅后转小火，煮1小时后加入鲜玉米段，再煮1小时，加盐出锅即可。

营养：猪蹄是传统的下奶食物，并且含有丰富的胶原蛋白，能增强皮肤弹性和韧性，是新妈妈理想的催乳和美容佳品。

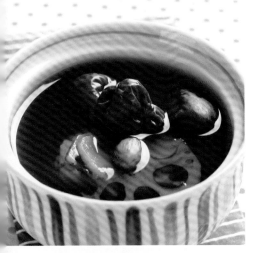

花生红枣莲藕汤

原料：香菇30克，莲藕50克，花生仁20克，红枣4颗，白果4颗，姜片、盐各适量。

做法：① 香菇洗净，用温水浸泡；莲藕洗净，削皮，切成片备用；花生仁放开水锅里煮一下，以去涩味。② 砂锅烧水，水开后，把莲藕、香菇、姜片、花生仁、红枣、白果一起放入锅里，再倒少量花生油炖1小时，加盐即可。

营养：莲藕能清除腹内积存的瘀血，增进食欲，帮助消化，促进乳汁分泌，但是莲藕性偏凉，产后不能过早食用，本周食用是最合适的，可以补血逐瘀。

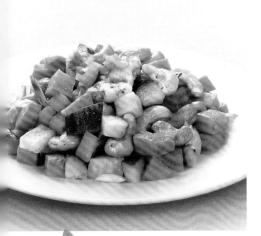

黄瓜腰果虾仁

原料：黄瓜1/2根，腰果6颗，虾仁4只，胡萝卜片、葱末、盐、香油各适量。

做法：① 黄瓜洗净，切成片。② 锅中放油，将腰果炸熟，装盘备用；虾仁用开水焯烫，捞出沥水。③ 锅内留底油，放葱末煸出香味，倒入黄瓜片、腰果、虾仁、胡萝卜片同炒，加盐，淋香油即可。

营养：此菜非常适合新妈妈补养身体之用。

产后第5周

本周可是恢复产后健康的关键时期。身体各个器官逐渐恢复到产前的状态，都正常而良好地"工作"着，它们需要在此时有更多的营养来帮助运转，尽快提升元气。

干贝灌汤饺

原料：面粉100克，肉泥100克，干贝20克，白糖、琼脂冻、姜末、盐各适量。

做法：① 将面粉加适量清水和盐，揉成面团，稍饧，制成圆皮；琼脂冻切成小丁。② 干贝用温水泡发、撕碎，然后将肉泥、干贝、姜末、盐、白糖加适量植物油调制成馅。③ 取圆皮包入馅料和琼脂冻丁，捏成月牙形，煮熟即可。

营养：干贝含有丰富的蛋白质和少量碘质，可以滋阴补血、益气健脾，促进消化且味道可口，做成馅儿，味道更加鲜美，既滋补又不会对肠胃造成负担，适合本周新妈妈食用。

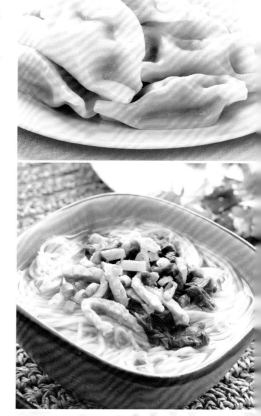

雪菜肉丝汤面

原料：面条100克，猪肉丝60克，雪菜30克，酱油、盐、料酒、葱花、姜末、高汤各适量。

做法：① 雪菜洗净，加清水浸泡2小时，使之变淡，捞出沥干，切碎末；猪肉丝洗净，加料酒拌匀。② 锅中倒油烧热，下葱花、姜末、肉丝煸炒，至肉丝变色，再放入雪菜末翻炒，放入料酒、酱油、盐，拌匀后盛出。③ 煮熟面条，挑入盛适量酱油、盐的碗内，舀入适量高汤，再把炒好的雪菜肉丝均匀地覆盖在面条上即成。

营养：这道面食营养丰富，味道浓郁鲜美，具有很强的温补作用，能令新妈妈体力充沛，有精力照顾宝宝。

莲子薏仁煲鸭汤

原料：鸭肉150克，莲子10克，薏仁20克，葱段、姜片、百合、料酒、白糖、盐各适量。

做法：① 把鸭肉切成块，放入开水中焯一下捞出后放入锅中。② 在锅中依次放入葱段、姜片、莲子、百合、薏仁，再加入料酒、白糖，倒入适量开水，用大火煲熟。③ 待汤煲好后出锅时加盐调味即可。

营养：鸭肉的营养价值很高，有滋补、养胃、补肾、消水肿、止咳化痰等作用，鸭肉中的脂肪酸熔点低，易于消化，适合产后新妈妈恢复身体时食用。

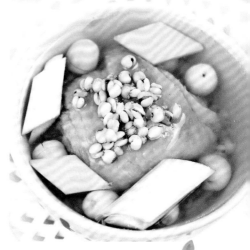

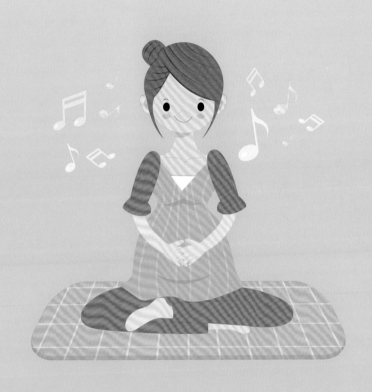

Part 2

胎教那些事儿

聪明宝宝，从胎教开始

　　孕育一个聪明、健康的宝宝，除了健康的饮食、规律的孕期生活以及孕妈妈的好心情之外，科学合理的胎教也是必不可少的内容。胎教有着很重要的作用，这一点被越来越多的人接受，孕妈妈和准爸爸还在等什么，赶紧行动起来吧！

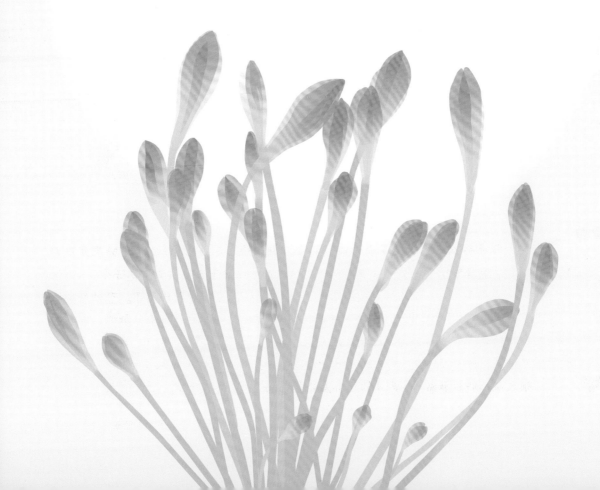

什么是胎教

所谓胎教，就是调节孕期母体的内外环境，促进胚胎发育，改善胎宝宝素质的科学方法。同时通过胎教给孕妈妈创造优美的环境，通过母亲与胎宝宝的信息交换，使胎宝宝受到良好的宫内教育，以达到健康生长发育的目的。

直接胎教

直接胎教是指直接作用于胎宝宝，使宝宝受到良好的影响的胎教，其主要方法和主要作用是：音乐胎教，通过音乐声波的和谐振动，培养胎宝宝敏感的听音能力，并使胎宝宝形成对外界环境的美的感觉；语言胎教，通过父母对胎宝宝的谈话、讲故事，培养亲子感情，并在胎宝宝脑中贮存语言信息，有利于开发胎宝宝潜能；思维游戏，通过"宫内学习"让胎宝宝形成良好的条件反射能力，并在胎宝宝脑中积累一些知识信息，以便于出生后更易接受知识。

间接胎教

间接胎教是指在怀孕期间加强孕妈妈的精神、品德修养和教育的同时，利用一定的方法和手段，通过母体刺激胎宝宝的感觉器官，以激发胎宝宝大脑和神经系统的有意活动，从而促进胎宝宝身心的健康发育。

间接胎教一般会通过对母体的作用来影响胎宝宝，如孕妈妈营养等都属于间接胎教。大量事实证明，许多优秀儿童都在不同程度上受到过胎教，即使不是主动做胎教，他们的父母也可能在无意中进行过胎教。例如身体健康，感情融洽；父母热爱腹中宝宝，对宝宝充满希望；准爸爸勤快，体贴妻子，家庭气氛温馨，都可以说在进行胎教，也就是间接胎教。

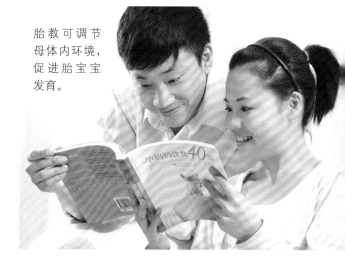

胎教可调节母体内环境，促进胎宝宝发育。

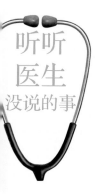

听听医生没说的事

很多新妈妈来门诊复查的时候都会互相交流一下带宝宝的经验，结果发现那些在孕期经常给肚子里的宝宝听音乐、讲故事的妈妈普遍反映宝宝很好带，小家伙吃饱喝足了，一边听着胎儿期的音乐，一边自己玩儿，很快就睡着了。有的妈妈说我家宝宝整天乐呵呵的，不哭不闹也很好带，但是我也没做过什么胎教啊。经询问这位妈妈本身就很开朗，老公和家人在孕期对自己非常照顾。其实，我想告诉孕妈妈的是，愉快的心情、轻松的家庭氛围就是给胎宝宝最好的胎教。书里、网上各种铺天盖地的胎教素材，其目的也就是让孕妈妈开心、高兴而已。

从古到今说胎教

胎教真的有那么神奇吗？不少孕妈妈和准爸爸可能对胎教仍抱有一种将信将疑的态度，那么看看下面这些古今中外的胎教案例，一定会让你瞬间爱上胎教。

古人的胎教智慧

❋ 司马迁 ——《史记》

太任有妊，目不视恶色，耳不听淫声，口不出秽言，食不进异味（辛、辣、苦、涩），能以胎教。

译文：周文王的母亲太任在怀孕的时候，不看邪僻的色彩，不听浮靡颓废的声音，不说不听狂傲的话语，不吃辛辣生冷的食物，以此做胎教。

❋ 西汉刘向 ——《烈女卷》

古者妇人妊子寝不侧，坐不边，立不跛，不食邪味，割不正不食，席不正不坐，目不视于邪色，耳不听于淫声，夜则令瞽诵诗书，道正色。

译文：古时候妇女怀了身孕，睡觉时就不能侧着身子，座席不靠边，不用一只脚站立，不吃有异味的东西。食物切得不正不吃，席子放得不正不坐，眼睛不看邪僻的色彩，耳朵不听浮靡颓废的声音。夜晚让乐官吟诵诗歌，讲述正人君子的事迹。

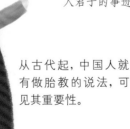

从古代起，中国人就有做胎教的说法，可见其重要性。

国外的胎教经验

❋ 美国的"胎儿大学"

美国著名的"胎儿大学"创办于1979年，创始人是美国加利福尼亚州希活市的妇产科专家尼·凡德卡。他要求孕妈妈和丈夫一道参加胎教活动，这不仅能加深夫妇感情，而且对胎宝宝以后的发展也具有良好的作用。

事实证明，经过"胎儿大学"指导的孩子显得更聪明、更易于理解数字和语言，能更快认识父母，在听、讲、使用语言方面都相当出色。有的新生儿出生不久就会伸手轻轻拍母亲的面庞。

❋ 英国的音乐胎教实验

英国胎儿心理学会会长米歇尔·克莱门特说："当把怀孕期间录下来的有母亲歌声的磁带给婴儿播放时，婴儿的反应是十分激动的，因为他们已经有了记忆。"

英国的科学家还注意到，对胎宝宝实施音乐胎教时，胎宝宝的心跳会明显加快，并有喜好等感觉，优美舒缓的音乐常给胎宝宝带来宁静和舒适感。

育儿专家测评胎教的好处

我国著名的育儿专家戴淑凤对接受过胎教的婴儿进行行为测评，她发现胎教组比没有进行过胎教的对照组在语言、情绪及大运动能力和精细动作能力等方面都表现得优秀。

经过胎教的宝宝更聪明

受过胎教的宝宝们更多地表现出音乐天赋。一听见胎儿期听的音乐，就表现得非常高兴，并随着韵律和节奏扭动身体；心理行为健康、情绪稳定，总是笑盈盈的；夜里很少哭闹，能睡大觉；语言发展快，说话早；学习兴趣高，喜欢听歌、故事，喜欢看书、看字，不少宝宝还不会说话，就拿书要妈妈讲，学习汉字的能力惊人，智能得到超常发展。

声音刺激让宝宝听觉更灵敏

大脑发育并不是一个完全由遗传基因控制的预定结果，而是一个动态的不断受外界输入信息影响的过程。人的脑部由许多不同的脑神经结组成，这些神经结间的媒介称为突触，突触开发得越多，脑部发育也就越完整。研究表明，如果将实验动物放在有一定程度刺激的环境中长大，每个神经细胞都会多出25%的神经突触。

四五个月，胎宝宝开始初具听觉能力，从这时起，对胎宝宝定期实施声音的刺激，可以促进胎宝宝感觉神经和大脑皮层感觉中枢的发育；反复用相同的声音刺激，可在胎宝宝大脑中形成初浅记忆，使得胎宝宝出生后听觉较为灵敏，奠定智能开发的基础。由此可见，胎教音乐，主要是以音乐信号刺激胎宝宝听觉器官的神经功能，促使胎宝宝的脑部发育。

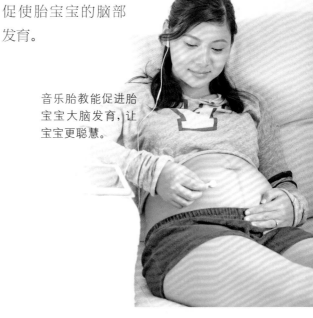

音乐胎教能促进胎宝宝大脑发育，让宝宝更聪慧。

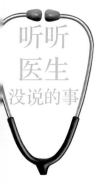

听听医生没说的事

经历了漫长的等待，宝宝终于出生啦！孕妈妈可以好好松一口气了。不过，不要随手就把胎教书籍、CD扔掉了，这些素材在胎教的延续——早教中都是用得到的。

有的妈妈抱怨根本没有时间做早教，每天一大堆事情，其实，在宝宝出生后的最初这段时间的教育，不用特别讲究方式，只重复以前的胎教内容就可以了：给宝宝讲读过的故事，听胎教音乐，看胎儿期"看"到的物品，这就是最好的早教。

胎宝宝天生具备的学习能力

准爸爸和孕妈妈即将面对一个新的生命，因此要做好充分的准备，对胎宝宝倾注全部的爱与耐心。准爸爸、孕妈妈在学习胎教的过程中，要相信胎宝宝接受胎教的能力，不间断地进行下去。

胎宝宝能分辨声音

当孕妈妈发出的声音很大的时候，胎宝宝会在腹中活动，表示胎宝宝听得非常清楚。即使不懂妈妈说话的含义，也能感觉到音调、音量的高低强弱。

胎宝宝的语言能力

美国"胎儿大学"的一个胎宝宝在妈妈肚子里经过语言学习后，出生后仅仅9周竟能对录像机放映的节目说"Hello"。可见，小生命在胎儿期就已经具备了语言学习能力，孕妈妈应抓住时机对胎宝宝进行适度的语言训练。

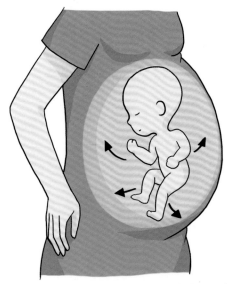

别小看了胎宝宝，其实在妈妈肚子里的时候就已经有了学习能力。

胎宝宝也有记忆

加拿大交响乐指挥家博利顿·布罗特曾说："在我年轻时，我就发觉自己有异常的天分，初次登台就可以不看乐谱指挥，而且准确无误，大提琴的旋律不断浮现在脑海里。"后来发现，原来他初次指挥的那支曲子就是他还是胎宝宝时，母亲经常弹奏的曲子。可见，孕妈妈和胎宝宝之间存在着持久、强烈的感应交流。

胎宝宝能感受明暗变化

研究发现，胎宝宝未出生前，用手电筒的光线有节奏地照射孕妈妈的腹壁，胎宝宝不仅会睁开眼睛，还会把脸转向有光亮的方向。更具有说服力的是，刚出生的宝宝只能看到30~40厘米之内的物体，而这与胎宝宝在子宫里的视线长度相似。这说明胎宝宝对明暗是有感知的。

胎宝宝有敏感的触觉

胎宝宝的触觉发育得较早，甚至早于感觉功能中最为发达的听觉。当孕妈妈用手抚摸腹部或向腹部稍微施加压力时，胎宝宝会做出反应。这说明，胎宝宝正是通过触觉神经来感受体外的刺激，而且反应渐渐灵敏。这一点也是抚摸胎教有益于胎宝宝触觉潜能开发的有利证据。

胎宝宝在宫内运动

胎宝宝逐渐发育长大后，会伸展屈曲的四肢，这些动作可以帮助胎宝宝肌肉发育。这就是胎宝宝最早的宫内运动。约第8周起，胎宝宝的脊柱开始进行细微的小动作，这个时候孕妈妈还感觉不到。自17周起，胎宝宝完全发育的四肢会开始活跃地运动，通常在这个时候孕妈妈可以感觉到胎动，但很多孕妈妈可能还是不知道这是什么感觉。

胎宝宝在子宫就能尝出味道

科学家们做了一个有趣的实验，他们让一些孕妈妈在怀孕的最后3个月，定时服用胡萝卜汁，另外一些孕妈妈分娩后服用。结果发现：在孕妈妈肚子里"接触"过胡萝卜汁的宝宝，不仅能顺利接受这种食物，并且表现出喜欢的倾向；但没有"接触"过胡萝卜汁的宝宝，显然对这种食物不太喜欢。可见，胎宝宝在子宫内就能品尝食物的味道，并熟悉妈妈曾吃过的食物的味道。

胎宝宝会哭会笑有脾气

据英国《卫报》报道，科学家首次使用4D超声波成像系统时发现，婴儿在出生前数周就已经会大哭不已了。而且英国科学家还用4D彩超捕捉到胎儿出生前微笑的画面，这些都说明胎宝宝在妈妈肚子里就会哭会笑了。

说起胎儿会发脾气，很多人觉得匪夷所思，事实就是如此：胎宝宝在第1个月就会对周围的刺激有反应，第2个月时会通过蹬腿、摇头等表达喜欢还是不喜欢，第6个月会因孕妈妈的糟糕情绪而发脾气。

胎宝宝也有自己的性格和习惯

胎宝宝也有自己的性格和习惯，有的好动，总喜欢在孕妈妈的肚子里"拳打脚踢"，有的则好静，爱睡觉，这可能跟性别、遗传、孕妈妈的情绪等因素有关。

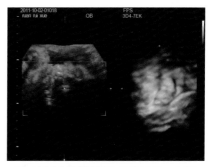
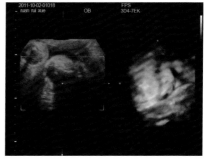

胎儿表情的四维彩超图

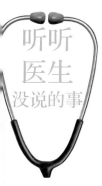
听听医生没说的事

有的孕妈妈频频向我诉苦："放个音乐还行，要是让我对着肚子说话，我真说不出来啊！"再好听的音乐也比不了母爱的声音，孕妈妈也别着急，可以从简单的话言开始，把胎宝宝当成家里的一员，早上醒来，先说一声："宝宝，早上好，跟妈妈一块儿起床吧。"时间长了，你就会习惯并且爱上跟胎宝宝说话的，因为宝宝的心和妈妈的心是相印相通的。

胎教，准爸爸不可缺席

准爸爸是孕妈妈接触最多而又最亲密的人，准爸爸的一举一动，乃至情绪、表情，不仅可以直接影响到孕妈妈，更会间接影响到孕妈妈腹中的胎宝宝。所以准爸爸应积极主动地参与到胎教中来，并努力担任胎教的主角。

神奇的准爸爸胎教

胎宝宝体内带着准爸爸的基因，在他能感受到爱抚、听见声音时，会对这个未曾谋面的男人有一种本能的信任感，因此有准爸爸参与的胎教，胎宝宝会更加愉悦，也可以帮助宝宝达到完整的身心发展与健全的人格。

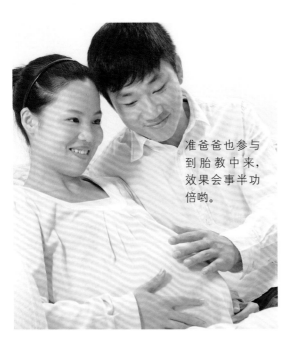

准爸爸也参与到胎教中来，效果会事半功倍哟。

准爸爸的音乐胎教

英国科学家证实：胎宝宝最容易接受低频率的声音；而美国的优生学家也认为，胎宝宝最喜欢准爸爸的声音。因为准爸爸以中低频为主的声波很容易透入子宫内，能够让胎宝宝建立安全感，所以准爸爸可以多为胎宝宝唱歌，也可与孕妈妈一起哼唱，这样有益于胎宝宝心理的健康发展，宝宝出生后性格会更好。

准爸爸的歌声能让孕妈妈和胎宝宝感受到重视与疼爱，并觉得愉快和欣慰，有安全感，有利于增进一家三口之间的感情，使全家沉浸在幸福的气氛中。同时，准爸爸的歌声对胎宝宝脑部的发育会有很大的帮助，经常聆听准爸爸的歌声，有利于胎宝宝出生后形成良好的性格。

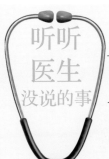

听听医生没说的事

都说胎宝宝爱听准爸爸的声音，尤其是歌声。但是有的准爸爸总担心自己五音不全，怕胎宝宝听到后将来也会五音不全，都不敢给宝宝唱歌。

这种担心是多余的。其实，发于爱的声音就是天籁之音。如果准爸爸不会唱，也可以哼哼曲调或者跟着歌词现学现卖，这种学习的精神也能通过孕妈妈传递给胎宝宝。

准爸爸的语言胎教

准爸爸每天要呼唤宝宝的小名，比如，每天上班前，可轻唤胎宝宝："××，你醒了吗？爸爸可要上班去喽，你要听妈妈的话，和妈妈好好玩，晚上见。"下班后，准爸爸也要与胎宝宝打个招呼，隔着孕妈妈的肚皮与他进行亲切的交谈。让这样的谈话坚持下去，直到宝宝出生，你们的关系会更加亲密。不过，与胎宝宝讲话时，准爸爸不要离孕妈妈太远，也不要紧贴腹部，这样会妨碍准爸爸把感情、眼神通过孕妈妈的视觉传递给胎宝宝。要注意用柔和、平缓的语调与胎宝宝交谈，不要一下子就发出很大的声音，以免使胎宝宝受到惊吓。

准爸爸的情绪胎教

孕妈妈的情绪会因孕激素的影响产生变化，出现伤感、易怒等情绪。此时准爸爸应学会包容、忍让，用各种方法去安慰孕妈妈，逗她开心。你的情绪能感染、感动孕中的妻子。

除此之外，准爸爸要推掉一切不必要的应酬，多陪陪孕妈妈，陪她一起到公园、林荫道或田野中散步，或者一起听音乐、欣赏画册，也可以通过幽默风趣的语言宽慰和开导她，以调节孕妈妈的情绪。这样，孕妈妈会感到准爸爸充满爱意的体贴，心情舒畅惬意。

准爸爸的抚摸胎教

准爸爸经常用自己宽大的手掌抚摸孕妈妈的腹部，不仅会使孕妈妈感到精神舒畅，还能安抚胎宝宝的情绪。尤其是胎宝宝胎动频繁时，最适宜准爸爸进行抚摸胎教。

当胎宝宝在动，并且用小脚轻踢孕妈妈的肚子时，孕妈妈的肚子会凸起来一块，这时候准爸爸可轻轻拍打或抚摸胎宝宝踢的部位，并告诉胎宝宝："宝贝，猜猜哪只手是爸爸的。"或干脆把耳朵贴在孕妈妈的肚皮上，感觉胎宝宝了不起的腿力。如果胎宝宝踢中了准爸爸贴的位置，准爸爸一定要及时给予夸奖。

经常抚摸胎宝宝，或与他玩互动游戏，会加深你们的感情，宝宝出生后，会与你特别亲昵。

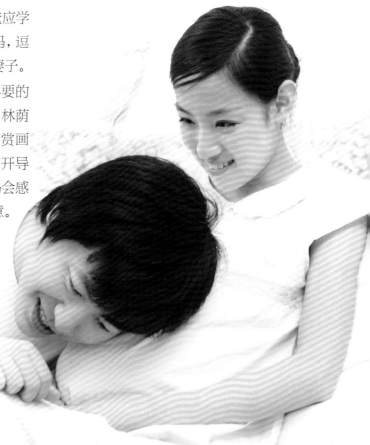

准爸爸多进行抚摸胎教，宝宝出生后会跟爸爸更亲密。

孕 1 月

情绪胎教

处在孕 1 月的孕妈妈，身体会不自觉地发生一系列变化，情绪会有不同程度的波动，这个时期保持身心愉悦很重要。

从现在开始做好准备

现在，有一对父母已经决定迎接新生命的到来，美好的开始无疑是成功的关键。此时要仔细考虑一下怀孕计划了，包括工作的安排、饮食的调整、生活方式的转变等。

"我已经是妈妈了。"当做好怀孕准备时，这样的意识就要强一些。保持良好的心情，和准爸爸一起做好计划，回忆一下各自小时候的趣事，还可以幻想一下宝宝的样子哦！

电影《小鬼当家》

从 8 岁的凯文因为举家外出度圣诞假时，不慎将他留在家中，使他一夜之间成为一家之主，并智斗两个小偷开始，这部《小鬼当家》系列电影给我们带来了太多的欢乐。强烈推荐孕妈妈看一看，可以在孕期的不同阶段欣赏，等这 5 部电影看完，宝宝也该和妈妈见面了，这个小家伙一定也会像电影中的凯文一样聪明、勇敢！

《小鬼当家 1：独自在家》/Home Alone (1990 年)

《小鬼当家 2：玩转纽约》/Home Alone 2: Lost in New York (1992 年)

《小鬼当家 3：智擒四大癫王》/Home Alone 3 (1997 年)

《小鬼当家 4：玩转新居》/Home Alone 4：Taking Back the House (2002 年)

《小鬼当家 5：假日劫案》/Home Alone5: The Holiday Heist (2012 年)

诗歌《深笑》

是谁笑得那样甜，那样深，
那样圆转？一串一串明珠
大小闪着光亮，迸出天真！
清泉底浮动，泛流到水面上，
灿烂，
分散！
是谁笑得好花儿开了一朵？
那样轻盈，不惊起谁。
细香无意中，随着风过，
拂在短墙，丝丝在斜阳前
挂着
留恋。
是谁笑成这百层塔高耸，
让不知名鸟雀来盘旋？是谁
笑成这万千个风铃的转动，
从每一层琉璃的檐边
摇上
云天？

——林徽因

音乐胎教

这个阶段聆听音乐的主要目的，是为了让孕妈妈放松身心、摆脱压力，保持愉悦的心情。

世界名曲《晨光》

这首《晨光》是班得瑞《春野》专辑中的一首曲子，排笛与横笛交错吹奏，意味着日与夜的替换，更添空灵感，能平静孕妈妈的心绪。班得瑞的《春野》专辑是乐团在走访瑞士最美的罗春湖畔和玫瑰峰山渚时所作，专辑采集最纯净的虫鸣鸟语，用音乐为孕妈妈传递了仙境彼端的新鲜绿野。

现在的胎宝宝还是一个受精卵，不过不要着急，马上就会有个胎宝宝迎接他生命中第一缕晨光了，在这样雀跃的心情中听这首曲子，是不是很应景呢？

要做个好爸爸，就要善于表达。

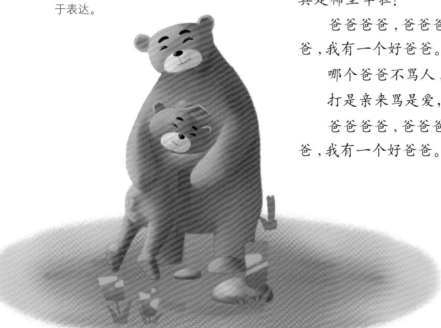

儿歌《我有一个好爸爸》

在刚刚得知怀孕的那一刻，孕妈妈就要经常给宝宝唱唱《我有一个好爸爸》这首儿歌，这首儿歌韵律流畅，节奏明快，唱起来朗朗上口。更重要的是，孕妈妈经常哼唱，能让准爸爸时刻不忘自己的责任，在宝宝还没出生的时候，也要好好照顾孕妈妈和胎宝宝，提前做一个好爸爸。

我有一个好爸爸，

爸爸爸爸，爸爸爸爸，好爸爸，好爸爸，我有一个好爸爸。

做起饭来响当当，响当当，

洗起衣服嚓嚓嚓，嚓嚓嚓，

高兴起来哈哈哈哈，哈哈，

打起屁股，噼，噼，噼噼噼噼！嗯，真是稀里哗啦！

爸爸爸爸，爸爸爸爸，好爸爸，好爸爸，我有一个好爸爸。

哪个爸爸不骂人，哪个孩子不挨打，

打是亲来骂是爱，还是那个好爸爸。

爸爸爸爸，爸爸爸爸，好爸爸，好爸爸，我有一个好爸爸。

孕2月

英语胎教

孕妈妈可以随着富有韵律的节奏，一边哼唱一边巩固自己的英语基础，同时为胎宝宝营造学习英语的氛围，为宝宝将来学习英语打下坚实的基础。

Cradle Song（摇篮曲）

Go to sleep, now, dear love, neath roses above.

Sweet blossoms white and red shall bloom by thy bed.

When the dawn lights the skies, open wide thy dear eyes.

When the dawn lights the skies, open wide thy dear eyes.

Go to sleep, now, dear love, neath roses above.

Sweet blossoms white and red shall bloom by thy bed.

When the dawn lights the skies, open wide thy dear eyes.

When the dawn lights the skies, open wide thy dear eyes.

去睡觉，现在，亲爱的，在玫瑰之上。

芳香的花朵，白色和红色的会在你的床边开放。

当黎明照亮天空，睁开你的亲爱的眼睛。

当黎明照亮天空，睁开你的亲爱的眼睛。

去睡觉，现在，亲爱的，在玫瑰之上。

芳香的花朵，白色和红色的会在你的床边开放。

当黎明照亮天空，睁开你的亲爱的眼睛。

当黎明照亮天空，睁开你的亲爱的眼睛。

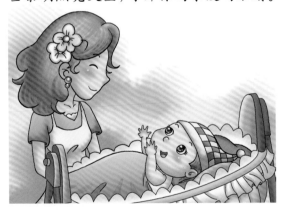

对胎宝宝说简单的英语

孕妈妈可以对胎宝宝讲一些很简单的英语，例如："This is Mommy""It's a nice day"，将自己看见、听见的事情，用简单的英语对胎宝宝说出来。

有的孕妈妈觉得自己的英文能力有限、发音不够标准，或者觉得在"非英语为母语"的环境中实行英语胎教有一定困难，那么就可以选择一些句型简单、内容健康、重复性高的英文音像制品，借助它有趣的内容、清晰的发音、活泼的气氛，同样可以起到很好的效果。

故事胎教

给胎宝宝讲故事，不仅可以促进这一时期胎宝宝的大脑发育，更重要的是，可转移孕妈妈的注意力，帮助孕妈妈缓解早孕带来的不适，稳定情绪，愉悦心灵。

蜂蜜公主

从前，有三位王子一同出外冒险。他们走到一个蜂巢旁，巢中满是蜂蜜。大王子和二王子打算在树下生火赶走蜜蜂，好取走蜂蜜。小王子拦住他们，说："别赶走蜂儿们！"

三位王子又到了一座王宫，可是宫里看不见一个人影儿。只有一块石碑，写着这座王宫中了魔法，解救王宫就必须从三位睡着了的公主中认出最小最可爱的一位。三位公主长得真是像极了，完全看不出差别，只是在睡觉前吃的甜食不一样。大公主吃了一块糖，二公主喝了一点糖浆，小公主吃了满满一勺蜂蜜。这时候，有一只蜜蜂飞来，停在吃过蜂蜜的小公主的嘴上，小王子一下认出了最小的公主。

魔法破除了，三位公主都醒了过来。小王子和最小的蜂蜜公主结了婚，幸福地生活着。

神奇的西瓜

有个小孩叫小小。一天，他牵着山羊来到集市，一位老奶奶对他说："孩子，我用这三粒种子换你的山羊好吗？"小小看着那三粒黑黝黝的种子动心了，于是和老奶奶完成了交易。小小回到家后，和妈妈一起将种子种了下去。而且小小每天辛勤地给土地里的种子浇水、施肥。

一天清晨，小小一到院子里就大声叫嚷："妈妈，快来看呀，种子发芽了！"小小和妈妈心里真是说不出的高兴。从那以后，小芽苗长啊长啊，叶梗变得像妈妈的手指一样粗了。终于，梗上开了花，花谢后结出了圆圆的果子。转眼，小圆果已经长大了，大大的，圆圆的，十分诱人。

"啊，妈妈你看，那不是甜甜的大西瓜吗！"看着一个个大西瓜，妈妈抱着小小开心地笑了。

宝宝，快来和妈妈一起听听这些有趣的小故事吧。

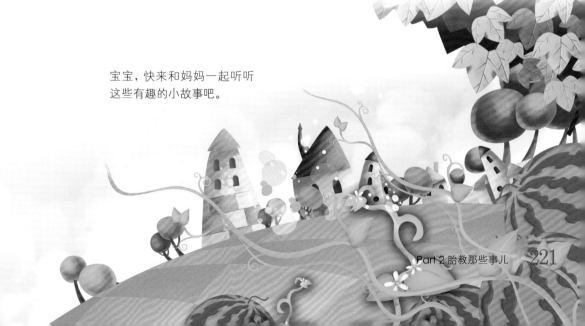

美学胎教

每个人都有对于美的需求，孕妈妈们更是需要，因为这份美不只属于你一个人，还有你那可爱的胎宝宝。

说歌谣，画水果

 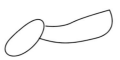 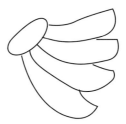 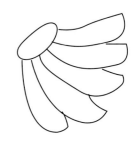

1 一个小岛真美丽。

2 弯弯小船来拜访。

3 又来三条小小船。

4 变成一串大香蕉。

超可爱的蔬果拼图

孕妈妈不要以为进行美学胎教就必须去美术馆，在厨房拿起不同的蔬菜和水果，就能做出一件可爱的艺术品，这种美学胎教更能激发胎宝宝对美的感受。

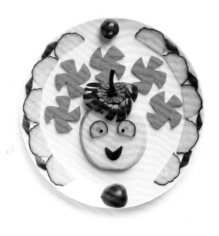 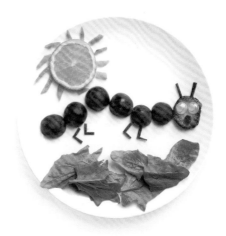

语言胎教

这个月是早孕反应较强烈的一个月，孕妈妈不妨给自己和胎宝宝读上一首短诗或一则美文，让难受的身体和烦躁的心情慢慢平定下来。

诗歌《向北方》

一朵初夏的蔷薇

划过波浪的琴弦

向不可及的水平远航

乌云像癣一样

布满天空的颜面

鸥群

却为她铺开洁白的翅膀

去吧

我愿望的小太阳

如果你沉没了

就睡在大海的胸膛

在水母银色的帐顶

永远有绿色的波涛喧响

让我也漂去吧

让阳光熨贴的风

把我轻轻吹送

顺着温暖的海流

漂向北方

——舒婷

散文《春》节选

盼望着，盼望着，东风来了，春天的脚步近了。

一切都像刚睡醒的样子，欣欣然张开了眼。山朗润起来了，水长起来了，太阳的脸红起来了。小草偷偷地从土里钻出来，嫩嫩的，绿绿的。园子里，田野里，瞧去，一大片一大片满是的。坐着，躺着，打两个滚，踢几脚球，赛几趟跑，捉几回迷藏。风轻悄悄的，草绵软软的。

桃树、杏树、梨树，你不让我，我不让你，都开满了花赶趟儿。红的像火，粉的像霞，白的像雪。花里带着甜味，闭了眼，树上仿佛已经满是桃儿、杏儿、梨儿！花下成千成百的蜜蜂嗡嗡地闹着，大小的蝴蝶飞来飞去。野花遍地是：杂样儿，有名字的，没名字的，散在草丛里，像眼睛，像星星，还眨呀眨的。

——朱自清

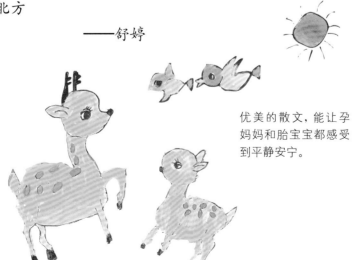

优美的散文，能让孕妈妈和胎宝宝都感受到平静安宁。

孕4月

情绪胎教

孕妈妈在做胎教时是不是因为没有得到胎宝宝的回应而苦恼呢？其实现在所做的一切，胎宝宝是可以感受到的，不过收获的时候不是现在，孕妈妈多一些耐心吧！

孩子们的笑话

✿ 我更了不起

儿子问："爸爸，韩愈是谁啊？"

我说："韩愈是一个了不起的人，25岁就进士了。"

儿子不屑地说："有什么牛的，我6岁就近视了！"

✿ 这理想够大吧

晚上，我和女儿一起散步。我问她有什么理想。小丫头从小就爱吃鸡蛋，她想了想说："将来我最想成为一个卖鸡蛋的，想吃多少鸡蛋都可以……"

我笑着说："这理想还行，只是有点儿小，你有什么大理想？"

女儿想了想，郑重其事地说："西瓜比较大，我将来要去卖西瓜，这理想够大吧……"

种在花盆里的希望

现在都流行在阳台上种菜，孕妈妈也可以试试哦，不仅可以装饰居室，净化空气，还能为孕妈妈和胎宝宝提供纯天然的绿色食物呢！当然也可以种些花花草草，连同对胎宝宝的祝福和希望一起种下去，嫩芽冒出时的惊喜，抽枝展叶时的愉悦，花朵盛放时的欣喜，采摘收获时的满足……这些都是幸福的瞬间，孕期的日子里有了甜蜜的期盼，变得生机勃勃、绿意盎然起来。

孕妈妈一边打理这些花花草草，一边给宝宝讲些关于植物的小知识，等胎宝宝出生，和他一起分享种植的快乐。

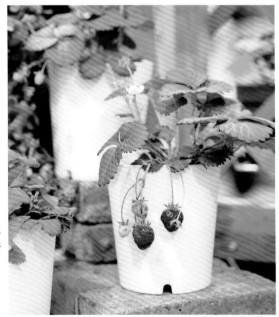

在阳台上种菜和小水果，能让孕妈妈心情明亮起来。

音乐胎教

孕4月，胎宝宝的听觉神经开始发育，孕妈妈要把握好这个时间段，培养胎宝宝对声音的接受能力。

世界名曲《少女的祈祷》

《少女的祈祷》这首钢琴小曲是基于一个美丽的主题，再用变奏曲式写成的。它不仅曲调优美动人，还带有一种虔诚和质朴的情感，真实地表现了一位天使般纯洁少女的美好心愿，它令所有钢琴初学者都喜爱和着迷。

孕妈妈在晨起的时候，可以听听这首曲子，重温自己少女时代的美好年华。在优美的乐曲中，温柔地对胎宝宝说："宝宝，咱们该起床了，今天妈妈会很忙哦，你要乖乖的。"

这首曲子结构简单，手法朴素，欢快轻盈，充分表现出一位少女的心境，充满了梦幻和遐想，洋溢着青春和幸福的愿望。乐曲就像绝美、娇嫩的花朵，送出幽幽淡淡的清香，奉献给孕妈妈和胎宝宝无与伦比的亲切、温馨、甜美的感受。

宝宝，来跟妈妈一起数数这里有几只小鸭子吧。

儿歌《数鸭子》

这是一首20世纪80年代的儿歌，极具趣味性，深受孩子们的喜爱，至今仍是孩子们经常演唱的歌曲。歌曲以"数鸭子"的形式劝诫少年儿童珍惜时光，好好学习。

这首儿歌曲调活泼，节奏欢快，形象地描绘了一个宝宝天真地唱数桥下游鸭的情景，生动地表现了孩子们咿呀学语的可爱，以及长辈们对下一代的期望。除了唱之外，这首儿歌也非常适合孕妈妈跟着音乐念读，相信腹中的胎宝宝会很喜欢。

门前大桥下，游过一群鸭，
快来快来数一数，二四六七八。
门前大桥下，游过一群鸭，
快来快来数一数，二四六七八。
嘎嘎嘎嘎，真呀真多呀，
数不清到底多少鸭，数不清到底多少鸭。
赶鸭老爷爷，胡子白花花，
唱呀唱着家乡戏，还会说笑话，
小孩小孩快快上学校，别考个鸭蛋抱回家！

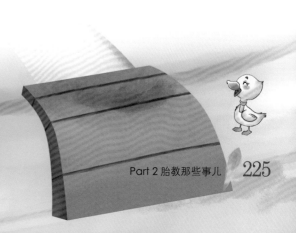

语言胎教

随着胎宝宝听觉器官的不断发育，孕妈妈和准爸爸聊天时不要忘了还有一个小家伙在"偷听"呢，选择优美的童谣、诗歌读给他听，让他不再觉得寂寞。

诗歌《风在哪里》

胎宝宝在孕妈妈的肚子里过得安逸而逍遥，都不知道"风"是什么感觉呢。孕妈妈给胎宝宝朗读一首关于风的诗歌吧，让他小小的脑袋里对风有个初步的印象。

风在哪里？

树儿说："当我的枝叶翩翩起舞，那是风在吹过。"

风在哪里？

花儿说："当我的花朵频频点头，那是风在吹过。"

风在哪里？

草儿说："当我的身体轻轻晃动，那是风在吹过。"

风在哪里？

风就在我们身边。

春天，它吹绿了大地；

夏天，它送来了凉爽。

秋天，它飘来了果香；

冬天，它带来了银装。

数字童谣

一只小蜜蜂呀，飞到花丛中呀，飞呀，飞呀。

两只小耗子呀，跑到粮仓里呀，吃呀，吃呀。

三只小花猫呀，去抓小耗子呀，追呀，追呀。

四只小花狗呀，去找小花猫呀，玩呀，玩呀。

五只小山羊呀，爬到山坡上呀，爬呀，爬呀。

六只小鸭子呀，跳到水里面呀，游呀，游呀。

七只小百灵呀，站在树枝上呀，唱呀，唱呀。

八只小孔雀呀，穿上花衣裳呀，美呀，美呀。

九只小白兔呀，竖起长耳朵呀，蹦呀，蹦呀。

十个小朋友呀，一起手拉手呀，笑呀，乐呀。

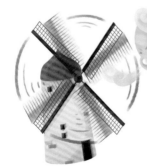

宝宝，妈妈好盼着和你一起沐浴在春风里啊。

英语胎教

此时，有的孕妈妈会感觉到无所事事，既没有孕早期的不适，又离分娩还有很长的时间，难免会觉得时间过得很慢，无聊至极。这正是孕妈妈学习英文的大好时机哦，对胎宝宝进行良好的英语启蒙，刺激他对英语的感应。

Apple Red（红苹果）

西方有谚语说"一天一苹果，医生远离我。"说明常吃苹果对身体大有好处。孕妈妈让宝宝听听这首 Apple Red（红苹果），再吃一个苹果告诉宝宝它的形状、颜色、味道，让宝宝也爱上苹果，以后宝宝的小脸也会像苹果一样红扑扑的。

Apple round, apple red.

Apple juice, apple sweet.

Apple, apple, I love you.

Apple sweet I love to eat.

Apple round, eat apple red.

Apple juice, apple sweet.

Apple, apple, I love you.

Apple sweet I love to eat.

苹果圆，苹果红。

苹果汁，苹果甜。

苹果，苹果，我爱你，

苹果甜我喜欢吃。

苹果圆，苹果红。

苹果汁，苹果甜。

苹果，苹果，我爱你，

苹果甜我喜欢吃。

Teddy Bear（泰迪熊）

孕妈妈最好先整首唱完，再逐句给胎宝宝翻译，建议孕妈妈平时可以看些卡通英语视频，跟着电视学正宗的发音。要知道营造出学习英语的环境很重要。孕妈妈可以将自己看见、听见的事情，以简单的英语告诉胎宝宝。

Teddy Bear, Teddy Bear

Turn around

Teddy Bear, Teddy Bear

Touch the ground

Teddy Bear, Teddy Bear

Shine you shoes

Teddy Bear, Teddy Bear

That will do

Teddy Bear, Teddy Bear

Go upstairs

Teddy Bear, Teddy Bear

Say you prayers

Teddy Bear, Teddy Bear

Switch off the light

Teddy Bear, Teddy Bear

Say Good-night

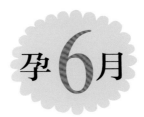

孕6月

美学胎教

此时对很多孕妈妈来说是相对轻松、最有精力的时期。不过，还是有些孕妈妈总是难以放松心情，胎宝宝一动，孕妈妈就开始想东想西。不要太紧张，要相信自己会顺利生下一个活泼健康的宝宝。

做个漂亮的收纳盒

空闲的时候，孕妈妈可以继续发挥自己的创意做一些小手工。除了传统的手工，如编织、剪纸外，孕妈妈还可以充分发挥自己的创意，比如用旧布头缝小玩具，用旧衣服为宝宝做一些小衣物，将一只袜子改装成可爱的娃娃……生活中的创意无穷无尽，只要孕妈妈有爱美之心，就能发现。

今天，就来做一个漂亮的收纳盒吧，可以用来放一些小物品，将来也可以用来放宝宝的小衣物。

材料：鞋盒、包装纸、剪刀、双面胶以及彩带、铃铛等装饰品。

制作步骤：

1. 把鞋盒的盒盖拿掉或剪掉。把鞋盒内外用包装纸包好。

2. 在鞋盒的一侧用彩带、铃铛等做成装饰。

袜子花瓶

袜子也能做花瓶，孕妈妈是不是很难想象？其实很简单。在不穿或破了的袜子里挑选一些有合适漂亮图案的，一番裁剪，就可以套在塑料或者不够美观的手工花瓶上，就是一个漂亮的袜子花瓶啦，孕妈妈赶紧发挥无限的创意，动手做一个吧！

材料：袜子、花瓶。

制作步骤：

1. 挑选漂亮的袜子。

2. 选择你要装饰的花瓶。

3. 袜子套在花瓶上。

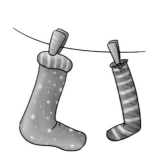
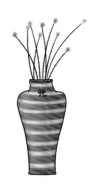

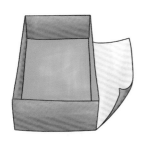
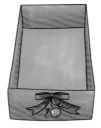

故事胎教

每个妈妈都希望自己的宝宝能够聪明、再聪明一点。而这个月，胎宝宝已经非常敏感，可以和你进行很好的互动了，孕妈妈千万不要错过读故事这个最佳的胎教方案。

牛顿与苹果树的故事

传说 1665 年秋季的一天，牛顿坐在自家院中的苹果树下，苦思着行星绕日运动的原因。这时，一只苹果恰巧落下来，不偏不倚，正好打在牛顿的头上。这是一个发现的瞬间，这次苹果下落与以往无数次苹果下落不同，因为它引起了牛顿的注意。牛顿从苹果落地这一理所当然的现象中找到了苹果下落的原因——引力的作用，这种来自地球的无形的力拉着苹果下落，正像地球拉着月球，使月球围绕地球转一样。

这个故事据说是由牛顿的外甥女巴尔顿夫人告诉法国哲学家、作家伏尔泰之后流传起来的。伏尔泰将它写入《牛顿哲学原理》一书中，牛顿家乡的这棵苹果树后来被移植到剑桥大学。

牛顿被当作发现宇宙规律的英雄人物，继而被赋予传奇色彩，牛顿与苹果的故事更是广为流传。

看画册，讲故事

孕妈妈与胎宝宝一起看画册，可以培养宝宝丰富的想象力和创造力，是一种很有效的胎教方法。孕妈妈看画册时，可选那些色彩丰富、富于幻想的图画，用富于想象力的语言以讲故事的形式表达出来。要努力把感情倾注于故事的情节中，通过语气、声调的变化使胎宝宝了解故事是怎样展开的。比如画册上有许多小动物，看到小猴时，可以给胎宝宝讲野生的小猴是怎么生活的，母猴是怎么养育小猴的，与动物园的猴子又有什么不同等。

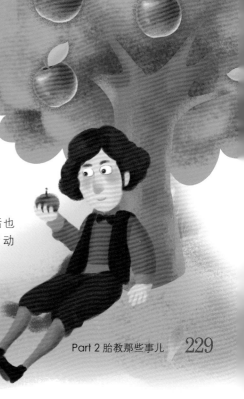

宝宝，希望你以后也像小牛顿一样爱动脑筋。

孕 **7** 月

情绪胎教

孕妈妈保持愉快的心情，可以促进胎宝宝的身体和智力朝着更加健康的方向发展。孕妈妈可以看一些经典动画片，如《大耳朵图图》《大头儿子和小头爸爸》等，或者猜一些有意思的谜语，都是孕妈妈调节情绪的好选择。

最美的花送给最美的孕妈妈

在孕期，孕妈妈心情愉快是最重要的。准爸爸可以在下班的途中帮孕妈妈挑一束鲜花，也许不是节日也不是你们的纪念日，但孕妈妈接过这束鲜花时，欣喜感动之余肯定也会带给胎宝宝一份美好的心情。

动画片《大头儿子和小头爸爸》

《大头儿子和小头爸爸》是一部很适合中国孩子观看的动画片，它由诸多微小而有趣的故事组成，大头儿子、小头爸爸、围裙妈妈是一个典型的中国三口之家，他们共同生活，尤其是大头儿子和小头爸爸，一起出门，一起逛公园，一起看玩具展销会，深深的父子亲情蕴含其中。

又是谜语又是歌

下面几段小诗既是谜题又是童谣，给胎宝宝读一读吧，等他出生后再读给他听，他一定会有反应的。

❊ 牛奶

吃进青青草，挤出甜甜水，
谢谢牛妈妈，让我快长大。

❊ 花生

麻屋子，红帐子，
里面住着个白胖子。

❊ 太阳

明又明，亮又亮，
一团火球挂天上，
冬天待的时间短，
夏天待的时间长。

❊ 月亮

有时落在山腰，
有时挂在树梢，
有时像面圆镜，
有时像把镰刀。

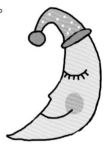

❊ 雨

千条线，万条线，
落到河里都不见。

❊ 雪

小小白花天上栽，
一夜北风花盛开，
千变万化六个瓣，
飘呀飘呀落下来。

音乐胎教

在这个时期，胎宝宝对声音感应的神经系统已经接近完成阶段。这个月的胎宝宝已有进行"条件学习"的能力，所以在胎教方面应更多样、更全面。

古典民乐《金蛇狂舞》

《金蛇狂舞》是聂耳根据民间乐曲《倒八板》整理改编的，该曲经常在民间喜庆的节日里演奏，聂耳在改编时把欢腾的情绪做了进一步的发挥。乐曲一开始，就以明亮上扬的音调不断地呈现出欢乐、昂扬、奔放的情绪，让人耳目一新。到了乐曲最后一段，速度逐渐加快，加之锣、鼓、钹、木鱼等打击乐器的节奏烘托，使情绪逐步高涨，直至欢腾红火的顶点，生动地再现了民间喜庆时巨龙舞动、锣鼓喧天的欢乐场面。

在乐曲铿锵有力的旋律中，孕妈妈也会振奋精神，同时对自己的孕期生活及胎宝宝的健康成长充满信心。

古典民乐《 高山流水》

古琴曲《高山流水》分为《高山》和《流水》两部，描写高山和流水，相传为春秋战国时期的伯牙所作。

"巍巍乎志在高山""洋洋乎志在流水"，让胎宝宝在成长阶段多听听来自大自然的天籁之音吧，宝宝出生后就会如山水般灵秀动人。

世界名曲《口哨与小狗》

《口哨与小狗》是美国作曲家普莱亚年创作的一首通俗管弦乐小曲，乐曲描绘了小主人边吹口哨边与心爱的小狗在林荫道上漫步的情景。

整首曲调轻松、活泼，形象也逼真可爱。听乐曲的时候，孕妈妈要告诉胎宝宝：这是小狗的叫声、这是在吹口哨，带胎宝宝感受乐曲中那些鲜明的形象吧。在音乐声中，加强与宝宝的互动，能让胎宝宝感受到艺术的美妙与神奇，同时母子之间的互动也可以刺激胎宝宝反应的灵敏性。孕妈妈可以随着音乐的节奏轻轻敲击腹部，胎宝宝可能会用胎动来回应你呢！

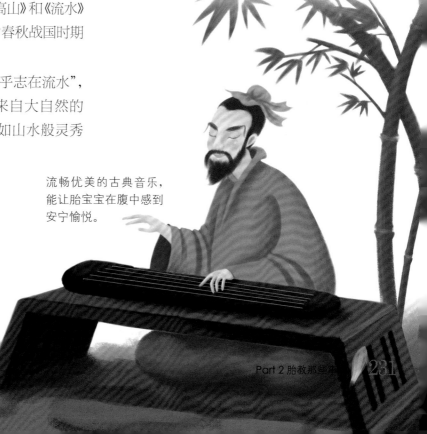

流畅优美的古典音乐，能让胎宝宝在腹中感到安宁愉悦。

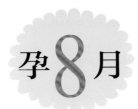

孕 8 月

英语胎教

　　随着胎宝宝感官功能的完善，孕妈妈可以和胎宝宝进行更多的交流，胎宝宝接受的语言刺激越多，越有利于将来的智力发展。为了促进胎宝宝语言信号系统的发展，这一时期可以增加一些外语的刺激，如哼唱一些英文歌曲给胎宝宝听。

儿歌 Good Morning To You（早上好）

　　孕妈妈试想一下：早上阳光照射到身上，空气很新鲜，新的一天开始了，让我们的"宝宝"起床吧。也许胎宝宝习惯了这种声音，以后宝宝出生了，你一放这首歌，他就不再睡懒觉了呢。

Good morning to you !

Good morning to you !

Good morning to you !

We're all in our places

With sunshiny faces.

Good morning to you !

Good morning to you !

电影《海底总动员》

　　此时孕妈妈不要看情绪波动大的电影电视，选择一些轻松幽默的电影来给胎宝宝做胎教吧。今天来看看这部有名的动画片《海底总动员》。纯正的英语发音，会在宝宝的大脑中形成记忆。看完了这部电影，相信宝宝会对"爸爸"这个单词留下初步的印象。

读读泰戈尔的诗句

　　听了这么久的英文歌，本周孕妈妈让耳朵休息一下，轻轻诵读一些优美的诗句吧。下面是从泰戈尔《飞鸟集》中为孕妈妈选择的一些诗句，诗句描绘了世间各种爱的细节，让孕妈妈心情平静、祥和。

Once we dreamt that we were strangers.

We wake up to find that we were dear to each other.

有一次，我们梦见大家都是不相识的。

我们醒了，却知道我们原是相亲相爱的。

I sit at my window this morning where the world like a passer-by stops for a moment, nods to me and goes.

我今晨坐在窗前，世界如一个路人似的，停留了一会，向我点点头又走过去了。

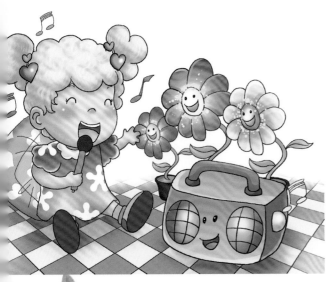

故事胎教

随着胎宝宝的长大，他在子宫内的活动空间也越来越小，所以你会发现胎宝宝好像不爱动了。不要担心，每天用浪漫的故事将宝宝唤醒，他会做出积极的反应呢。

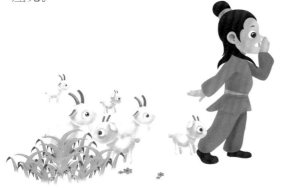

狼来了

从前有个放羊娃，他每天都去山上放羊。一天，他觉得十分无聊，就想了个主意来捉弄大家。他大声喊道："狼来了！狼来了！救命啊！"

正在山下种田的农夫们听到喊声，急忙拿着锄头和镰刀往山上跑。他们边跑边喊："不要怕，我们来帮你打狼！"农夫们气喘吁吁地赶到了山上，可是一看，连个狼的影子也没有！放羊娃哈哈大笑："真有意思，你们上当了！"农夫们生气地走了。

第二天，放羊娃故伎重演，善良的农夫们又上当了！农夫们十分生气，从此再也不相信他的话了。

过了几天，狼真的来了，一下子闯进了羊群。放羊娃害怕极了，拼命地喊："狼来了！狼来了！快救命呀！狼真的来了！"农夫们听到他的喊声，以为他又在说谎，都不理睬他。结果，放羊娃的许多羊都被狼吃掉了。

小小喇叭花

很久以前，地球上所有的花儿都喜欢睡懒觉。因为它们觉得自己很漂亮，所以不愿意早起劳动。

"唉！"看见这些懒家伙们，太阳公公无奈地叹了一口气。

美丽的花神刚好驾着马车路过，便问："太阳公公，你为什么叹气呀？"

"你看这些小家伙们，多懒啊！"太阳公公回答道。

花神从怀中掏出一个小喇叭花，趁花儿们还在熟睡的时候，悄悄地种在它们中间。

第二天清晨，花儿们又像往常一样熟睡，"滴滴答，滴滴答……"一阵清脆的声音从花丛中传出来，把懒家伙们都吵醒了。原来，花神种下的小喇叭花，已经开出了一朵朵可爱的喇叭花，它们正扯着嗓子叫醒花儿们呢。

自从有了喇叭花，花儿们再也不能睡懒觉了。它们早早地起床，绽放出美丽的花朵。

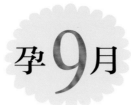

孕9月

语言胎教

本月，胎宝宝对孕妈妈的声音情有独钟，听到妈妈温柔的声音，会感觉到安全和温暖，所以孕妈妈要多跟胎宝宝说话。孕妈妈可以选读些非常有意思、能够令身心愉悦的故事、诗歌等，也可以跟胎宝宝讲讲美丽的大自然。

讲讲美丽的大自然

大自然能陶冶人的情操，调节人的情绪，孕妈妈要经常到大自然中走走，体会它带给你的美丽。清晨，孕妈妈可以到公园中散散步，并将你看到的景色一一讲述给腹中的胎宝宝听。"宝宝你看，小草上沾满了露水，太阳照在露水上，晶莹剔透，像一颗颗闪亮的珍珠，美丽极了。""远处有一片片的小花，红的、蓝的、紫的……五颜六色，像一个个可爱的孩子，绽放出甜美的笑脸，在迎接这新一天的开始。"

把你看到的大自然中一切美丽的景色讲给胎宝宝听，他也会爱上这个多彩的世界，并想着赶快出来看一看呢！

诗歌《雪花的快乐》

假如我是一朵雪花，
翩翩的在半空里潇洒，
我一定认清我的方向——
飞扬，飞扬，飞扬，——
这地面上有我的方向。
不去那冷寞的幽谷，
不去那凄清的山麓，
也不上荒街去惆怅——
飞扬，飞扬，飞扬，——
你看，我有我的方向！
在半空里娟娟的飞舞，
认明了那清幽的住处，
等着她来花园里探望——
飞扬，飞扬，飞扬，——
啊，她身上有朱砂梅的清香！
那时我凭借我的身轻，
盈盈的，沾住了她的衣襟，
贴近她柔波似的心胸——
消溶，消溶，消溶——
溶入了她柔波似的心胸！

——徐志摩

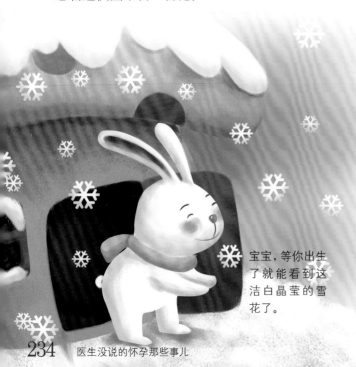

宝宝，等你出生了就能看到这洁白晶莹的雪花了。

美学胎教

离见到宝宝的日子越来越近，胎宝宝对外面的世界也更加好奇了，在宝宝出生之前，孕妈妈要继续进行美学胎教，这样对宝宝的大脑组织发育是有很大促进作用的。

涂色游戏

孕妈妈，拿起你手中的画笔，随心所欲地涂上自己喜欢的颜色吧，等宝宝出生，当作礼物送给他，他一定会欣喜不已的。

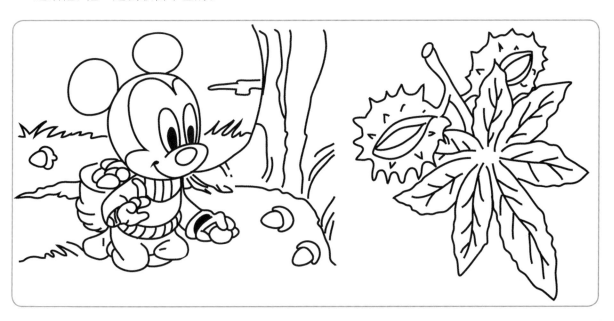

捏彩泥——胡萝卜

孕妈妈小时候有没有玩过橡皮泥，有没有用橡皮泥捏过胡萝卜呢？当然，那个时候的橡皮泥颜色可没有现在的彩泥颜色这么鲜艳啊！彩泥是宝宝最喜欢玩的手工之一，孕妈妈可以先用彩泥提前练习一下，将来好教宝宝玩哦！

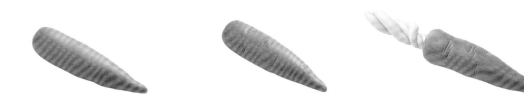

1. 用橙色彩泥搓出一个胡萝卜的形状。

2. 用牙签在胡萝卜上压浅痕。

3. 搓 3 条泥条，并拧在一起作叶子，粘在胡萝卜上，完成。

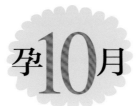

孕10月

音乐胎教

　　此时音乐胎教的首要任务就是要学会平静地面对即将到来的分娩，不要过分期待，也不要过分焦虑，如果实在紧张，请选择一些平缓的音乐来减轻你所有的顾虑，以一颗淡定的心面对即将到来的分娩。

古典民乐《梁祝》

　　说起中国古典音乐，古筝曲《梁祝》可以称得上经典中的经典了，孕妈妈可以边聆听古曲边给胎宝宝讲讲梁山伯和祝英台化蝶双飞的故事，让胎宝宝感受真情的美好。

　　关于《梁祝》，孕妈妈千万不要当作悲剧来欣赏，二人虽然为情而殉，却成就了另一种意义上的圆满。这样看来，生别而死合的"化蝶"双飞，却也唯美，温情。而且本身古筝曲也是唯美、飘渺的，绝无悲怆之感。相反，幽雅、清新的古筝乐曲，使孕妈妈怡然自得。这种美好的感受，会让胎宝宝享受其中，也能让他从中汲取成长的营养、动力。

世界名曲《月光奏鸣曲》

　　几乎没有一首名曲像这首奏鸣曲一样，因"月光"这一俗称而名满天下、家喻户晓。之所以被称为"月光"，是源于德国诗人路德维希·莱尔什塔勃形容此曲的第一乐章"犹如在瑞士琉森湖，月光闪烁的湖面上摇荡的小舟一般"。贝多芬则称这首乐曲"好像一首幻想曲一样的"。

　　越临近分娩，孕妈妈越睡不安稳，不仅是臃肿的身体影响了睡眠，更重要的是对分娩的恐惧让孕妈妈怎么也睡不着，闭上眼就是电视上那些关于分娩的痛苦画面。不妨听听这首月光曲，转移一下注意力，柔和的乐曲还能令孕妈妈安然入睡。

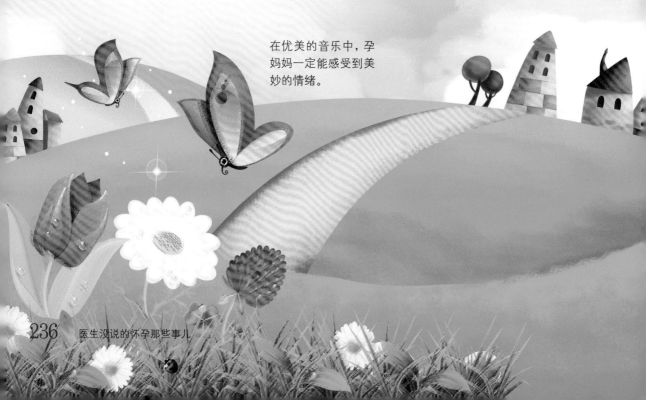

在优美的音乐中，孕妈妈一定能感受到美妙的情绪。

情绪胎教

这个月的胎宝宝已经是发育完全的"宝宝"了，这个月的胎教尤为重要，想想宝宝就要出生了，孕妈妈和准爸爸对胎教应该更加用心！

想象宝宝可爱的样子

将来的宝宝会长成什么样子呢？是像爸爸多一些，还是像妈妈多一些？宝宝笑起来的时候，会不会也像爸爸那样，眯起眼睛，憨憨的，还是会像妈妈那样，眼睛弯弯的？孕妈妈不妨凭自己的想象给宝宝画一幅想象中的肖像画，看看宝宝是不是与自己想象的模样相似。

这种对宝宝的期待能很好地转移孕妈妈的注意力，让孕妈妈以一种平静的心情来面对即将到来的分娩。

"好"字——母子平安

在孕期的最后时刻，孕妈妈和准爸爸来学习一下"好"字的演变吧，这是给母子俩最好的祝福！

好是一个会意字，一个"女"字，一个"子"字。《说文解字》中说："好，美也。"但在古代，判断女子好不好的标准并不只有美丽一个，实际上，古代女子最重要的标准是能够生育，就是说能够顺利生下小孩子的女子为好。

从"好"的甲骨文字形可以看出，特别像一个女子生下小孩子的样子，所以"好"字最初的本意是古时候的女人生孩子时，若生得顺利，孩子健康，母亲也平安，这就为"好"。这时候，"女"是指刚当上妈妈的女子，"子"则是刚刚降临人间的宝宝。

❋ 好字的演变

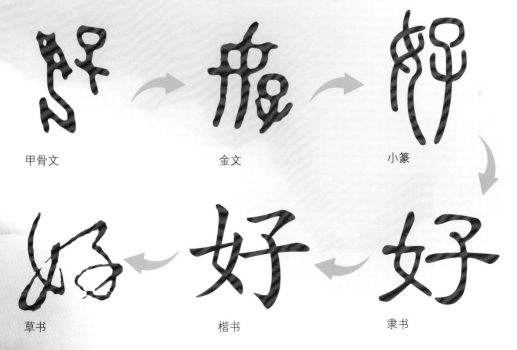

甲骨文　　　　　　金文　　　　　　小篆

草书　　　　　　楷书　　　　　　隶书

新生儿护理

初为人父人母，一定要提前学习一下新生儿的日常护理，避免护理宝宝时手忙脚乱。

脐带的护理

宝宝脐带未脱落前，要保持脐带及根部干燥，出院后不要用纱布或其他东西覆盖脐带。还要保证宝宝穿的衣服柔软、纯棉、透气，肚脐处不要有硬物。每天用医用棉球或棉签蘸浓度为 75% 的酒精擦一两次，沿一个方向轻擦脐带及根部皮肤进行消毒，注意不要来回擦。

脐带脱落后，若脐窝部潮湿或有少许分泌物渗出，可用棉签蘸浓度为 75% 的酒精擦净，并在脐根部和周围皮肤上抹一抹。若发现脐部有脓性分泌物、周围的皮肤红肿等现象，不要随意用龙胆紫、碘酒等，以防掩盖病情，应找儿科医生处理。

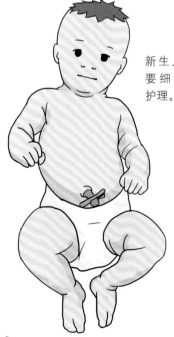

新生儿的脐带需要细心、科学的护理。

眼睛的护理

宝宝眼部分泌物较多，每天早晨要用专用毛巾或消毒棉签蘸温开水从眼内角向外轻轻擦拭，去除分泌物。具体操作方法如下：

① 将清洁的纱布卷在手指上；
② 从眼角向眼尾擦拭；
③ 擦另一只眼睛时，可将纱布换一面。

鼻腔的护理

宝宝跟大人一样，如果鼻痂或鼻涕堵塞了鼻孔，会很难受。这时新妈妈可用细棉签或小毛巾角蘸水后湿润鼻腔内干痂，再轻轻按压鼻根部。

一般情况下，大部分的鼻涕会自行消失。不过，如果鼻子被过多的鼻涕堵塞，宝宝呼吸会变得很困难，这时可以用球形的吸鼻器把鼻涕清理干净。方法是：

① 让宝宝仰卧，往他的鼻腔里滴 1 滴盐水溶液；
② 把吸鼻器插入一个鼻孔，用食指按压住另一个鼻孔，把鼻涕吸出来；
③ 然后再吸另一个鼻孔。但动作一定要轻柔，以免伤害宝宝脆弱的鼻腔。

如果没有球形吸鼻器，也可以用棉棒将鼻痂沾出，方法如下：

① 用棉棒沾清水往鼻腔内各滴一两滴；
② 经一两分钟待鼻痂软化后再用干棉棒旋转着将鼻痂沾出；
③ 也可用软物刺激鼻黏膜引起喷嚏，鼻腔的分泌物即可随之排出，使新生儿鼻腔通畅。

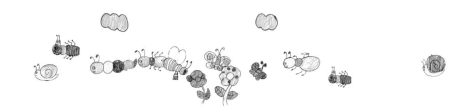

口腔的护理

新生儿的口腔黏膜又薄又嫩，新妈妈不要试图去擦拭它。要保护宝宝口腔的清洁，可以在给他喂奶之后再喂些白开水。另外，正常新生儿和患口腔炎的新生儿要区别对待和护理。

✽ 正常新生儿口腔护理

只需喂奶后擦净口唇、嘴角、颌下的奶渍，保持皮肤黏膜干净清爽即可。

✽ 患口腔炎的护理

① 做口腔护理前，先洗净双手，让新生儿侧卧，用毛巾围在颌下或枕上，防止沾湿衣服及枕头；

② 用镊子夹住盐水棉球1个，先擦两颊内部及齿龈外面；

③ 再擦齿龈内面及舌部，每擦一个部位，至少更换一个棉球。注意勿触及咽部，以免引起恶心。

耳朵的护理

新妈妈千万要记住，不要尝试给小宝宝掏耳垢，因为这样容易伤到宝宝的耳膜，而且耳垢可以保护宝宝耳道免受细菌的侵害。洗澡时千万不要让水进到宝宝的耳朵里。如果要清洁耳朵，你可以这样做：

① 用棉签蘸些温水拭干外耳道及外耳；

② 用一块柔软的棉布在温水中浸湿，然后轻轻擦拭宝宝外耳的褶皱和隐蔽的部分；

③ 最后清洁耳背，有时耳背会发生湿疹及皲裂，可涂些食用植物油或湿疹膏。

囟门的护理

新生儿总有很多特别娇弱的部位，囟门就是一个非常娇弱的地方，父母不敢随便碰。其实新生儿的囟门是需要定期清洗的，否则容易堆积污垢，引起宝宝头皮感染，所以要定期清洁，清洁时一定要注意：用宝宝专用洗发液，但不能用香皂，以免刺激头皮诱发湿疹或加重湿疹；清洗时手指应平置在囟门处轻轻地揉洗，不应强力按压或强力搔抓。

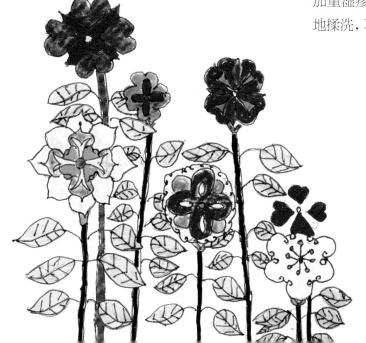

图书在版编目 (CIP) 数据

医生没说的怀孕那些事儿 / 刘志茹主编 . -- 南京：江苏凤凰
科学技术出版社 , 2015.1
（汉竹•亲亲乐读系列）
ISBN 978-7-5537-3750-8

Ⅰ . ①医… Ⅱ . ①刘… Ⅲ . ①妊娠期－妇幼保健－基本知识
Ⅳ . ① R715.3

中国版本图书馆 CIP 数据核字 (2014) 第 203123 号

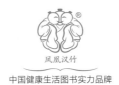

凤凰汉竹

中国健康生活图书实力品牌

医生没说的怀孕那些事儿

主　　　编	刘志茹
编　　　著	汉　竹
责 任 编 辑	刘玉锋　姚　远　张晓凤
特 邀 编 辑	张　瑜　吕增芳　范利新　张　欢
责 任 校 对	郝慧华
责 任 监 制	曹叶平　方　晨

出 版 发 行	凤凰出版传媒股份有限公司 江苏凤凰科学技术出版社
出版社地址	南京市湖南路 1 号 A 楼，邮编：210009
出版社网址	http://www.pspress.cn
经　　　销	凤凰出版传媒股份有限公司
印　　　刷	南京精艺印刷有限公司

开　　　本	787mm×1092mm　1/16
印　　　张	15
字　　　数	200 千字
版　　　次	2015 年 1 月第 1 版
印　　　次	2015 年 1 月第 1 次印刷

标 准 书 号	ISBN 978-7-5537-3750-8
定　　　价	49.80 元（附赠《让你一次就通过的产检小秘密》小册子）

图书如有印装质量问题，可向我社出版科调换。

目录

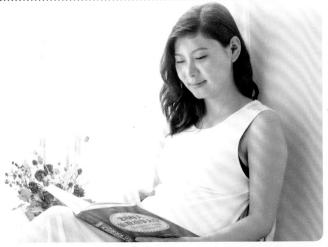

产检时间表

第 1 次产检

孕 12 周

需要检查的项目

血压、体重、宫高、腹围、多普勒胎心、妇检、孕期营养监测、B 超、心电图、静脉抽血

第 2 次产检

孕 16~20 周

需要检查的项目

血压、体重、宫高、腹围、多普勒胎心、唐氏筛查、血常规＋血型、尿常规、肝功＋两对半、血糖、血脂、丙肝抗体、梅毒反应素、HIV 抗体、优生四项(巨细胞病毒、单纯疱疹病毒、风疹病毒、弓形虫)、胎儿畸形筛查

第 3 次产检

孕 20~24 周

需要检查的项目

血压、体重、宫高、腹围、多普勒胎心、妊娠期高血压预测、妊娠期糖尿病筛查(糖筛)、大排畸筛查

第 4 次产检

孕 28~30 周

需要检查的项目

血压、体重、宫高、腹围、多普勒胎心、B 超、血常规、尿常规

第 5 次产检

孕 32~34 周

需要检查的项目

血压、体重、宫高、腹围、多普勒胎心、血常规、尿常规、骨盆测量、胎心监护

第 6 次产检

孕 36 周

需要检查的项目

血压、体重、宫高、腹围、
多普勒胎心、胎心监护、
静脉抽血

第 7 次产检

孕 37 周

需要检查的项目

血压、体重、宫高、腹围、
多普勒胎心、胎心监护、
彩超、血常规、尿常规

第 8 次产检

孕 38 周

需要检查的项目

血压、体重、宫高、腹围、
多普勒胎心、胎心监护

第 9 次产检

孕 39 周

需要检查的项目

血压、体重、宫高、腹围、
多普勒胎心、胎心监护

第 10 次产检

孕 40 周

需要检查的项目

血压、体重、宫高、腹围、
多普勒胎心、胎心监护、
B 超、血凝四项、血常规、
尿常规、心电图

早孕试纸法验孕

很多备孕女性在发现月经没有如期而至时，都会在家先用早孕试纸测试一下是否怀孕，方法如下：

❶ 打开锡纸密封的包装，用手持住纸条的上端，不要用手触摸试纸条实验区。

❷ 一杯尿液（有的试纸包装内附有专用尿杯），最好是晨尿。

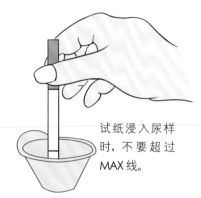

❸ 试纸带有箭头标志的一端浸入尿杯（尿样不允许超过 MAX 线），约 3 秒钟后取出平放。

试纸浸入尿样时，不要超过 MAX 线。

❹ 反映区内出现一条红线为"阴性"，出现平行的两条红线为"阳性"。尿 HCG"阳性"多表示已经怀孕。10 分钟之后仍为一条红线时才能判定为"阴性"。

此外，很多备孕女性钟情于验孕棒，其实，这跟早孕试纸大同小异，现将方法也罗列如下：

❶ 包装铝箔膜袋沿缺口处撕开，取出验孕棒。

❷ 果有的话，戴上盒内所附的一次性塑料薄膜手套，紧捏住验孕棒手柄一端。

❸ 吸管吸几滴尿液，最好是晨尿，挤到验孕棒的吸尿孔。

❹ 察窗中的 C、T 位置，如果同时出现两条紫红色线，表明已怀孕。如果出现一深一浅两条线，对照线 C 的颜色较深，测试线 T 的颜色较浅，表示有怀孕的可能。观察窗中只出现一条线，表明未怀孕。

一测就准的小秘密

① 先要确定早孕试纸是否过期，用过期或失效的试纸自然测不出准确的结果。

② 尽量采早晨的第一次尿液进行检测，如果第一次排尿时没有及时检测，也要确保尿液在膀胱中起码 4 个小时之后再用来检测。

③ 不要为了增加尿液而喝过多的水，这会稀释激素的水平。

④ 药物可能会影响测试的结果，所以尽量不要在服用药物后检查。

⑤ 用早孕试纸的时间最早是在同房后 6 天，如果想得到比较准确的结果，那么最好在同房 11 天后再测。

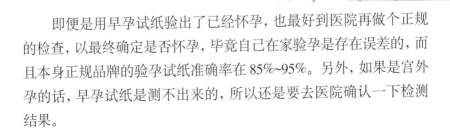

早孕试纸的准确率为85%~95%，所以在家用试纸验出已经怀孕了，最好也去医院再做个正规检查。

　　即便是用早孕试纸验出了已经怀孕，也最好到医院再做个正规的检查，以最终确定是否怀孕，毕竟自己在家验孕是存在误差的，而且本身正规品牌的验孕试纸准确率在 85%~95%。另外，如果是宫外孕的话，早孕试纸是测不出来的，所以还是要去医院确认一下检测结果。

尿检法验孕

怀孕以后，孕妇尿中会产生"人绒毛膜促性腺激素"（HCG），通过尿检，可以测定有无这种激素存在，来判断是否怀孕。

去医院做尿检，这是专业的检验医生常做的试验。只是如果化验太早，结果可能还是阴性的，再过几天做一次可能就是阳性的了。此方法在同房后10天进行，准确率几乎是100%。

一测就准的小秘密

送验的小便要收集清晨第一次的，因为这时的尿液比较浓，含的激素量多，试验结果也比较准确。所以，去医院进行检查前，不要进行排尿。

抽血法验孕

有些女性孕初期HCG比较低，用试纸测出线条颜色比较浅，无法判断是否怀孕。这种情况，应该到医院验血，通过分析HCG和孕酮来判断是否怀孕，通常来说，采用验血的办法是最准的。

一测就准的小秘密

血液检查跟尿检的原理差不多，都是通过体内HCG的变化来判断是否怀孕。一般可于同房后20天左右去医院做血HCG检查，检查血液中血HCG的含量。

检查是否受孕是检查血液中HCG的含量，而HCG含量是不受进食影响的，什么时候都可以检查，不需要空腹。

量血压

每次产检，量血压是必须要检查的项目，而且不需要收费。

世界卫生组织建议使用的血压标准是：凡正常成人收缩压应小于或等于140mmHg(18.6kPa)，舒张压小于或等于90mmHg(12kPa)。如果成人收缩压大于或等于160mmHg(21.3kPa)，舒张压大于或等于95mmHg(12.6kPa)为高血压；血压值在上述两者之间，亦即收缩压在141~159mmHg(18.9~21.2kPa)之间，舒张压在91~94mmHg(12.1~12.5kPa)之间，为临界高血压。

诊断高血压时，必须多次测量血压，至少有连续两次舒张期血压的平均值在90mmHg(12.0kPa)或以上才能确诊为高血压。仅一次血压升高者尚不能确诊，但需随访观察。

一次就通过的小秘密

一般血压有两个高峰，一个是在早上6~10点，另一个在下午4~8点，一般在这两个时间段量的血压比较能反映血压的情况。

孕妈妈一定不能忽略量血压这个小检查。量血压时一定要放松，孕妈妈会因为在医院里交各种费用而走来走去，或是来到医院感到紧张，使得量出来的血压有些失常。碰到这样的情况，医生会建议你先休息15分钟，安静下来以后再进行测量。

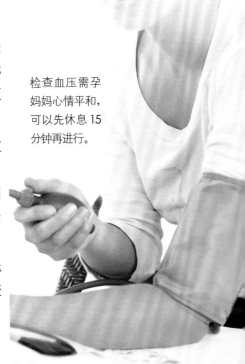

检查血压需孕妈妈心情平和，可以先休息15分钟再进行。

尿常规检查

尿常规检查是孕妈妈产前检查的项目之一，是反映身体健康状况的重要指标。从确定怀孕开始一直到分娩期间，几乎每次产检都要进行尿常规检查，即每位孕妈妈在怀孕期间要进行 9~13 次尿常规检查。不过，很多孕妈妈并不清楚怎样正确地留取尿液标本进行检查，以至于本来正常的尿液，反而查出有问题，虚惊一场。

一次就通过的小秘密

❶ 女性的尿道口和阴道口比较近，如不注意的话，尿液往往会被白带污染，不能真实地反映尿液的情况，所以必须留中段尿。留尿时，先把前半段的尿液解掉，留取中间一段的清洁尿去化验，这样得出的化验结果比较真实。

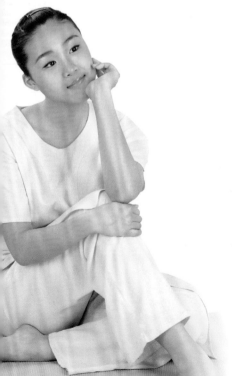

❷ 标本必须清洁，应使用清洁容器装取尿液，如医院提供的清洁尿杯。

❸ 检尿量一般不少于 10ml，至少达到一半尿杯的量。

❹ 标本必须新鲜，尿液停放几小时后，会影响检查结果的准确性，所以收取尿液后要立即送检。

❺ 任何时间排出的尿都可以做常规化验检查。如果孕妈妈患有肾病，则需要采用清晨起床第一次尿液送检。

❻ 尿路感染的孕妈妈往往脓尿常呈间歇性，应多次反复检查后才能确诊。

看懂你的报告单

尿液中蛋白、葡萄糖、胆红素及酮体正常情况下为阴性。

如果蛋白显示阳性，表明有患妊娠期高血压、肾脏疾病的可能。

如果酮体显示阳性，表明孕妈妈可能患有妊娠期糖尿病或子痫、消化吸收障碍等，需做进一步检查。

如果报告单上显示有红细胞和白细胞，则表明有尿路感染的可能，需引起重视。

检验报告单

尿常规11项
R 2637

| 姓名 NAME： | 性别 SEX：女 | 年龄 AGE：32 岁 | 临床诊断： CLI. IMP： | 编号 LAB. NO：20130516 R 341 |
| 科别 DEPT.： | 床 号 BED NO： | | 住院/门诊号 I.P./O.P. NO： | 标本 SPECI.： |

分析项目		结果	参考范围 单位	参考范围 单位
尿胆原	UBG	Norm	3.20-16.00umol/L	3.20-16.00umol/L
胆红素	BIL	Neg	阴性(-)umol/L	阴性(-)umol/L
酮体	KET	Neg	阴性(-)mmol/L	阴性(-)mmol/L
潜血	BLD	Neg	阴性(-)Ery/ul	阴性(-)Ery/ul
蛋白	PRO	Neg	阴性(-)g/L	阴性(-)g/L
亚硝酸盐	NIT	Neg	阴性(-)Leu/ul	阴性(-)Leu/ul
白细胞	LEU	Neg	阴性(-)mmol/L	阴性(-)mmol/L
葡萄糖	GLU	Neg		
尿比重	SG	1.025	1.015-1.025	1.015-1.025
酸碱值	PH	6.00	4.60-7.40	4.60-7.40
维生素C	VC	1.40	g/L	g/L
镜检(未离心)		：		
上皮细胞	上皮细胞	-	0~偶见/HP	0~偶见/HP
红细胞	RBC	-	0~2个/HP	0~2个/HP
白细胞	WBC	-	0~2个/HP	0~2个/HP
管型	管型	-		
其它	其它	-		

血常规检查

血常规几乎是孕妈妈每次产前检查的必查项目，以便医生能够在整个孕期内更好地了解孕妈妈的健康状况。

通过血常规检查的结果，医生可以了解你红细胞中的血红蛋白含量。如果你的血红蛋白数值偏低，就说明可能贫血。血常规检查会告诉医生，贫血是不是缺铁造成的。

血常规检查结果还会显示血液中白细胞和血小板的数量。如果白细胞偏高，可能说明孕妈妈体内有炎症。

正确、科学抽血的小秘密

❶ 抽血的前一天，最好洗个澡或将双手手臂洗干净，这样抽血时，消毒会更好，避免伤口感染。

❷ 抽血当天，不要穿袖口过紧的衣服，避免抽血时，衣袖卷不上来；或抽血后，衣袖过紧，引起手臂血管血肿。

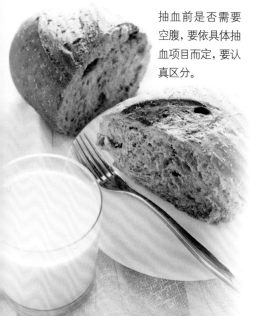

抽血前是否需要空腹，要依具体抽血项目而定，要认真区分。

❸ 对不同的化验项目要问清医生，区别对待。如餐后血糖，一定要吃饭后再做检查；餐前血糖，早上一定不能吃饭；血脂检查之前，最好不要吃含油脂过高的食物，如排骨汤、粉蒸肉等；查胆固醇前，少吃鸡蛋。

❹ 需要空腹抽血的项目，孕妈妈尽量将产检安排在上午，这样不吃早饭就可以了，不过最好带些面包、牛奶等食物，以便抽完

血后能够尽快进食，有充足的体力和精力去做别的检查。另外，空腹血通常是指清晨未进餐，距前一餐约 8~12 小时抽的血。

⑤ 查血脂前 2 周要保持平时的饮食习惯，且在清淡饮食后 12 小时采血。

⑥ 抽血前 2 天最好不要进行持续时间较长、动作强度太大的运动，如长跑、骑车等，否则对化验结果影响较大。

⑦ 抽血前别大量服用维生素，否则会导致一些结果失真。

⑧ 末梢采血适用于血量小于 0.1 毫升的检验项目，如末梢血糖等。通常选择左手无名指指尖的侧面，因为这个部位的血管比较丰富，而且有破口后不会影响手指继续接触物体。

抽血当天，不要穿袖口过紧的衣服，避免衣袖卷不上或抽血后引起手臂血管血肿。

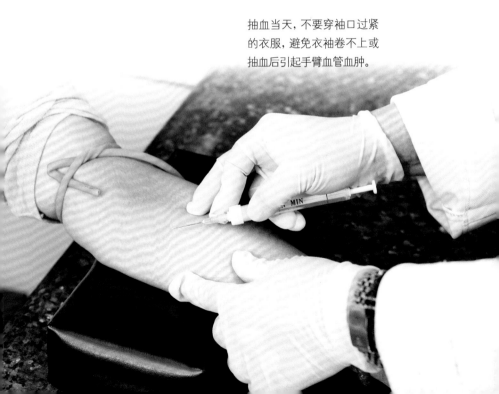

看懂你的报告单

➤ 孕期血常规化验单数据一：血红蛋白及红细胞

正常浓度范围在 110~150g/L。

大于 150g/L 时，孕妈妈有可能出现血液中的含氧量不足或脱水的情况。

当血红蛋白和血红细胞同时减少时，孕妈妈有可能出现贫血的现象，如果是轻度贫血，那对孕妈妈及分娩的影响不大，重度贫血则会有引起早产、低体重儿等不良后果的可能。

➤ 孕期血常规化验单数据二：白细胞

正常值是 (4~10)×109/L。

增多可能就会表现为炎性感染、出血、中毒等，但在孕期是不同的，孕期是可以有一定的上升空间的。白细胞的减少，常表现为流感、麻疹等病毒性传染病及药物或放射线所致某些血液病等。

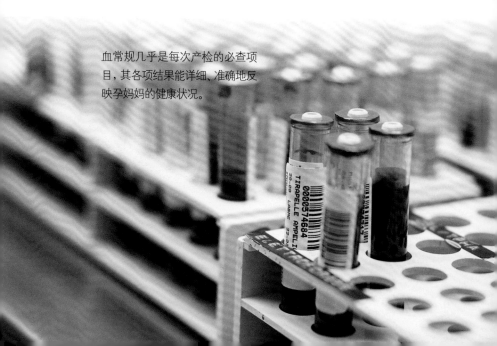

血常规几乎是每次产检的必查项目，其各项结果能详细、准确地反映孕妈妈的健康状况。

孕期血常规化验单数据三：血小板

正常值的范围为 PLT(100~300)×109/L；低于 100×109/L，会影响孕妈妈的凝血功能。

姓 名：		病案号：			样品号：	**2043**	医 生：	
性 别：	**女**	科 室：	消化中心		标 本：	**血**	诊 断：	
年 龄：	**28**	床 号：			标本状态:0		备 注：	

序号	项目	中文名称	结果	单位	范围	标志
1	DB	直接胆红素	6.19	umol/L	0-8.6	
2	TB	总胆红素	21.37	umol/L	1.7-20.5	↑
3	TBA	胆汁酸	6	umol/L	0-10	
4	ALT	*谷丙转氨酶	15	U/L	5-40	
5	GGT	*谷氨酰转肽酶	13.8	U/L	3-50	
6	ALP	*碱性磷酸酶	41	U/L	20-150	
7	TP.	总蛋白	73.0	g/L	60-80	
8	ALB.	白蛋白	45.4	g/L	35-55	
9	AST	谷草转氨酶	18	U/L	5-50	
10	CA.	*钙	2.44	mmol/L	2.2-2.8	
11	IP.	磷	1.27	mmol/L	0.81-1.94	
12	MG	镁	0.87	mmol/L	0.7-1.1	
13	BUN.	*尿素氮	3.2	mmol/L	3.3-7.5	↓
14	CREA.	*肌酐	56	umol/L	56-136	
15	UA	*尿酸	211	umol/L	124-385	
16	K.	*钾	4.4	mmol/L	3.5-5.5	
17	NA.	*钠	138	mmol/L	135-145	
18	CL.	*氯	106	mmol/L	100-110	
19	CO2	二氧化碳	24	mmol/L	19.2-30	
20	ADA	腺苷脱氨酶	4.9	U/L	4-18	

申请时间： 采样时间：

标本接收时间：2006-12-01 报告时间：2006-12-01 报告人： 审核人：

"*"为北京市医疗机构临床检验互认项目 此报告仅对送检标本负责，结果供医师参考

白带检查

女性怀孕后,阴道的分泌物会增多,这种分泌物一般称为"白带"。如果白带只是量较多,但没有恶臭,没引起瘙痒,没有特别的颜色如红色、褐色或黄色,则属正常的现象,无需特别处理。然而,假如白带颜色不正常、有异味或出现阴部瘙痒,就必须请医生诊治。这是因为怀孕后激素水平升高,阴道酸碱度改变、分泌旺盛、外阴湿润,有利于霉菌生长,所以孕期很容易患阴道炎。

随着体内孕激素的积累,孕晚期孕妈妈会发现阴道分泌物增多,此时要注意外阴清洁卫生。如果此时出现瘙痒,白带增多,颜色及性状也发生了变化,并且有异味时,宜尽快去医院就诊,按医生指导护理、治疗。

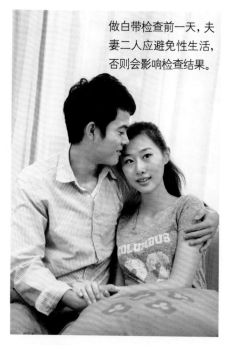

做白带检查前一天,夫妻二人应避免性生活,否则会影响检查结果。

做白带检查的小秘密

孕妈妈在做白带检查前一天应避免房事生活。前三天还要避免冲洗阴道,否则会影响检查结果。检查前一天可用清水适当清洗一下外阴,并注意不要吃过多油腻、不易消化的食物,不饮酒,不要吃对肝功能、肾功能有损害的药物。

有的孕妈妈很担心白带检查会对胎宝宝不利,其实,白带常规检查的操作是很简单的,只需医生从阴道里取一点分泌物即可,几乎没有疼痛和不适感，也不会触碰到子宫，所以孕妈妈不用担心检测会对胎宝宝造成影响，你需要做的就是尽量放松，配合医生的检查。

看懂检查结果

化验阴道清洁度时常用 pH 值来表示酸碱度，正常时 pH 为 4.5，患有滴虫性或细菌性阴道炎时白带的 pH 值上升，可大于 5 或 6。

❥ 阴道清洁度判断标准

清洁度	阴道杆菌	球菌	上皮细胞	脓细胞或白细胞
I	++++	-	++++	0 ~ 5 个 /HP
II	++	-	++	5 ~ 15 个 /HP
III	-	++	-	15 ~ 30 个 /HP
IV	-	++++	-	>30 个 /HP

"+"这一符号只说明感染了滴虫或霉菌，并不说明其感染的严重程度。其中：I ~ II 为正常；III ~ IV 为异常，可能为阴道炎。同时常可发现病原菌、真菌、阴道滴虫等，做清洁度检查时应同时做滴虫、真菌检查。

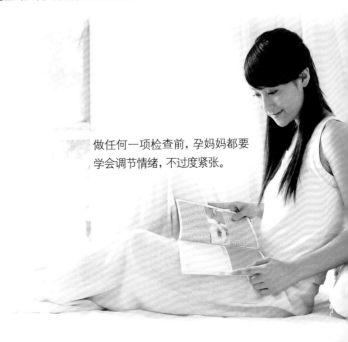

做任何一项检查前，孕妈妈都要学会调节情绪，不过度紧张。

心电图检查

一般在孕妈妈建档和孕 32~34 周时分别做一次心电图。3 个月建档时，主要是了解一下孕妈妈的心脏功能，排除心脏疾病，以确认孕妈妈是否能承受分娩，有问题的话要会同内科及时治疗。

另外，孕期心脏的负担会经历两个高峰时期，第一个高峰是妊娠 32~34 周，第二个高峰是分娩时，所以第一个高峰时要做一下心电图，看看心脏负担情况。

一次就通过的小秘密

有的孕妈妈本来心脏没有什么问题，但是做心电图的时候没有注意，影响了检查结果，可能会重复做两三次检查，人为地造成紧张情绪。那么，做心电图都需要注意什么呢？

❶ 不要空腹做心电图，以免出现低血糖，可能会引起心跳加速，影响心电图的结果。

❷ 不要在匆匆忙忙的状态下去做心电图，检查前最好先休息一会儿，等平静下来再做检查。

❸ 检查时既不要紧张，也不要说话，否则会产生干扰现象。

❹ 做心电图时，最好穿一些容易解脱的衣服，最好别穿连衣裙。

❺ 如果身上有手表、手机，最好取下来放在一边，以免产生干扰。

通常建档时，医生就会先了解孕妈妈的心脏功能，排除心脏疾病。

看懂你的心电图报告

心电图指的是心脏在每个心动周期中，由起搏点、心房、心室相继兴奋，伴随着心电图生物电的变化，通过心电描记器从体表引出多种形式的电位变化的图形。心电图是心脏兴奋的发生、传播及恢复过程的客观指标。

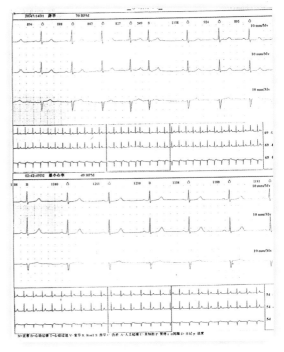

孕晚期是心脏压力最大的时候，临产前做个心电图是非常有必要的，可以判断心脏能否承受生产压力。

孕妈妈的心率在 60~100 次为正常。

PR 期间 145 毫秒，说明心房功能好，没有传导阻滞。

ST 没有异常，说明心肌供血正常。

听胎心音

胎心就是胎宝宝的心跳，胎儿正常的心率是在 120 次 / 分 ~160 次 / 分之间，若胎心率持续 10 分钟以上都小于 120 次 / 分或大于 160 次 / 分，则表明胎心率是异常的。

目前，医院里普遍用到的是多普勒听诊器，可以在胎宝宝 12 周的时候，听到像马蹄声一样的心跳。不过，也有些医院可能采用一般的听诊器，这样的话，就要到 17~18 周才能追踪到胎宝宝的心跳声。

一次就通过的小秘密

首先，孕妈妈发热、生气、失眠、喝浓茶或咖啡、精神亢奋等，都会引起胎宝宝心率加快，所以在测胎心音之前，孕妈妈就要保持良好的心态和轻松的心情，避免大悲大喜等情绪波动，并且要少喝咖啡和浓茶，少吃辣椒、咖喱等刺激性食物。

另外，孕妈妈有甲状腺功能亢进的话，因为本身的心率很快，所以胎宝宝的心率也常常超过 160 次 / 分。

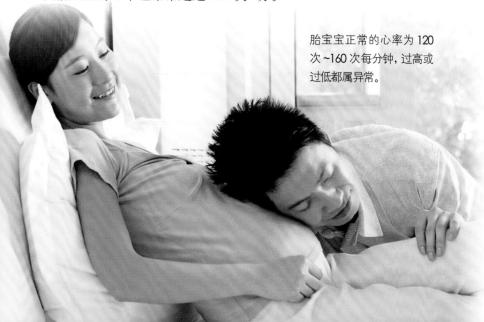

胎宝宝正常的心率为 120 次 ~160 次每分钟，过高或过低都属异常。

其次，如果孕妈妈服用某些药物，如早产保胎时服用的舒喘宁等都可引起母子心率加快。

最后需要提醒孕妈妈的是，如果孕妇服用某些药物，如心得安，药物会通过胎盘作用于胎宝宝，引起胎宝宝心率减慢，胎心过慢也是不正常的，这表示胎宝宝可能是缺氧。

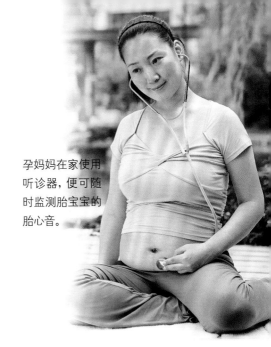

孕妈妈在家使用听诊器，便可随时监测胎宝宝的胎心音。

在家听胎心的小秘密

现在不少孕妈妈都希望在家自己听胎心音，以便更好地监测胎宝宝的情况，这完全可以实现。孕妈妈可以买专门的胎心仪，也可以用普通的听诊器，当然，前者的效果会更好一些。

很多孕妈妈不知道怎么放置听筒的位置，因为随着胎宝宝的生长及胎位不同，胎心的位置会有所变化，这里教给大家一个好办法：

❶ 怀孕 4~5 个月时，在脐下，腹中线的两侧就可以听到胎心音。

❷ 怀孕 6~8 个月时，随着胎宝宝的长大，胎心的位置也会上移。由于胎动通常是胎宝宝手脚在动，所以右侧感到胎动频繁时，胎心一般在左侧；左侧感到胎动频繁时，胎心一般在右侧。头位和臀位也可以影响胎心的位置。头位时胎心在脐下，臀位时胎心在脐上。

正常胎心率为 120~160 次 / 分，过快、过慢或不规律均表示胎宝宝有宫内缺氧、窒息的可能，必须及时到医院就诊。

胎心监护

孕 34 周后，孕妈妈到医院产检的时候就要开始做胎心监护了。胎心监护每次最少 20 分钟，记录下胎宝宝的活动情况，主要为了观察胎宝宝的状态是否正常。如果发现胎宝宝的活动不明显或很少，可能胎宝宝正处于休息状态，但也有可能是胎宝宝有异常情况，医生会根据实际情况来进行判断，并对孕妈妈做出相应的治疗措施。而在将要生产时，胎心监护也能测出孕妈妈是否处于阵痛阶段。

一次就通过的小秘密

很多孕妈妈做胎心监护时都不是一次通过的，其实大多数时候胎宝宝并没有异常，只是睡着了而已。所以，孕妈妈在做检查前就要把胎宝宝叫醒。

孕妈妈可以轻轻摇晃你的腹部或者抚摸腹部，把胎宝宝唤醒；也可以在检查前的 30 分钟内吃些巧克力、小蛋糕等甜食，这样宝宝会容易动一动。在检查时，孕妈妈最好选择一个舒服的姿势进行监护，避免平卧位。

做胎心监护前吃点小甜食，胎宝宝更容易动起来。

如果胎心监护结果不是非常满意，那么监护会持续地做下去，做 40 分钟或者 1 小时是非常有可能的，孕妈妈不要太过着急。

做胎心监护至少需要 20 分钟，很多孕妈妈做胎心监护需要排队，明明排队的时候胎宝宝动得还很欢，孕妈妈暗自庆幸，这下一次准能过，结果真正做监护了，小家伙反而安静了。有的孕妈妈为此心烦意乱，心生埋怨，这些坏情绪宝宝都是可以感知到的。换个思维，就当这是宝宝在跟妈妈玩游戏，多做一次监护又何妨。

另外，做胎心监护的孕妈妈不要一到医院就吃巧克力等甜食，要等到前面还有一两个孕妈妈就轮到自己的时候再吃。

看懂你的报告

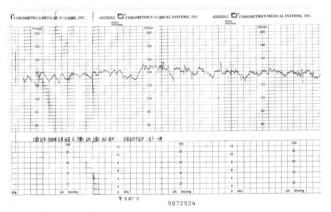

胎心监护仪上主要有两条线，上面一条是胎心率，正常情况下波动在 120~160 次 / 分钟，一般表现为基础心率，多为一条波形曲线，出现胎动时心率会上升，出现一个向上突起的曲线，胎动结束后会慢慢下降。胎动计数 > 30 次 /12 小时为正常，胎动计数 < 10 次 /12 小时提示胎宝宝缺氧。下面一条表示宫内压力，在宫缩时会增高，随后会保持 20 毫米汞柱左右。

胎心过快或过慢不都是有问题，医生会根据一段胎心监护的图纸进行评分，8~10 分为正常，7 分以下为异常。异常的情况出现时，医生会及时进行下一步的处理。

宫高、腹围检查

测量宫高和腹围，是最直接地获得胎宝宝生长数据的方式。宫高和腹围的增长是有一定规律和标准的，每次产检都要测量宫高及腹围以估计胎宝宝的发育情况。孕晚期通过测量宫高和腹围，还可以估算胎宝宝的体重。

宫高的测量：从下腹耻骨联合处至子宫底间的长度为宫高。

腹围的测量：通过测量平脐部环腰腹部的长度即可得到。

注意：如果连续 2 周宫高没有变化，孕妈妈需立即去医院检查。

自己在家测量宫高和腹围，再对照以下的图表，就能够估算胎宝宝的发育是否在正常范围以内。

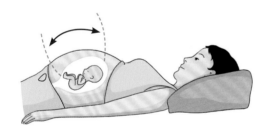

宫高的测量：从下腹耻骨联合处至子宫底间的长度为宫高。

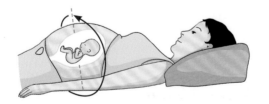

腹围的测量：通过测量平脐部环腰腹部的长度即可得到。

正确测量宫高腹围小秘密

测量腹围时是取立位, 测量宫高一般是仰躺, 这两项检查都没有疼痛感, 孕妈妈不必紧张, 要保持平稳的呼吸, 以免影响测量结果。

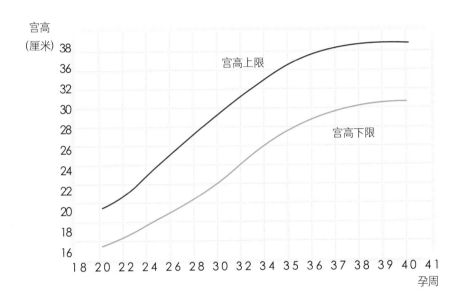

不少孕妈妈自己在家量腹围后再跟标准表一对照, 发现不对, 就很紧张, 担心胎宝宝发育不好, 有的甚至特地为这个来趟医院。

实际上, 腹围的增长情况不可能完全相同。这是因为怀孕前每个人的胖瘦不同, 腹围也不同。有的孕妈妈孕后体重迅速增加, 腰围、腹围增长都比别人快; 有的孕妈妈妊娠反应较重, 进食少, 早期腹围增加不明显, 等到反应消失, 体重增加后腹围才开始明显增加。

唐氏综合征筛查

一般在怀孕第 15~20 周会进行一次唐氏筛查，即唐氏综合征产前筛选检查。唐氏综合征又称先天性痴呆或智障，这是一种最常见的染色体疾病。一般唐氏筛查是抽取孕妈妈 2 毫升血液，检测血清中甲型胎蛋白 (AFP) 和人绒毛膜促性腺激素 (HCG) 的浓度，结合孕妈妈预产期、年龄、体重和采血时的孕周，计算出"唐氏儿"的危险系数。

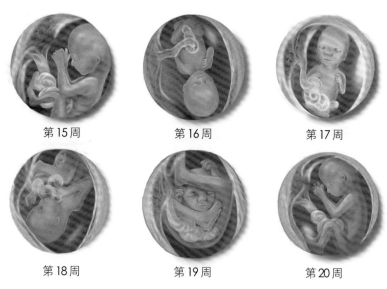

第15周　　　　　　　第16周　　　　　　　第17周

第18周　　　　　　　第19周　　　　　　　第20周

做唐氏筛查的小秘密

做唐氏筛查时无需空腹，但与月经周期、体重、身高、准确孕周、胎龄大小有关，最好在检查前向医生咨询其他准备工作。另外，有些医院并没有做唐氏筛查的资质，需提前了解。

看懂报告单

了解了唐氏综合征是怎么回事后，我们来解读一下唐氏筛查报告单吧。

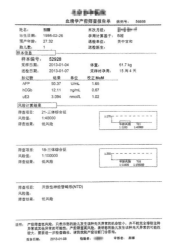

HCG：为人绒毛膜促性腺激素的浓度，医生会将这些数据连同孕妈妈的年龄、体重及孕周通过计算机测算出胎宝宝唐氏综合征的危险度。

AFP：是女性怀孕后胚胎肝细胞产生的一种特殊蛋白，作用是维护正常妊娠，保护胎宝宝不受母体排斥（起保胎作用）。这种物质在怀孕第 6 周就出现了，随着胎龄增长，孕妈妈血中的 AFP 含量越来越多，最多时可达 1 毫克 / 毫升。胎宝宝出生后，妈妈血中的 AFP 含量会逐渐下降至 20 微克 / 毫升（相当于健康人的正常含量）。

危险度：是一个比值，一般来讲，这个比值低于 1/270，就表示危险度较低，胎宝宝患唐氏综合征的概率很低。但筛查也有假阴性。

结果："低风险"即表明低危险，孕妈妈大可放心。但万一出现"高危"字样，孕妈妈也不必惊慌，因为高风险人群中也不一定都会生出唐氏儿，这还需要进行羊水细胞染色体核型分析确诊。

羊膜腔穿刺检查

胎儿染色体的异常，如果不伴有结构异常的时候，B 超就检查不出来，主要通过羊水穿刺获取胎儿细胞，然后进行胎儿染色体核型分析才能诊断胎儿染色体疾病。还有一些遗传病属于基因突变或者先天性基因方面的异常导致的，可能就要进行一些特殊的针对这种基因型的检测。羊膜腔穿刺检查是最常用的侵袭性产前诊断技术，一般在孕 16~20 周时进行，此时羊水中活细胞比例比较高。

哪些孕妈妈需要做羊膜腔穿刺检查

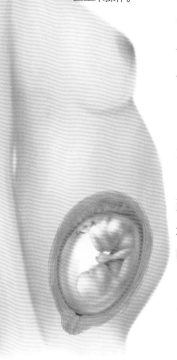

做羊膜腔穿刺检查，要选条件好的大医院和有经验的医生来操作。

并不是所有的孕妈妈都需要进行这项检查，如果您有以下一种情况，请考虑做相应检查：35 岁以上大龄产妇，孕妈妈曾经生过缺陷婴儿，家族里有出生缺陷史，孕妈妈本人有出生缺陷，丈夫有出生缺陷，唐氏筛查显示"高危"。

做穿刺的小秘密

虽然这种检查的危险性比较小，但实际还是存在风险的，其中包括胎儿、胎盘或脐带的伤害或感染，导致流产或早产。

孕妈妈需要做羊膜腔穿刺检查时，应到条件相对较好的大医院进行。严格掌握适应证，并且配合超声波检查，由有经验的医生操作，这些都是很有必要的。

另外，如果没有必要的话，孕妈妈可以不用做这项检查。

妊娠高血压综合征筛查

在怀孕 20 周以后，尤其是在怀孕 32 周以后是妊高征的多发期。妊高征即以往所说的妊娠中毒症、先兆子痫等，发生率约占所有孕妇的 5%，其表现为高血压、蛋白尿、水肿等，称之为妊娠高血压综合征。

需做的检查

① 血液检查。

② 肝肾功能检查。

③ 尿液检查。

④ 眼底检查。

⑤ 损伤性血流动力学监测，必要时监测中心静脉压。

⑥ 其他如心电图、超声心动图、脑 CT 或 MRI、胎心监护、胎盘功能和胎儿成熟度检查。

预防方法

① 注意休息：正常的作息、足够的睡眠、保持心情愉快对于预防妊娠高血压有重要作用。

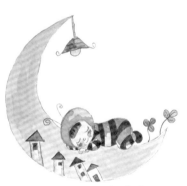

② 注意血压和体重：平时注意血压和体重的变化。可每日测量血压并做记录，如有不正常情况，应及时就医。

③ 均衡营养：勿吃太咸、太油腻的食物；孕期补充钙和维生素，多吃新鲜蔬菜和水果，适量进食鱼、肉、蛋、奶等高蛋白、高钙、高钾及低钠食物。

④ 坚持体育锻炼：散步、太极拳、孕妇瑜伽等运动可使全身肌肉放松，促进血压下降。

妊娠期糖尿病筛查

据统计，有 20% 的孕妈妈会出现妊娠期糖代谢异常。妊娠糖尿病发病率，从以前的不到 1% 已经提高到目前的 5%，所以孕妈妈要积极预防这种病症的发生。

糖尿病筛查如何做

正常妊娠而无高危因素者应在孕 24~28 周采血化验筛查糖尿病，筛查前空腹 12 小时，一般抽血检查前一天晚上 12 点过后就不再进食，第二天早上不吃早餐即可抽血测量空腹血糖，然后将 75 克葡萄糖粉溶于 200 毫升水中，5 分钟内喝完，接着在第 1 小时、第 2 小时各采血测定血糖，三项中任何一项的值达到和超过以下临界即诊断为妊娠糖尿病。

参考范围	
空腹血糖	5.1 毫摩尔 / 升
餐后 1 小时血糖	10 毫摩尔 / 升
餐后 2 小时血糖	8.5 毫摩尔 / 升

一次就通过的小秘密

在做糖尿病筛查前，要至少先空腹 8 小时再进行抽血，也就是说孕妈妈在产检的前一天晚上 12 点后就要禁止进食。检查当天早晨，不能吃东西、喝饮料、喝水。

喝葡萄糖粉的时候，孕妈妈要尽量将糖全部溶于水中。如果喝的过程中糖水洒了一部分，将影响检测的正确性，建议改日重新检查。

很多孕妈妈做糖耐时，都会出现第一次不通过的问题。实际上，这些孕妈妈不是有问题，而是前一天吃了过量的甜食，比如吃了半个西瓜、喝了几杯现榨的果汁等，这些会使你摄取的糖量高出日常饮食，会影响孕妈妈的血糖值，导致结果异常。因此，在检查的前几天要适当控制糖分的摄入，但也不要过分控制，不然就反映不出真实结果了。

如何预防

① 注意餐次分配。少食多餐，将每天应摄取的食物分成五六餐。特别要避免晚餐与隔天早餐的时间相距过长，所以睡前要吃些点心。每日的饮食总量要控制好。

② 摄取膳食纤维。在可摄取的分量范围内，多摄取高膳食纤维食物，如以糙米或五谷米饭取代白米饭，增加蔬菜的摄取量，吃新鲜水果，不喝饮料等，但千万不可无限量地吃水果。

③ 饮食清淡。控制植物油及动物脂肪的用量，少用煎炸的烹调方式，多选用蒸、煮、炖等烹调方式。

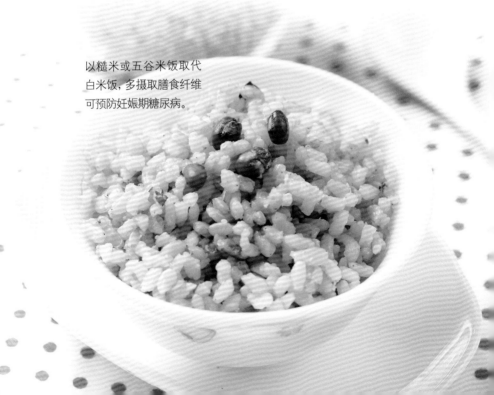

以糙米或五谷米饭取代白米饭，多摄取膳食纤维可预防妊娠期糖尿病。

B超检查

一般情况下，孕期只需做 3~4 次 B 超就可以了。如果是高危产妇，或被怀疑有胎盘前置等妊娠不正常的情况，要根据情况适当增加 B 超的次数。

需要做几次 B 超

在停经 6 周后，除了妇科常规检查之外，通过 B 超可以确定宫内妊娠是否正常。例如宫腔内探查不到任何妊娠征象，而在子宫腔外探到异常的包块，结合其他的临床表现和实验室检查结果就可以考虑宫外孕的可能。所以一般提倡在怀孕早期通过做 B 超明确是否是正常妊娠或双胎、葡萄胎等。

在 12~14 周需要做一次 B 超，可以了解胎宝宝的大体情况，大龄孕妈妈还可尽早筛查疾病。在 20~24 周再复查一次 B 超，通过 B 超能够比较清晰地了解胎宝宝组织器官发育的情况，从而了解胎宝宝是否存在畸形。如有畸形，此时终止妊娠，是比较适宜的。

从 36 周到预产期，为安全起见，可以做 B 超以明确羊水多少和胎盘的功能，以及胎宝宝有无脐带绕颈。如果有羊水过少、胎盘钙化、

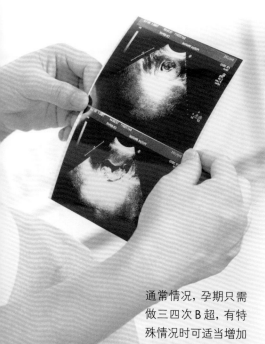

通常情况，孕期只需做三四次 B 超，有特殊情况时可适当增加检查次数。

胎宝宝脐带绕颈等情况，需在孕38周再做一次B超，以了解胎宝宝的头径和测量骨骼，判断胎宝宝的体重，进而确定选择何种分娩方式。如果羊水过多或过少，胎盘老化等，必要时需及时进行剖宫产。

B超对胎宝宝有影响吗

一般来说，B超对胎宝宝是安全的。但是，根据国外的一些资料显示，在孕早期还是存在一定的影响，照射B超的时间越长影响越大。所以，如果没有必要，最好不要在怀孕早期做B超检查。如果必须要做，比如要明确是否双胎或多胎，以及葡萄胎或宫外孕时，应听从医生的建议。

做B超的注意事项

❶ 2个月之前做B超，需要孕妈妈憋尿，以便更好地看清子宫内的情况；过了2个月，就不需要憋尿了，在孕3个月后做B超检查时，还要提前排空尿液。不过，当医生需要给孕妈妈检查肝、肾、脾等脏器时，才需要事先憋尿。

❷ B超是不需要空腹的，孕妈妈要切记这点。

❸ 衣着宽松、易脱。宽松的衣物能节省时间，也能让孕妈妈本来紧张的心情放松一点。

❹ 孕妈妈不要吃易产气的食物，如牛奶、红薯等，避免进食后产生气体，阻碍超声波的穿透，造成所检脏器显像不清。

❺ 检查时应该以轻松的心态，配合医生检查，过于紧张反而有可能影响检查的效果。

骨盆测量

产道的通畅与否将直接关系到孕妈妈的安危，是整个分娩准备中与先天素质密切相关的内容。为了防止由于骨盆过于狭窄而引起的难产，在孕早期或孕中期，医生会对孕妈妈进行骨盆测量。骨盆测量分为外测量和内测量两个部分，主要测量孕妈妈骨盆入口和出口的大小。

快速通过测量的小秘密

医生会先为孕妈妈进行骨盆外测量，如果骨盆外测量各径线或某径线结果异常，会在孕晚期进行骨盆内测量，并根据胎宝宝大小、胎位、产力选择分娩方式。

骨盆内测量是医生用两个食指和中指伸到孕妈妈的骨盆内，摸孕妈妈的骶骨结节，有些孕妈妈会感到不舒服，甚至疼痛。所以，在配合医生检查时，孕妈妈应先做深呼吸运动，同时放松腹部肌肉。因为越紧张，医生的操作越困难，你的痛苦也越大，需要的时间也会更长。

有的孕妈妈怀孕之前没有做过任何问诊，在进行骨盆内测量的时候会觉得特别疼痛，不乏大喊大叫者，还有的会把臀部抬得很高，这都会增加医生的检查难度。这时孕妈妈需要做的就是放松、再放松。其实，和分娩比起来，这个疼痛真不算是个事儿，所以，在分娩之前，孕妈妈必须学会怎样让自己放松下来。

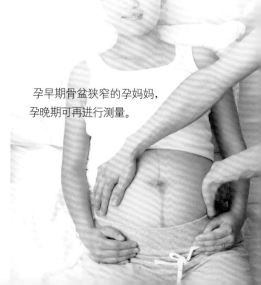

孕早期骨盆狭窄的孕妈妈，
孕晚期可再进行测量。